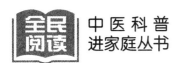

全民阅读

中医科普进家庭丛书

总主编 | 何清湖

U0122223

中医说养生

李晓屏
徐文华 ◎ 主编

全国百佳图书出版单位

中国中医药出版社

·北京·

图书在版编目（CIP）数据

中医说养生 / 何清湖总主编；李晓屏，徐文华主编 . —北京：
中国中医药出版社，2023.4（2023.9重印）
（全民阅读 . 中医科普进家庭丛书）
ISBN 978-7-5132-8073-0

Ⅰ . ①中… Ⅱ . ①何… ②李… ③徐… Ⅲ . ①养生（中医）–
普及读物 Ⅳ . ① R212-49

中国国家版本馆 CIP 数据核字（2023）第 039676 号

中国中医药出版社出版

北京经济技术开发区科创十三街 31 号院二区 8 号楼
邮政编码　100176
传真　010-64405721
河北品睿印刷有限公司印刷
各地新华书店经销

开本 710×1000　1/16　印张 11.25　字数 148 千字
2023 年 4 月第 1 版　2023 年 9 月第 2 次印刷
书号　ISBN 978 - 7 - 5132 - 8073 - 0

定价　39.80 元
网址　www.cptcm.com

服 务 热 线　010-64405510
购 书 热 线　010-89535836
维 权 打 假　010-64405753

微信服务号　**zgzyycbs**
微商城网址　**https://kdt.im/LIdUGr**
官 方 微 博　**http://e.weibo.com/cptcm**
天猫旗舰店网址　**https://zgzyycbs.tmall.com**

如有印装质量问题请与本社出版部联系（010-64405510）

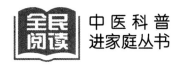
中医科普
进家庭丛书

《中医说养生》
编委会

总主编 何清湖

主　编 李晓屏　徐文华

副主编 蔡嘉洛　曾律滔

编　委 邹　婷　朱　敏　廖小叶

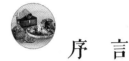

序　言

　　"中医药学是中华民族的伟大创造，是中国古代科学的瑰宝。""中医药学包含着中华民族几千年的健康养生理念及其实践经验。"中医药学是我国珍贵的文化遗产，是打开中华文明宝库的钥匙，是中华文明得以延续和发展的重要保障，经历了数千年的沉淀与发展，直至今日依然熠熠生辉。中医药学积累了大量宝贵的健康养生理论及技术，如食疗、药疗、传统功法、情志疗法及外治疗法等，这些在我们的日常生活中处处可见，有着广泛的群众基础。

　　2016 年 2 月 26 日，国务院印发《中医药发展战略规划纲要（2016—2030 年）》，其中明确指出："推动中医药进校园、进社区、进乡村、进家庭，将中医药基础知识纳入中小学传统文化、生理卫生课程，同时充分发挥社会组织作用，形成全社会'信中医、爱中医、用中医'的浓厚氛围和共同发展中医药的良好格局。"为了科普中医药知识，促进全民健康，助力"健康中国"建设，中华中医药学会治未病分会组织全国专家学者编撰《全民阅读·中医科普进家庭丛书》。整套丛书包括 10 册，即《中医说本草》《中医说古籍》《中医说孩子》《中医说老人》《中医说女人》《中医说男人》《中医说情绪》《中医说调摄》《中医说养生》《中医说疗法》。我们希望通过《全民阅读·中医科普进家庭丛书》向广大群众传播中医药知识，让老百姓相信中医、热爱中医、使用中医。

　　本套丛书编写的目的是通过"中医说"向老百姓普及中医药文化知识

及养生保健方法，因此在保证科学性与专业性的前提下，将介绍的内容趣味化（通俗易懂）、生活化（贴近实际）、方法化（实用性强）。

1. 科学性：作为科普丛书，科学性是第一要素。中华中医药学会治未病分会委员会组织行业内的知名专家学者编撰本套丛书，并进行反复推敲与审校，确保科普知识的科学性、专业性与权威性。

2. 通俗性：本书在编写过程中肩负着重要的使命，就是如何让深奥的中医药知识科普化，使博大精深的中医药理论妙趣横生，从而能够吸引读者。因此，我们对中医药理论进行反复"咀嚼"与加工，使文字做到简约凝练、通俗易懂。

3. 实用性：本书内容贴近实际，凝练了老百姓日常生活中常遇到的健康问题，重视以具体问题为导向，如小孩磨牙、老年人关节疼痛、女性更年期综合征、男性前列腺问题等，不仅使读者产生共鸣，发现和了解生活中的常见健康问题，同时授之以渔，提供中医药干预思路，做到有方法、实用性强。

总之，《全民阅读·中医科普进家庭丛书》每一分册各具特色，对传播中医药文化、指导老百姓的养生保健有良好的作用。在此特别感谢中华中医药学会治未病分会、湖南中医药大学、湖南医药学院等单位对本套丛书编撰工作的大力支持。对一直关心、关注、支持本套丛书的专家学者表示诚挚的感谢。

由于时间比较仓促，加之编者水平有限，难免存在一些不足之处，恳请广大读者提出宝贵的意见和建议，以便有机会再版时修正。

中华中医药学会治未病分会主任委员

湖南中医药大学教授、博士生导师　何清湖

湖南医药学院院长

2022 年 12 月

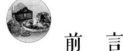

用中医增加生命的长度

延年益寿是人们一直以来的梦想，虽然生老病死是自然规律，但是我们可以通过养生最大限度且有质量地延长生命。中医养生文化博大精深，从远古时期到现代，中医养生理论一直在指导着人们前行，人们也在不断的生活实践中完善中医养生体系。其实养生的目的莫过于两个，一是提高生活质量，二是增加生命长度。

在现代社会中，虽然养生已经成为文化主流，但是真正注重养生的人却非常少。有的人忙于工作不停地熬夜，有的人为了一时的快乐无限制地消耗自己的精气神。可生活是什么？生命是什么？我们无暇去思考。许多人恐怕已经忘记了生活的初衷，这是一件多么可悲的事情啊。当人们逐渐意识到需要养生时，却发现自己对于养生一无所知，于是开始疯狂地寻找养生的方法，不免会被假借中医养生之名进行欺骗行为的人所害。作为一名中医学者，我希望借本书从中医学角度出发，细说养生，希望每一个人在养生上都可以少走些弯路。

养生在中国已有几千年的历史。在远古时期，我们的祖先就通过一系列劳动方式去探求生存。到先秦时期，中医养生文化已经开始萌芽，比如"食医"的出现，就为饮食养生奠定了基础。汉唐时期，中医养生文化逐步成型，在这一阶段涌现出了许多杰出的医学家，"医圣"张仲景就是其中之一。在宋元时期，中医养生在各流派的推动下进一步发展，这一时期也出现了多种养生著作，如《养生秘录》等。到了明清时期，中医养生受到各方各界的重视，取得了较大的突破。现代养生家将传统中医养生与现代生活相结合，探索出了一套属于现代人的养生方法。

养生看起来似乎是一件复杂的事情，但其实它就蕴含在生活中。简单来讲，养生其实是一种健康的生活方式，比如每天早睡不熬夜、清晨起床喝一杯水、不吃垃圾食品等，这些都是生活中的养生细节。好的习惯一直坚持下去，就是养生。养生体现在衣食住行上，不可与自然之道相悖，要在环境、饮食、情绪等各个方面注意。每个人都可以根据自己的具体情况，为自己订制一套合适的养生方案。

每个人都不想生病，可人为什么会生病呢？从中医学角度来讲，无非是脏腑经络出现了问题。现代生活中，很多人都在不断地透支健康，每天辛勤劳作的脏腑经络不免会出现一些问题。当脏腑经络劳累时，它们也会发脾气、闹情绪，由此可见养脏腑、养经络是养生的重要内容，我们可以从饮食、季节之变及经络穴位功能上来关注脏腑经络的养生，通过有效的养生方法增强脏腑功能、促进气血运行，以达到强身健体的目的。

说起养生一定少不了饮食。应该吃什么？怎样吃？汤粥茶酒都有怎样的养生功效？其实，无论是汤粥还是茶酒，都是劳动者在不断实践中总结出来的经验，我国的汤粥文化及茶酒文化源远流长，生生不息，甚至影响着世界。本书根据不同季节特点制定了四季养生食谱，帮助大家吃得健康，吃得营养。

中医养生发展到现在能够经久不衰就在于它的真实有效。本书以中医养生基础理论为依据，与现代生活相结合，全方位讲述了应当如何正确养生。希望中医养生这门传承了几千年的学问可以继续发扬光大，造福万千人类。

李晓屏　徐文华

2022 年 12 月

目　录

第三章 养生的基本理念

第四章 养生的基本方法

第五章 养生五脏经络说

第六章 养生汤粥茶酒

第一章
生生不息的文化渊源

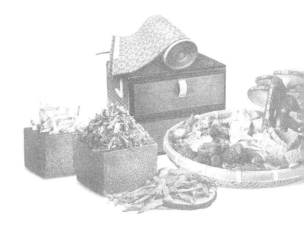

第一节　先古圣人对万物向生的总结

生命是自然界乃至宇宙中存在的一种具有自我意识的生物实体，生命是欣欣向荣的，是多姿多彩的，更是耀眼夺目的。从生命存在于地球的那一刻起，就奠定了生命活动的基础，就预示着万事万物对生命的敬畏。

万物向生，没有一个生命体会期待死亡，哪怕是一棵小草，也期盼在夹缝中生存；哪怕是一只蚂蚁，也努力地去逃过一切危险。大自然的每一个生命体，无论大小，无论等级，它们对于生的意识及欲望是无法被超越的。从古至今，只要生命存在，养护生命就是我们不可推卸的责任和义务。

一、从远古时期看万物向生

中国是世界四大文明古国之一，自远古时期开始，人们对于养护生命一事就从未停止过研究。从最开始的食生肉，到后来的钻木取火，都在一点一点地改善生活方式，并从不断的迁徙中发现改变居住环境的奥秘。相传，在黄帝时期，人们为了减少自然环境对人体的伤害，开始计划改变自然。黄帝带领当时的人们使用简单的劳动工具进行播种，使用特定的器皿对食物进行烹煮。黄帝可谓饮食文化的创始者，将初步的养生意识传播到各族部落中。从人类文明诞生的那一刻开始，就决定了"生"是一种不息的文化。

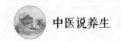

二、华佗之于生命

华佗，中国古代杰出的医学家，《后汉书·华佗传》中记载其"年且百岁，而犹有壮容，时人以为仙"，由此可见华佗生命之长。在华佗看来，生命没有高低贵贱，任何人都有生存的权利，每一个人都应该竭尽全力来保护自己的生命。在华佗生存的东汉末年，民不聊生，哀鸿遍野，百姓们都饱受折磨。当时有人举荐华佗入朝为官，可华佗说自己只愿做一名民间医生，为百姓看病解苦。举荐人嘲讽此乃贱命，无功、无利，无财！华佗听后，一笑置之。

在《三国志·华佗传》保存下来的十余则医案中，患者的身份既有达官贵人，也有一般官吏，还有平民百姓。不论他们身份地位高低，也不论他们贫富贵贱，华佗都根据病情需要，认真为他们进行诊治。即便对曹操这样势倾朝野的大人物，华佗也只是把他视为众多患者中的一个来对待，没有丝毫的趋奉之心和谄媚之举。在他眼里，所有的生命都是平等的，所有的人都有追求生命的权利。

古时候，无论是政治家、哲学家，还是医学家，对于长寿之法从未停止过追寻。古代皇帝探寻长生、道家炼制养生丹药等一系列活动，都是在为生命延伸长度。万物向生，是一种生活态度，也是一种生活方式。现代的人们大多疲于奔命，无暇关注自身的健康，不过向生的愿望却从未减少，只是对于养护生命的践行还是越来越缺乏重视。所以，我们应当努力！

第二节　儒释道三家对生命的态度

生命是什么？应如何对待生命？儒释道作为中古的三大流派，对生命的认知与态度是各有不同的。当然，万物之间相生相克，有不同之处自然也有共通之处。那么，儒释道三家都是如何看待生命与养生的呢？

一、道家的生命态度——天人合一

道家是我国土生土长的流派，"天人合一"是道家的主要思想，认为人应与自然融为一体，顺应自然的发展。从先前的老庄思想到后来的葛洪等人对道家文化的发扬，道家始终遵循"天人合一"，保持着对生命的敬畏。《太上感应篇》曰："射飞逐走，发蛰惊栖，填穴覆巢，伤胎破卵……如是等罪，司命随其轻重，夺其纪算，算尽则死，死有余责，乃殃及子孙。"从这里可以看出不仅要爱惜人类的生命，还要重视保护一切自然界中的生命，如昆虫、草木等。人人生而平等，每个人都有追求生命不息的权利。道家认为，人与自然是一个整体，人应该效法地，地应效法天，天应效法道，道应是自然而然的存在。

道家养生以"顺应自然，清心寡欲"为主。老子认为，后天的七情六欲是人的本性，本来对于人体没有太大的影响，但如果超出一定的波动范围，就会对人的脏腑造成一定影响。人后天的七情六欲会干扰体内气血的运行，只有心静下来了，情定欲清，气血才会恢复自然的运行。忧虑、恐惧、愤怒、憎恨、嫉妒，这些不良的情绪对人的心身最为有害，要坚决去

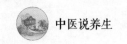

掉。所以老子有言："修之于身，其德乃真。"养生必须要先学会做一个有德的人，这样才能做成有德的事。这是道家与儒家思想的相通之处。

二、儒家的生命态度——刚强，仁义

说起儒家，第一个要提到的就是孔子。孔子是儒家创始人，传说孔子身高接近两米，掌握多种技能，在当时能驾驶多匹马拉动的车，会射箭，力气很大，还会弹琴。有一次，楚国大夫叶公问孔子的学生子路："你们的老师孔夫子是个怎样的人？"子路一时不知怎样回答。孔子知道了这件事后对子路说："孔子这个人啊，发愤时可以忘了吃饭，高兴时什么忧愁都扔掉了。他啊，连快要老了自己都还不知道。"由此可见，孔子坚韧刚强且心胸开阔，非常人所能及也。孔子认为"大道之行，天下为公"，所以他创立了以仁义为核心的儒家思想，对后来的儒家养生文化也有深刻的影响。

儒家养生强调强身健体、仁义长寿，强调通过锻炼、活动筋骨、培养道德以达到心灵的升华。儒家着重强调的是心性的道德主体作用，认为一个人只要品德高尚，就能达到修身养性的目的，人无杂念之扰，心神平静才可得延年益寿。

三、佛家的生命态度——生死轮回

佛家讲求禅定，强调心灵为一切身心现象的主宰，并将它作为调节心绪的一种手段和精神治疗的一种方法。《维摩诘经》曰："欲得净土，当净其心；随其心净，则佛土净。"佛家侧重通过修养心理来健壮人格，这与中医养生的本质是一致的。佛家以慈善为本，修行者应性格温和、品格高尚、心情平静，此乃佛家养心养生的一大重要内容，亦是高僧长寿的原因之一。佛家养生思想重视行为情绪上的平淡温和、心胸豁达、处事宽容，即表现为出家人多看破红尘，淡泊名利。放到生活中来讲，即为处理好人际关系，以乐观和理智的态度去对待人生。

在长期的发展过程中，中医养生文化汲取了以道、儒、释为代表的各个流派的思想精髓，逐渐形成了一套成熟的养生体系。每个人都应该意识到，生命只有一次，虽然人固有一死，但我们却可以提高生命的质量，拉长生命的长度。

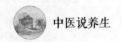

第三节　两汉一代对生生不息文化的贡献

两汉时期将生生不息的文化推向了史无前例的高度，将养生文化普及到了人民百姓中，从汉代画石像可看出两汉时期经济繁荣，市井生活丰富多彩，人民安居乐业。

1. 汉武帝将养生文化推向社会，全民普及

汉武帝虽然在晚年误信了江湖术士的长生不死之说，但也因其追求长寿，在其在位期间将汉代生生不息的文化推向了高潮，在人民群众中也掀起了一阵养生浪潮。汉武帝不仅是两汉历史上成就巨大的一位皇帝，也是西汉最长寿的皇帝。他终年近七十岁，和当时很多皇帝只有四十岁左右的寿命相比，称得上是很长寿的了。根据相关记载，汉武帝十分重视养生，崇尚孔子"食不厌精，脍不厌细"的主张，坚持"九不吃"原则。所谓"九不吃"是指腐败的粮食不吃，腐烂的鱼肉不吃，颜色难看的食物不吃，气味难闻的食物不吃，烹调不当的食物不吃，不到就餐时间不吃，肉类切割不得法的不吃，酱醋调料调味不当的不吃，未经验毒的食品不吃。他主张全民学习饮食养生。

2. 张仲景开创中医养生理论

张仲景出生在东汉，从小热爱医学，年轻时曾跟随同郡张伯祖学医，经过多年的刻苦钻研和临床实践，医名大振，成为古代医学史上一位杰出的医学家。他一生为民医病，深受老百姓爱戴，后人尊称他为"医圣"。

按照汉代的规定，做官之人是不能随意接触百姓的，但是张仲景做了长沙太守后仍坚持为百姓治病。为此，他想出了一个办法，每月的初一、十五两天大开衙门，坐在大堂上接诊。为了纪念张仲景，后人把坐在药铺里给人看病的医生尊称为"坐堂先生"。

张仲景从长沙回家的途中，看见穷苦百姓因战乱颠沛流离的景象，深感痛心。回到家后，求医的人仍然络绎不绝。张仲景发现很多穷苦人的耳朵都被冻烂了，于是叫弟子在南阳东关的一块空地上搭起医棚，架起大锅，在冬至那天开始向穷苦人舍药，为穷苦人治伤。为了治疗穷苦人得的烂耳病，张仲景将牛肉、辣椒及一些祛寒的药材放进锅里煮，煮好之后用面皮包成耳朵的形状，称为"娇耳"，百姓们服用了之后果然康复了。到了大年初一，人们为庆祝新年，也为庆祝康复，仿照"娇耳"的样子做了过年的食物，后来人们称这种食物为"饺耳""饺子"。此后，为了纪念张仲景开棚舍药，治愈患者，人们常在冬至这天吃饺子，渐渐便有了冬至吃饺子的习俗。

在汉代，上到统治者，下到黎民百姓，都对养生有着深刻的认识。虽然因为受到一些江湖术士的不良影响，有些人甚至轻信了"死亡即升仙"的理论。但总的来说，汉代对我国养生文化的发展和普及有着巨大的贡献。

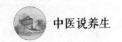

第四节 民俗民风与生命红线

我国的民俗民风，无论是物质生活方面，还是社会生活和精神生活方面，大多不同程度地受我国传统医药健康观念的渗透和影响，有的则与中医药融为一体，密不可分。

1. 什么是民俗民风

民俗就是民间的风俗习惯，民风指的是社会上的风气或民间风尚。人们生活在丰富多彩的社会之中，因为地域、民族的不同而有着相近或不同的民俗民风。民俗民风是一种社会文化现象，有生活就有民俗民风，作为民间文化的传承载体，是广泛存在着的，也是从古至今一直传承下来的。

2. 民俗民风与中医药有何关系

人们在不断劳动中探索生活，在探索生活的过程中总结出中医药知识，提炼出中医药精髓，如神农尝百草推进了茶疗的发展等。中医药的进步离不开我国发达的农业经济，比如民间采集药材时，针对不同药材的特点都有特定的采集季节、采摘方法、烹调方法、储存方法等，这些劳动经验都是代代相传的。中药材的采集是农村居民的重要经济来源，生产劳动中积累的知识常常以民俗的形式流传。

中医药文化常在民俗中体现，主要的传颂方式有谚语、民谣等，比如"冬吃萝卜夏吃姜，不找医生开药方""笑一笑，十年少""若要小儿安，须知饥和寒""两片生姜一根葱，能治感冒与伤风"等，都反映了民俗与中医药关系匪浅。

任何习俗都有精华，也有糟粕，重要的是在传承的过程中要去除糟粕。生命的红线是指会对身体造成伤害的行为，比如古时候人们生病了不看医生，而选择去找巫师，这不仅不能起到治疗疾病的作用，还会因此而加重病情。家里老人常说，孩子发烧了，捂一捂就好了，这也是不完全正确的，应该先明确发烧的原因，而且捂汗过度，体内的热气无法散出，有时反而会加重病情。因此在生活中，我们要学会辨别对与错，选择正确的养生方法。

第二章
养生的历史渊源

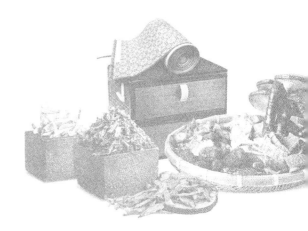

第一节　道家对养生文化的贡献

1. 道家思想是中医养生文化的源泉

道家崇尚自然，重视返璞归真，以"无为而治""顺其自然"为主要思想。虽然在现代人看来"无为而治""顺其自然"似乎少了些奋斗的活力，但从古至今流传下来的思想文化中蕴含着深刻的道理，值得我们进一步发掘。"无为而治"的思想造就了著名的"文景之治"，使汉代百姓得以休养生息，实现了经济的繁荣。道家思想不仅体现于政治思想，还为中医养生文化提供了理论基础。《素问·宝命全形论》讲道"人以天地之气生，四时之法成"，这便是与道家"人法地，地法天，天法道，道法自然"的思想一致，着重强调人与自然是一个整体。中医基础理论中的"天人合一""阴阳""五行"等，都与道家思想有着很深的渊源。

2. 老子"清静无为"之说，奠定了养生基础

老子，一说姓李名耳，是中国古代思想家、哲学家、文学家和史学家，也是道家学派创始人和主要代表人物。相传春秋末年，天下大乱，老子弃官归隐，骑青牛西行，出了函谷关后不知所踪。

老子注重养神，主张"清静无为"，他认为愉悦的心情及自乐的心态有助于形体的修炼，使人不易生病，这一思想在后世的养生文化中也得到了印证。保持良好的心态是长命百岁、延年益寿的保障，就像癌症患者，有的心态悲观，病情进展得很快，有的积极向上，配合治疗，病情进展得相

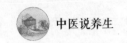

对慢一些。老子认为，人们的七情六欲会干扰体内气血的运行，只有达到"清净无为"，才可使气血恢复自然的运行。当然，这并不是说人不能有七情六欲，人的情绪可在一定的范围内波动，但不可有过大的起伏。

"龟息"是很多人都听说过的一种呼吸法，类似于现在我们所说的腹式呼吸，人们大多只在婴儿时期以腹式呼吸为主。老子曾讲道："专气致柔，能如婴儿乎？"老子的这一重大理论也为后世诞生的龟息法奠定了基础。在老子的《道德经》中有许多道理与中医养生文化有很深的渊源。

3. 庄子提出养生理念，发扬道家养生精神

庄子是道家养生文化的重要发扬者。庄子诞生于约公元前369年战国时期的宋国，他一生贫穷，却不拘世事、崇尚自由，活到了八十余岁高龄。其实，这得益于庄子的养生之道。"养生"一词最早出现于《庄子·养生主》，在老子思想的基础上，庄子将其总结为"八字诀"。

（1）少私

庄子认为，"私"为万祸之根、百病之源，自私的人往往会斤斤计较，常常患得患失，这样容易精神萎靡、形体劳累，长此以往，身体就容易出现问题。人的生命是有限的，我们要在有限的生命里，让自己活得悠闲快乐，不要让世俗的负担阻碍精神的快乐，这样才有益于长寿。

（2）寡欲

"欲"指在生活中的各种欲望，包括性欲、食欲、贪欲等。欲不可绝，亦不可纵。纵欲易招来祸病，节食欲才可不劳气伤身，控贪欲才可不投机取巧、积虑伤心，少性欲才可不损精伤身。因此，寡欲才可得初心，落得悠闲快乐。

（3）清净

庄子发扬"清静无为"的养生思想，养静便是养神，要学会控制自己的七情六欲，这样才可静中生智。平时建议每日静坐，在静坐时保持身松

心静，这样不仅可以锻炼自控能力，还可跟随静坐时的腹式呼吸使全身气血运行达到自然的状态。当紧张、焦虑的负面情绪慢慢离我们远去，心神自然也就安宁了，进而达到"清净"的状态。

（4）超然

庄子主张"安时而处顺，哀乐不能入"，意思是安心适时而顺应万事万物的发展和变化，悲哀和欢乐的情绪都不能侵入身心，着重强调"乐观豁达"心境的重要性。他曾进行过这样一个比喻：生长在沼泽地里的野鸡，每日十步一啄，百步一饮，逍遥快乐，无拘无束地在自然的怀抱中徜徉，因此生命富有活力；而飞于天际的鸟儿却常常被困于笼子之中，终日晕头转向，不鸣一声，渐渐地羽毛脱落，意志消沉。由此可见，精神的自由及乐观的心态是身体健康的基本保障。

4."庖丁解牛"中的养生之道

《庄子·养生主》中记载了一则庖丁解牛的故事。有一个屠夫庖丁，技艺高超，已从事宰牛工作19年，解了数千头牛，技艺高超，没有一步是不合音律的。梁惠王十分好奇，便问庖丁："你的技术为什么能达到这样的程度？"庖丁回答："刀的使用都是有技巧的，若用刀来砍牛的大骨头或筋骨结合之处，那么刀很快就会损坏。我解牛时专门选择在牛的筋骨与肌肉之间的缝隙处进刀，这样才能做到'游刃有余'。知道了哪里好进刀、哪里不好进刀、哪个地方刀必须回避这些窍门后，就算长期解牛，刀刃也不会受损了。"梁惠王听了，感慨地说："好！我听了这番话，懂得了养生的道理。"

其实，解牛的过程就好比是了解人体特点，如果顺应自然规律，即使是用了十九年的刀也依然可以十分锋利，但是如果违背自然规律，牛刀的破损程度就一定会很严重。人体也是一样的，做任何事都要顺应自然的发展，适应四时之变，如果违背自然的规律，也一定会受到损伤。

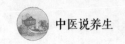

　　道家认为，"道"是生命的本源，气是构成生命的物质，是人体维持生命活动的能量源泉。神是精神、意志、直觉、运动等一切生命活动的最高领导者。无论是老子的清静无为，还是庄子的养神养性之说，都为道家的养生文化发展奠定了基础，后期在葛洪、嵇康等道家弟子的不断努力与探索下，完善了生生不息的道家养生思想，为中医养生文化所汲取，奠定了中医养生文化的理论基石。

第二节　历代君王对生命不息的实践

生命是一个让人肃然起敬的词语，生命不息是所有人的追求，从古至今，人们从未停下探索生命的脚步。古时候的人们探索如何长生不老，现代的人们探索如何对抗癌症等病魔。没有了金钱可以再努力去赚，没有了事业可以东山再起，没有了朋友可以重新去交，可没有了生命却不能重来一次，所有这一切的基础都是要有一个好的身体。俗话说"身体是革命的本钱"，只要生命不息，一切皆有可能。现在随着人们的养生意识逐渐增强，慢慢涌现出了许多新兴的养生之道。而养生之道自古有之，在古时候历代君王都对生命不息有着不一样的实践。

1. 周天子从"食医"入手

"食医"是我国古代的医生种类之一，顾名思义，"食"为粮食、饮食，"医"为医生，即专门进行饮食调配的医生，相当于现代的营养师。据《周礼·天官》记载，当时宫廷医生已有食医、疾医、疡医、兽医之分，食医排在首位，是负责宫廷饮食健康的专职医生。

"民以食为天"，我国饮食文化源远流长，从电视剧中就可看出古代皇帝的饮食非同一般，每一顿饭都是经过了精心搭配和烹煮的。《周礼·天官》中记载，周天子的膳食包括"食用六谷，膳用六牲，饮用六清，馐用百二十品，珍用八物，酱用百有二十瓮"，吃饭时还要有音乐，各种食物的加工不但要精细，还要根据四季不同气候的变化进行调节，对主、副食的搭配也有明确的规定，可见周天子对食医的重视。

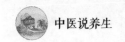

2. 秦始皇寻长生

俗话说"做了皇帝想成仙"，历代皇帝在经过文争武斗统一王朝之后，都会有长生不老的想法。秦始皇在统一六国之后，通过一系列政策来巩固政权，也使当时的经济呈现一番欣欣向荣的景象。但是在安稳之后，最不愿面对的就是生命的消亡，秦始皇为了使生命不息，开始命人下海寻仙，向神仙讨要长生不死的仙药。据《史记·秦始皇本纪》记载，秦始皇统一六国之后共出巡了五次，出巡期间虽然以威服天下为主，但是后期有一件也一直在进行的事情，那便是求仙寻药。

公元前219年，秦始皇到琅琊等地巡视，群臣刻石记功。后来，齐人徐福等上书，言海中有三神山，名曰蓬莱、方丈、瀛洲，仙人居之。秦始皇轻信其言，派徐福率数千人同去海上寻仙，很显然并未寻得仙药。公元前218年，秦始皇出巡途中遇刺，但仍到达了琅琊等地。公元前215年，秦始皇东游至碣石，又使燕人卢生、韩终、侯公等人去寻找仙人和不死之药，他们根本找不到仙人和仙药，便谎称有恶鬼为害。虽然几经折腾，但是秦始皇对寻仙之事仍抱有很大希望，在位期间，出巡至海滨之地停留的时间也比较长。后来，秦始皇始终未能寻找到传说中的不死药，并且在第五次出巡的途中病死在了沙丘，寻仙未果，抱憾而终。

3. 汉武帝仙人承露

汉武帝继位之后，国泰民安，经济繁荣发展。相传汉武帝受到了方士的引诱，开始拜神求仙，寻求长生不老之法。但是有个江湖方士，云游天下，有些奇特技能，常常收到诸侯的厚礼，名声越来越大。汉武帝召见他，他认定殿上陈设的一件青铜器是齐桓公的遗物，核对上边的铭文，果然是的。所有人都惊呆了，认为这位方士是神仙，已经活了几百年了。

后来汉武帝越来越相信方士之言，于是越来越多的江湖方士来给汉武帝献言献策，替汉武帝寻求长生不老之术。方士们蛊惑汉武帝说，露水是无根之水，是从天上掉落的精华，玉石是大地的精髓，这两者都聚集着天地之灵气，具有强大的神秘力量。只要把玉石研磨成细粉，然后用天上掉下的露水搅拌均匀，一同吃下，就可以长命百岁、延年益寿。汉武帝按照方士的建议，在宫里竖起一根大铜柱，顶端有一个举着盘子的铜人，用来承接露水，叫作"仙人承露"。其实，所谓承露盘中的仙露，不过是由于早晚温差凝结在盘中的水蒸气而已，加上常年不清洗，承露盘内长满了"绿毛"，对于健康并无益处。公元前 87 年，70 岁的汉武帝还是去世了。

4. 细数唐代那些因不当服用食丹药而亡的皇帝

炼制丹药是道家的传统养生方法之一，但有些"丹药"被神仙化，"炼丹"被有些江湖术士谎称为长生不老之神术，渐渐偏离了本义。唐代共有二十一位皇帝，其中五位死于不当服用丹药，这多么令人震惊！

第一位，唐太宗李世民，他是唐代皇帝中出类拔萃的人物，开创了盛世大唐，他对后世的贡献可谓巨大，因此他的智慧是不可否认的，可即便是如此人物，在晚年身患重病的情况下也犯了糊涂，追求起了长生不老。贞观二十二年（648 年），右卫率府长史王玄策讨伐天竺获胜，掳得一个名叫那逻迩娑婆寐的方士，此人自称有长生之术。王玄策回到京城后向太宗献上方士，那逻迩娑婆寐称自己已二百多岁，一番说明之后，唐太宗深信不疑，并让他炼制丹药，数月之后，所谓的"长生药"炼成。唐太宗一年前患风疾，本来只是偶有头痛，吃了方士炼制的丹药后，病情不但未见好转，反而比之前更加严重。唐太宗又照那逻迩娑婆寐之嘱，加大服用剂量，结果严重中毒，于次年五月暴亡，终年仅五十一岁。

第二位，唐宪宗李纯，被称为唐代的中兴之主，后期欲求长生，曾下诏遍求天下方士，搜寻偏方。诏书一下，朝臣中便有人积极响应，各类所谓的偏方接踵而来。后来，在服用术士柳泌炼制的长生丹药之后，便开始烦躁口渴，身体不适，因中毒而数月不能上朝，且性情日益暴躁，身边宦

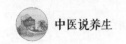

官常常无端获罪被杀，人人自危。元和十五年（820年）正月，宦官陈弘志与王守澄合谋，将年仅四十余岁的唐宪宗杀死于中和殿里，对外却宣称皇帝是因药性发作而暴死。不过即使不被杀害，不当服用丹药的唐宪宗也应时日无多了。

第三位，唐穆宗李恒，是唐宪宗的第三个儿子。唐穆宗在位期间，整日沉迷于宴席之乐，不学无术，也不关心政务。唐穆宗即位后，首先为自己的父亲报仇，处罚了当时为父亲炼丹的方士。可是谁料到，他并没有吸取父亲的教训，后来自己也轻信术士之言，沉迷于丹药，最终因服食丹药中毒而亡。

第四位，唐武宗李炎。唐武宗在位期间，下令拆毁所有的寺庙，没收寺院的土地，提高了政府税收。但是唐武宗也沉迷于丹药，有一次他服用完丹药，忽觉全身发热得厉害，整个人都变得喜怒无常，与唐宪宗的症状一样，后来连续十多天无法说话，最终死于丹药中毒。

第五位，唐宣宗李忱，素有"小太宗"之称。唐宣宗即位后，由于唐武宗死于丹药中毒，他下令把当时为唐武宗炼丹的方士等人处死。后来，他也服用了太医进献的丹药，随着丹药的服用，毒素逐渐在体内积累，背上都长出了脓疮，最终毒疮恶化而永别人世。

5. 元代，养生文化逐渐形成

元代时，养生文化逐渐形成，食疗慢慢地取代丹药炼制等方法成为养生主流。元代的饮食养生最为兴盛，主要源于当时忽思慧编撰的《饮膳正要》。元代的皇帝比较重视饮食，设立了专门的饮膳太医，忽思慧便是当是最为著名的饮膳太医，他在前人的经验基础之上，根据自己对于食疗的研究实践，在不断走访民间的过程中逐渐完善《饮膳正要》，书中不仅包含了前人先辈的探索和实践得到的养生之道，还囊括了大多数民间养生之法。本书不仅讲饮食，还涉及其他养生之法，如书中讲道"服药千朝，不若独眠一宿"等，因此这是一本成体系的著作。

6. 明清时期的养生文化主流

到了明代，社会环境中逐渐形成了养生文化主流，提倡"动形养生"与"静形养生"相结合的养生方法。明代沈仕的《摄生要录》中认为每日进行梳发可使人容颜悦泽、气宇轩昂，明代万密斋的《养生四要》中提出养生以"寡欲、慎动、法时、却疾"为主要原则。由此可见，明代的养生文化不再执着于丹药。明代的皇帝也非常重视养生，比如朱元璋就重视饮食养生，有一套自己的养生食谱。

到了清代，气功、按摩等一系列养生之法进一步得到重视，一些武术流派也得到了一定的发展。康熙皇帝是一位长寿的皇帝，有资料显示，康熙喜欢练习腹式呼吸，平时穿衣得体，温暖适度。清代初期，中医养生方面的著作大量发行，使养生文化逐渐深入普通百姓的生活中。

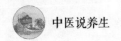

第三节　衰老与死亡的延缓

"生命只有一次""盛年不重来，一日难再晨""白日莫空过，青春不再来"，这些耳熟能详的名言警句都在不断地提醒我们生命的珍贵。人来人间走一遭，这一遭有人走得长，有人却是匆匆而过。如何对待生命？如何延缓衰老？如何让生命更加有意义？这些问题已成为时代的热点。不同的人有不同的看法，对于养生家而言，使用正确的养生方法，使生命得到有效的延长就是最有意义的事情。

1. 衰老与死亡的必然性

朋友的父亲曾经是国家二级运动员，退休以后虽然不再进行高强度的训练了，却依然保持着每日去健身的好习惯，身体还是非常康健的。有一次在健身的过程中，老人由于举杠铃时没把握好平衡，不小心摔了一跤，扭伤了腰。我到医院看望他，他一把抓住我的手，嘴里念叨着："以前我就算摔十次也不会如此严重，真是老了啊，你说人怎么样才能不变老呢？"这是来自一位老者对生命的叹息，我劝道："生命在于运动，但运动需要有度，以后您一定要根据自己的身体情况进行锻炼，不要像年轻时候那样逞强。"

我的患者们常跟我说，一旦过了 50 岁，即使自己依然健康，也会觉得大不如前。其实，随着一天一天的成长，我们体内的细胞也在不断地繁殖、更新。人体就像是一台精密又复杂的机器，最开始使用的时候得心应手，渐渐地，随着使用的次数越来越多，机器的性能就会逐渐下降，零件也会因为长期使用而出现磨损，虽然可以反复地修理机器，可总有一天，无论多么专业的修理工也修不好了。

从生物学角度来讲，衰老是生物随着时间的推移而自发的必然过程，是复杂的自然现象，表现为结构的退行性变和功能的衰退，适应性和抵抗力也随之减退。简单来讲，人从一枚受精卵，逐渐地破壳而出，来到世界，经历一番风雨的打磨之后，体内细胞的繁殖能力逐渐下降，细胞数量减少，身体的各器官组织开始逐渐萎缩，代谢率逐渐减慢，最后，便是走向死亡。任何人都拒绝不了衰老，就像任何人都无法阻挡时间的流逝一样，衰老是必然的，死亡是每个人最终的归宿。虽然提起衰老与死亡，会让人不禁感到害怕，但是，我们还是需要以一种积极的心态去面对这一自然现象。

2. 衰老与死亡可以延缓

如果可以由自己定义生命的长度，你想定义为多少年呢？200 年？300 年？还是长生不老？古代的帝王们为追求长生不死，可谓用尽浑身解数，可是依旧未果。后世的人们虽然已经认识到衰老与死亡是不可避免的，但却从未停止对于延缓衰老与死亡的研究。

1997 年，一位名叫雅娜·卡尔曼特的法国老人去世了，享年 122 岁 164 天，这让她成为当时史上最长寿的人，因为这个数字实在太惊人了，以至于有富翁提出 100 万元的奖赏给任何能打破纪录的人。其实，在以前人们的平均寿命相对较短，长寿的人很少，随着医学的发展，对于各种疾病的治疗都有了进一步的研究，有些重大疾病的存活率逐年上升，人们的平均寿命也在不断地增长。相关研究表明，合理的膳食可有效延缓衰老，控制卡路里摄入能够有效延长寿命等。在科技不断进步的今天，衰老渐渐就变得不再那么可怕了。

中医学在延年益寿方面有着很深的底蕴，《神农本草经》里记述了大量有关抗衰老的中药。唐代著名医药学家"药王"孙思邈强调抗衰老应以补

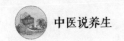

法、食疗为主，这一理论为如何延缓衰老提供了理论依据。此后，抗衰老药物的研究一直备受重视，朝廷也大力支持当时的医学家对此进行研究。直至明代，"药圣"李时珍走遍千山万水，总结了明万历以前抗衰老药物的特点及用药经验，并将其写入《本草纲目》，后世发现书中记载的延年益寿药物达253种，还记载了延年益寿方89首，至今仍被沿用。古人的经验为现代抗衰老研究打下了坚实的基础。

第三章
养生的基本理念

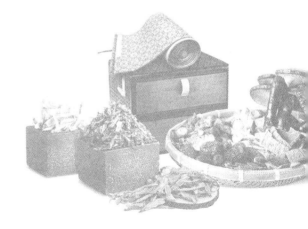

第一节　养生是一种心态

养生的最高境界便是养"心态"，通过心理养生达到延年益寿的目的。心理意义上的养生主要是指通过调节自己的心态，以及对待不同事物的看法来达到延长寿命的手段。现代的年轻人，为了留在大城市，为了买房、买车，每日起早贪黑，甚至通宵达旦，这些行为都严重影响着健康。如果换一种心态会如何？虽然现实很"骨感"，但是改变依旧取决于自己。

清代有位著名的书画家、文学家名叫郑板桥，满腹经纶，博学多才，20 岁时就考取了秀才。他为人正直，做官清正廉洁，在潍县（今山东省潍坊市）做知县期间当地出现灾荒，他立即开仓放粮赈济灾民。好心的朋友劝他，开仓放粮这种大事是不是应该先请示一下，否则怪罪下来怎么办。可是郑板桥却以"难得糊涂"来笑对。还有一件趣事，相传郑板桥辞官后以卖画为生，一天夜里，他躺在床上正准备睡觉的时候，碰巧看到窗外一个黑影闪过，很明显，家里来小偷了。郑板桥没有害怕，反而大声吟了一首诗：大风起兮月正昏，有劳君子到寒门，诗书腹内藏千卷，钱串床头没半根。窗外的小偷听了以后，明白今天晚上要空手而归了，于是就转身想悄悄溜走。但是由于正值黑夜，小偷不小心被院中的花盆绊倒了，郑板桥听到后，赶紧穿上衣服跑出门去，将小偷扶了起来。郑板桥题过的匾额并不多，但"难得糊涂""吃亏是福"这两块广为人知。郑板桥享年 73 岁，在古代已是相当高寿了，他的长寿与其豁达乐观的心态分不开。

所谓养生，就是供养生命，使生命达到最好的状态。要学会调整、转变自己的心态，这样在生活中遇到坎坷时才可轻松前行，遇到嘲讽时才可

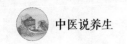

不计较于心，遇到苦涩时才可一笑而过。

苏轼曾经写过一首诗——《初到黄州》，主要是讲自己被贬黄州，初到黄州时郁郁寡欢，觉得自己忙忙碌碌一辈子，到了晚年却沦落至此，生活一塌糊涂。连续几日的郁郁寡欢令苏轼开始不停地咳嗽。忽有一日，苏轼受邀游览长江，这一游，咳嗽竟逐渐好转了。这是为何？不过是心态的转变罢了。虽然事业不好，但好在不用忙忙碌碌了，有时间去欣赏这大自然的美。后来，苏轼在黄州赏景、吃鱼、种竹子，这生活怎一个"美"字了得！

中医学很早就已经发现人的情志心态与五脏六腑的功能有着千丝万缕的联系，《素问·阴阳应象大论》中讲道"怒伤肝""思伤脾""喜伤心""忧伤肺""恐伤肾"，说明情绪的变化可以导致对应脏腑的功能变化。道家养生文化的发扬者嵇康认为"养生有五难，名利不去为一难，喜怒不除为二难，声色不去为三难，滋味不绝为四难，神虑精散为五难"，也说明了人的情志与养生有莫大的联系。"海纳百川，有容乃大"，有了一个良好的心态，你的养生之路就成功了一大半！

第二节　养生是一种生活方式

提起养生，大多数人都会觉得这是一件复杂的事情。很多人会有疑问：每天的工作如此辛苦，哪有时间顾得上养生呢？可是，你看那些生活在乡村的人们，也是忙忙碌碌一辈子，为什么他们之中长寿的人比较多呢？其实，主要原因之一是生活方式的不同。生活方式体现在我们的举手投足之间，生活在乡村的人们日出而作，日落而息；而在大城市里，熬夜工作、娱乐的人数不胜数。养生其实不是一件非常刻意的事情，而是在养生观念指导下的一种自然的健康的生活方式。

1."衣"来养生

穿衣是一门很大的学问，俗话讲"二八月乱穿衣"，越是到季节交替的时候，越是不知道该如何穿衣，因此季节交替的时候也容易患上感冒等疾病。衣服不仅可起到装饰作用，还可以起到保暖御寒的作用，那么应该怎样穿衣才能够养生呢？

（1）穿衣不紧不露

衣服如果过紧，会阻碍身体内的气血运行，如果衣服过于暴露，风寒之邪容易乘虚而入。

（2）衣服穿脱有度

遇寒需加衣，当气温下降明显时，第一件事就是加衣服，把厚衣服穿上之后，体内阳气十足，寒气就不易侵入体内。遇热慎减衣，当感觉体内发热时，可能是阳气已经到了皮肤，如果此时脱衣，阳气易外泄，寒气也

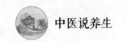

会乘机侵入，呈现出一种类似对流的状态。病在一脱一穿之间穿梭，出汗较多时要注意不可突然脱衣，这样风邪会非常容易迅速侵入人体。

（3）季节交替及时增减衣物

季节交替之际，气温变化较大，昼夜温差也相对较大。应提前看天气预报，根据天气情况适量地增减衣物，以达到最佳的舒适状态。

2. "食"来养生

饮食，是生活中必不可缺的一件事情。吃东西可以补充营养，吃东西可以缓解焦虑，吃东西还可以增进感情，可见"吃"在每个人的生活中都扮演了重要的角色。那么怎样的饮食习惯才是有利于养生的呢？

（1）怎么吃

吃饭时最忌讳的就是狼吞虎咽，如果吃饭速度过快，食物不能得到充分的咀嚼，到达胃后会增大胃的负担，造成胃肠功能的下降。少食多餐是一种新型的饮食方法，可以缓减肠胃压力，给身体足够的时间去消化吸收吃进去的东西，抑制脂肪和多余物质在体内的囤积。

（2）吃什么

合理的膳食搭配才可让人摄入均衡的营养。要注意粗粮细粮的搭配，这样不仅可以丰富食物的风味，还有助于各种营养成分的互补，提高食品的营养价值和利用程度；要注意荤素搭配，肉类食物中含有丰富的蛋白质，但是只做肉菜是不够的，搭配几样清爽的素菜能有效地补充维生素等营养物质；清淡饮食很重要，咸多伤身，现代许多研究证明食用过多的盐易导致各类疾病的发生，而现代人的饮食不仅多盐，还多辣，对胃肠造成了很大的负担，清淡饮食不仅可以减轻胃肠压力，还可起到延年益寿的作用。

（3）什么时间吃

"早餐吃好，午餐吃饱，晚餐吃少"，这是饮食的黄金定律。早餐吃好，可为全新的一天提供充足的能量，且吃早餐的人不易发胖；午餐一定要吃饱,但不宜吃得过多;晚餐应尽量少吃,晚上肠胃活动趋于平稳,经过一天的消化之后,处于自我修复的状态,因此不可增加胃肠道的负担。

3. "住"来养生

（1）家居装饰

舒适的居住环境可以使人心情愉悦,可在家中多摆放一些绿色植物,不仅有利于过滤空气中的污染物质,还可缓解视物疲劳,给人以清新的感觉。可购买加湿器及空气净化器,使室内保持适宜的湿度,保证空气的新鲜。

（2）居住习惯

定期进行被褥的晾晒,定时更换床单被罩,保持清洁。常开窗通风,保证室内空气流通,使新鲜的空气能进入室内以置换掉二氧化碳浓度较高的空气。

（3）良好的睡眠

睡前开窗通风15分钟左右,可提高氧气含量,有助于提高睡眠质量。睡前泡脚有助于促进全身血液循环,可适当地按摩脚心的涌泉穴,以养心明目、解除疲劳、促进睡眠。睡觉时要注意保暖,但是切记不要蒙头睡觉,被子里空气循环差,呼出的二氧化碳容易积聚,造成缺氧。晚上不应睡得太晚,应养成早睡早起的习惯,这样不仅会使心情变好,还可拉长次日的生活时间,使第二天的生活状态更佳。

4. "行"来养生

"行"即为动,运动养生是很好的养生方式。运动最早起源于人类原始的生存和发展本能,从人类在这个世界上的诞生之日开始到现在,运动都是人类不可或缺的生存技能之一。俗话讲"生命在于运动",由此可见运动对生命的重要性。运动养生的方法有很多,比如跑步、游泳、体操等,不

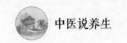

同的运动对人体有着不同的功效。

（1）原始的运动方式——散步

从中医学角度来讲，散步可疏通经络、运行气血、调和五脏、强壮筋骨。人在散步时通过肌肉的反复收缩可促进血液循环，如果在没有任何思想负担的状态下散步，可改善大脑皮层的功能状态，有助于改善失眠等情况。但如果每日散步量过小，则无法起到显著的效果。

（2）能抗衰老的运动——跑步

有节奏的跑步可帮助人体吸入大量的氧气，对人体的新陈代谢起到促进作用，但要注意运动时要根据自己的身体情况调节运动量。坚持跑步可使心率变慢而心脏跳动有力，对心脏功能具有较好的保健作用。因此，跑步被称为可以抗衰老的运动。

（3）有利于减肥的运动——游泳

游泳是一项手脚并用的运动，通过活动上肢及下肢可消耗多余的脂肪。由于游泳时能量的消耗很大，所以有助于消除身体上多余的赘肉，而且游泳减肥通常不容易反弹。

第三节　养生以不伤为本

"养生不以伤为本"是道家养生文化的发扬者葛洪提出的养生理论，所表达的意思是养生要顺应自然规律，不可反其道而行，要根据自身的情况选择适合自己的养生方式，这样才能不伤身体。

1. 什么是"伤"

葛洪在其著作中提出了"十三伤"："才所不逮，而困思之，伤也"，如果一个人的聪明才智或思维能力达不到一定的水平，却偏偏要苦思冥想，就容易伤了自己的大脑；"力所不胜，而强举之，伤也"，比如举重运动员可以非常轻松地举起 50 千克重的杠铃，而我们最多可以举起 25 千克，如果为了挑战自我，非要举起 50 千克重的杠铃，那么身体必然会受伤；"悲哀憔悴，伤也，喜乐过差，伤也"，主要指过度的悲伤或者欢乐都对身体不好；"汲汲所欲，伤也"，指对于一件事情的追求过于拼命，想要不择手段达到目的，反而会造成伤害；"久谈言笑，伤也"，讲话时间过长或者长时间大笑都会对身体有一定的损伤；"寝息失时，伤也"，寝息指的是睡眠，根据经络运行规律来看，晚上 11 点前要进入睡眠状态，如果不遵循这种自然规律，必定会对身体造成伤害；"挽弓引弩，伤也"，指做拉弓引弩这种强力的拉伸动作会伤身；"沉醉呕吐，伤也"，主要指饮酒不可过度，如果喝酒造成呕吐，对身体的伤害非常较大；"饱食即卧，伤也"，吃饭后如果立即睡觉对身体不好，容易影响食物的消化；"跳走喘乏，伤也"，不可跑跳过急，应在自己身体可适应的基础上进行相应强度的运动，如果出现胸

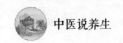

闷气喘的症状，则会影响心肺功能；"欢呼哭泣，伤也，阴阳不交，伤也"指过喜、过悲或过度的性生活皆可伤身。

2. 养生以顺应自然为基础

中医学认为人与自然是一个有机整体，人是自然界的一部分，人类的起居生活应符合自然规律，如果有悖于自然规律，身体就会受到损伤。记得我在高考那一年有一段时间成绩一直落后，为了加紧复习，每天早上五点半起床，晚上十点结束晚自习之后还要打着手电筒在宿舍里学习到凌晨两点，开始的时候还精力十足，可在连续熬了两个晚上之后便开始出现头昏脑涨的情况。就这样坚持到了下一次考试，结果却不尽如人意，成绩比之前更不好了。经过一番折腾之后，我决定不再熬夜，逐渐恢复了正常的睡眠，白天也变得有活力了。日出而作，日落而归，这是对顺应自然最好的描述了。

"夜白领"是一个新鲜的词语，主要指常常为了工作或者娱乐而熬夜的年轻白领群体。朋友常常向我吐槽他们公司的员工每天都会加班到晚上 10 点，下班后到家已经很晚了，更别提大多数人还要进行手机娱乐，睡眠的时间会更少，公司里许多年轻人的身体都有一些小毛病。人的五脏六腑对应着十二经络，十二经络对应着不同的运行时间，比如凌晨 1 ～ 3 点是肝经的运行时间，肝藏血，此时肝脏的主要工作就是将体内"废旧"的血液经过代谢置换掉，将新鲜的血液孕育出来，如果此时不睡觉，不仅会气色差、容易长斑，患肝脏疾病的概率也会增大。早上 5 ～ 7 点是大肠经的运行时间，这时候肠道蠕动逐渐加快，正是排便的好时间，如果在起床后喝一杯水，不仅可以补充体内缺失的水分，还可促进肠道的蠕动以促进排便。

3. 养生就在生活中

将一种符合自然规律的好习惯坚持十几年，甚至几十年，就是最好的养生。走进医院，我们会看到各个年龄段的患者。我们曾对各个年龄段的患者做过一个关于养生的调查，一位28岁的胃溃疡患者露出不可思议的表情说："养生？每天早上七点多去上班，晚上还要加班到八点多，哪里有时间去养生？"一位40岁的男性高血压患者说："我得挣钱养家啊，挣钱就需要出去应酬啊，不喝酒怎么可能呢？"一位68岁的糖尿病患者说："如果我能早点开始养生就好了，也不会得了这种缠人的毛病。"有的人满不在乎，有的人充满无奈，有的人深感后悔。

养生真的很难吗？曾在门诊见过一位满头银发的89岁高龄的患者，他毫无蹒跚之态，笑容满面。我询问了一番他的体检结果，他开心地说："大夫呀，太好了，我这次体检各项指标都挺好的，以后我还得坚持锻炼。"在聊天的过程中我了解到了他平时的生活状态：每天起床后，用梳子按摩头皮2分钟，喝一杯水，每天晚上躺在床上进行20次腹式呼吸的锻炼。所以，养生其实并不复杂，养生就在我们的生活里。

4. 那些生活中的养生小习惯

（1）早晚梳头

梳头是历代养生家都推崇的护发健脑的养生方法。早晚梳头有利于疏通经络，对脑部的血液循环可起到促进作用，还可增强记忆力。同时，早上梳头有利于提神醒脑，晚上梳头有利于促进睡眠，是长寿的重要养生习惯之一。

（2）起床后喝水、排便

5～7点是大肠经的运行时间，也是排便的最佳时间。如果早上不能早起并顺利排便，大肠的排浊功能就会下降，粪便长期停留在体内会引起相关的疾病。起床一杯水，对肾脏及肝脏的解毒功能有很好的促进作用，也可清理肠道，促进排便。

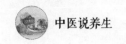

（3）多吃五谷杂粮

现在人们的生活水平逐渐提高，五谷杂粮却成了稀罕之物。俗话说"人食五谷杂粮"，这是最符合规律的养生之法，早在《黄帝内经》中就指出了"五谷为养，五果为助，五畜为益，五菜为充"的饮食结构，五谷为滋养身体的主要物质，与肉类、蔬菜水果进行合理搭配才可达到膳食平衡，保证体内各类营养物质的充足。

（4）每天运动30分钟

很多人会觉得自己没有时间运动，其实运动是一种生命的常态，比如上班族可以在上班的路上进行慢跑，老年人可早起打打太极拳等。运动最好的时间是早晨，可帮助升提体内的阳气，增强抵抗力。

（5）每天静坐20分钟

当一个人压力较大时，容易出现焦虑、抑郁的情况，虽然这是一种心理现象，但是情志对于各个脏腑都有影响。每天进行短时间的静坐冥想，可以使大脑得到充分的休息，有利于乐观心态的保持。

（6）睡前泡脚

几乎每个人都有睡前洗脚的习惯，可并不是都有睡前"泡脚"的习惯。泡脚时可加入适量的对证中药，也可只使用热水，泡脚的时间一般大于20分钟，泡脚后可适当按摩足部穴位，促进全身血液循环。

（7）早睡早起

晚上不宜工作到过晚，一般情况下，晚上十一点前进入睡眠状态为最佳，夏季昼长夜短可适当晚睡。早睡有利于身体的新陈代谢，十点后进入浅睡眠，有助于身心放松，促进顺利地进入深睡眠。早上六点左右起床为最佳，此时空气新鲜，可开启崭新的一天。

第四节　养生需要因时制宜

养生不是一蹴而就的事情，需要时间的沉淀，就像学习一样，是一个知识逐渐积累的过程。养生就是延年益寿所需的过程，生命的长度需要通过养生来拉长。只要生命尚在，养生就是一项不停歇的活动。

人与自然是一个有机的整体，生命的发展过程必然与大自然的规律密不可分。春夏秋冬的变化是一年又一年的轮回，也是生命奔走需要经历的每个阶段。养生必会涉及春夏秋冬的变化，每个季节对脏腑都有着不同的影响，遵循季节变化规律进行养生可使体内各个脏腑达到平衡与协调。

1. 身体节律与一年四季的变化

古时候，先人们就对季节进行了划分，可明明只有四个季节，为什么古人们常说五脏与五季相对应呢？其实在古代有"五季"之分，除春、夏、秋、冬以外，还有一个被抽出来的季节——长夏。对长夏的解读有很多种，比如有相关著作中表示，春、夏、秋、冬各有三个月，从它们的最后一个月，也就是农历三月、六月、九月、十二月中，把最后 18 天抽出来，一共是 72 天，这 72 天就是长夏。春、夏、秋、冬、长夏这五个季节分别对应人体的五脏，即肝、心、肺、肾、脾。

四季的气候均有不同，对人们的影响也皆有不同，比如夏季气温高，人体血液循环加快，能量消耗较大，而冬季寒冷，会使血管收缩，血液循环减慢，因此心脑血管疾病在冬季的发病率较高。寒冷也会使人呼吸道的抵抗力下降，破坏人体的免疫功能。另有研究发现，肺癌的发生可能与较

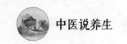

高的气温有关，消化系统肿瘤的发生可能与较冷的气候有关。

2. 四季养生过程

"春夏养阳，秋冬养阴"是四季养生的特点。春生夏长，秋收冬藏，春夏秋冬四季分别对应了生长收藏。春季气温逐渐升高，夏季气候炎热，人体的毛孔都在逐渐张开，会消耗大量的阳气来调节人体以适应气候的变化；秋冬季节天气逐渐转凉，人体的自然调节也会让阳气调高身体的温度以抵抗严寒，阳气入里，则容易造成脾胃烦热，阴液受损。因此，春夏季是保养阳气的季节，秋冬季则是保养阴气的季节。

春季，是万物生发的季节，此时大地回春，可以见到一派生机盎然的景象。我们呼吸着清新的空气，闻着怡人的花香，也是一件很惬意的事情。此时气温逐渐升高，人体的毛孔也逐渐张开，早上可适当进行晨练，强健体魄。每个事物都有两面性，俗话说"百草回芽，百病发作"，春季也是各种细菌"肆意生长"的季节，因此春天要注意多开窗通风，注意个人卫生，不可乱穿衣，以免生病。特别是初春时节，时寒时暖，人体对于病邪的抵御能力有所下降，因此从初春起就做好养生保健，为一整年的健康打下牢固的基础。

夏季，百花齐放，此时的自然界正处于阳盛阴衰的季节，虽然夏季阳气旺盛，但实质是"阳气浮于外，阴气伏于内"。自然界总会馈赠人类所需要的一切，"借天养阳"便是夏季最好的养生方式。夏季昼长夜短，人们的作息也应适当调整为晚睡早起。夏季人体新陈代谢加快，应保证每天摄入充足的水分。夏季容易出汗，应穿着宽松的衣物，有利于毛孔呼吸。在饮食方面切忌过食冷物，夏季气温虽然较高，但食用过冷的食物会对脾胃造成损伤，折损体内的阳气。

秋季是丰收的季节，自然界的阳气已经开始逐渐收敛，此时养生应以"收"为主，"收情绪""收阳气"等都是秋季的主旋律。人们的生活作息应顺应自然界的阴阳变化，秋季应当早睡早起，适当进行体育锻炼，但晚上应避免大强度的锻炼，以免损伤阳气。燥邪是秋季的隐形杀手，秋季天气干燥，人体阴液不足，常常会出现不同程度的皮肤干燥、鼻燥等症状。为避免燥邪入内，养阴润燥是关键，可适当增加饮水量，也可食用一些具有润肺功效的、水分含量大的食物。

冬季是收藏的季节，大多数动物都会选择迁徙到温暖的地方，或者开始进行冬眠，人类也是一样的。在作息上，冬季应保证充足的睡眠，以晚睡晚起为主，注意阳气的收藏。人类是富有灵性的，我们会通过对自身的居住环境等各方面进行改善来适应气候的变化，就像冬季气候寒冷，人们都会穿着保暖的衣物，这就是最好的保养，但是有些年轻人喜欢穿露脚踝的衣服，这样逆自然规律而行，身体必然会受到一定的伤害。冬季也应合理使用暖气，不可使室内温度过高，令室内外温差过大，这样进出时一冷一热更容易导致寒邪入侵，本就较低的抵抗力就更加难以固守了，容易诱发感冒等疾病。

3. 四季养生中的误区

（1）一犯"春困"就睡觉

人人都有春困的经历，从中医学角度来看，由冬转春时阴消阳长，身体消耗的能量增多，不能完全适应季节变化，所以会有犯困的感觉。因此春天应该养成良好的作息习惯，早起早睡，适当的午休对于缓解春困也有很大的帮助。

（2）夏季洗冷水澡可起到降温的作用

夏季气候炎热，洗冷水澡也成了很多人的爱好。其实洗冷水澡并不能很好地降温，反而会使身体的毛孔收缩，热量不能有效地快速散发出来，甚至滞留在体内，严重者可引起高热。适当的出汗是夏季最好的散热方式，在出汗后洗一个温水澡是个很好的选择。

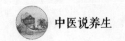

（3）秋季"贴秋膘"

"贴秋膘"主要是指秋季大量吃肉类和补益类的食物，"贴秋膘"的说法虽然是有些夸张的，但生动地描述了人们在秋季"胡吃海喝"的现象。由于夏季天气炎热，大多数人的胃口较差，当秋季来临时，天气逐渐转凉，很多人便开始盲目进补，其实此时的脾胃并不能很好地消化掉这些食物，再加上夏季人们频繁地喝冷饮，会使脾胃更加虚弱，如果在秋季进补过猛，反而会加重脾胃负担，使胃肠功能紊乱。

养生的过程就是生活的过程，我们在一年四季中生活，也在一年四季中养生。根据一年四季的变化，不断调整养生方式使身体各个脏腑的功能都趋于优化，日积月累，生命的长度便会增加。

第五节　养生从任何时间开始都不晚

年轻人说："养生？我现在这么年轻，肯定没有什么大病，我不需要养生！"

中年人说："一直想要好好照顾身体，可是这上有老、下有小的，根本没有时间去养生。"

老年人说："我这一把老骨头了，身体到处都有毛病，现在养生也来不及了吧。真后悔没有早早开始养生。"

每一个年龄段的人对于养生的看法都有不同，年轻人觉得自己不需要养生，中年人觉得没时间养生，老年人觉得来不及养生，可当年轻人变成中年人后，也会变得懊恼，当中年人成为老年人后也会开始后悔。那么，到底在什么年龄段开始养生最合适呢？正确的答案是：任何时间都可以开始养生。

养生，应养在当下。养生不是一件小事，也不是某一个时段的特定任务，从呱呱坠地的那一刻起，养生就伴随着我们的一生。小陈是一位在神经外科就诊的 29 岁的患者，正是顶天立地的年龄。从他的描述中我们了解到，小陈已有 3 年的高血压病史，从未接受过任何治疗。根据小陈爱人的回忆，他第一次检查出高血压时，医生叮嘱要服用降压药，但小陈觉得自己还年轻，血压高点也没事，便没有服药，再加上平时总要加班到很晚，又喜欢跟朋友出去喝酒、唱歌，几乎没有在晚上 12 点之前睡过觉，吸烟更是少不了。小陈的爱人曾多次劝他早点休息，少喝酒、少吸烟，但小陈并没有把爱人的叮嘱放在心上。有一次小陈晚上坐出租车回家时突然感觉头

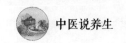

晕，晕倒在出租车上，司机是一个善良的人，急忙把他送到医院。后来经过检查小陈患的是脑出血，做了手术后身体逐渐恢复，值得庆幸的是没有留下严重的后遗症。年轻不是任何人浪费生命的资本，正因为年轻，才更加需要养生。疾病重在于防，不在于治，能被治愈的疾病中有很大一部分是自愈性疾病，养生就是对疾病最好的"防"。养在当下，任何时候都可以开始养生。

我的一位同事的父亲是有着 30 年烟龄的老烟民，我不止一次地提醒他不要再抽烟了，抽烟的危害太多了，可惜没有成功。在他 46 岁那年检查出患有高血压，同事开始采用一切方法劝他戒烟，可是效果依旧不明显。47 岁那年，他连续几天出现头晕的现象，到医院做了脑部 CT 后提示"腔隙性脑梗死"，需要吃的药又增加了。尽管一直在吃药，抽烟的次数比以前少了一些，可他还是没有戒烟。到了 50 岁那一年，他在家中突然晕倒，幸亏被及时送到医院救治才没有出现更大的问题。当时我对他说："如果您一直边吃药边抽烟，那么所有的药都白吃了。"这次的突然晕倒让同事的父亲真正意识到了戒烟的重要性，从出院之后一根烟都没有再抽过，每天早上起床后外出骑车进行锻炼，并坚持走一百步。现在距离当时已经过去十多年了，他的身体却越来越棒。看，养生是伴随人一生的活动，任何时间开始都不晚。

养生与年龄无关，年过花甲的人依旧可以很好地将养生贯穿在生活之中。曾在一档节目中见过一个已经 70 岁还在坚持练瑜伽的老人，舞台上的游刃有余让人惊叹不已，她的经历也让人觉得不可思议。在她 60 岁那年，由于患了宫颈癌进行了子宫全切术治疗。手术后她一直感到身体虚弱，走路无力，每天都无精打采的。后来，偶然间她看到了孙女的瑜伽健身卡，便决定也去试一试。在接触瑜伽后，老人从瑜伽呼吸法开始练起，短短几个月后就觉得比以前精神多了。从这之后，老奶奶始终坚持在瑜伽这条路上，虽然已经年至古稀，却仍旧精神抖擞，迎风而立。有的老年人疾病缠身，有的却活力四射，这不仅仅是心态上的差距，更是生活方式的差距。养生就在生活之中，每个年龄都有相应的养生之术，养生是从不停歇的。

现代的生活节奏越来越快，年轻人的压力也比较大，不良的生活习惯已经开始变得越来越普遍。在现代都市涌现出一批又一批的"低头族""夜猫子"，看起来时尚的新兴词语，却是现代人们生活的真实写照。在医院的病房里走一圈，会发现患者不再全都是老年人，年轻患者开始变得越来越多。现在，养生已经成为时代的热潮，但真正懂得养生的人，真正在坚持养生的人还是只占了少部分。有人说生命很长，也有人说生命很短，可无论如何，从生命开始的那一刻，我们就肩负着保护生命的使命，而养生就是最好的保护方法。

希望从现在开始，无论你处于哪个年龄阶段，无论你是贫穷还是富有，无论你有着怎样的经历，都请开始思考自己的生活方式，正确地认识养生，坚持养生的小习惯。总有一天，你会感谢今天的自己，感谢今天已经开始养生的自己！

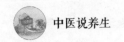

第六节　养生是义务与责任

　　病来如山倒，一场大病对一个家庭来说就是灾难。无论是二人世界、三口之家，还是四世同堂，这些令人羡慕的美满家庭，也许就因为一场疾病而变得债台高筑，家徒四壁。在疾病面前，我们都是弱者……

　　现代人生活压力大，为了赚钱不断地消耗着自己年轻的生命。每个人都会追求更好的生活质量，却很少有人追求更好的生命质量。金钱是必不可缺的，但金钱却不一定能买来健康。我在医院里看见过太多在疾病面前的无奈，即使使用各种先进的医疗设备也只能维持住仅存的微弱呼吸，不仅对于患者来说是一种煎熬，对患者家属来说也是一种折磨。也有的患者由于家庭经济问题无法接受更好的治疗而最终走向死亡，这对他的家庭来说充满了痛苦与无奈。仔细琢磨着，人生在世，好好地活着比什么都重要，比什么都可贵，还有什么比生命更贵重呢？任你有多少金钱，也买不起生命。

　　曾经看过一个报道，一位二十多岁的小伙子小刘突然被查出患有恶性淋巴瘤，从老家的县医院转至省医院，在省医院治疗了半个月，花去了家里全部的积蓄，这对小刘的父母来说无疑是致命的打击。在结束与医生的一次谈话后，小刘的父母因为实在无力支付高昂的治疗费用想将小刘转回老家的医院。后来，村里人不断捐款筹钱，小刘才得以继续接受治疗，可惜的是没过多久，小刘还是安静地离开了这个世界。

　　身体健康与否不仅关乎我们自己，更牵动着身边所有爱着我们的人，而养生是最好的保持健康的方式，所以养生是我们每个人应尽的义务，是一种责任。如果人人都具有正确的养生理念，学会养生，那被疾病破坏生活的概率就会大大降低，无论是家庭负担还是社会负担都会相应减少许多。

有人说，最贵的房子不在北上广，而在那不足几平方米的病房里，是白色的病床。现代人的养生意识淡薄，"1 元养生，10 元吃药，50 元看病，100 元抢救"成了现代人的真实写照，有的人甚至在生命的最后一刻会感叹自己为何从未认真养生。只有当每一个人、每一个家庭都不再因为疾病陷入困境时，才能更好地享受生活中的幸福。

第四章
养生的基本方法

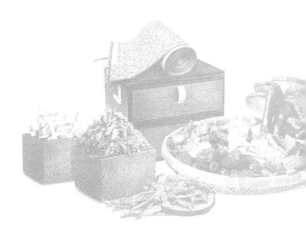

第一节　环境养生

人从一出生就是自然界的一分子，人们的生理功能变化与环境变化息息相关，人们在不断适应环境变化以维持正常的生命活动，因此环境是人类生存和发展的基本要素。环境养生是中医养生的重要组成部分，它体现了"天人相应""形神合一"的中医养生学基本理论，强调人与自然应和谐相处。

古人的智慧是不容小觑的，早在《黄帝内经》中就提出居住在空气清新、气候寒冷的高山地区的人多长寿，居住在空气污浊、气候炎热的低洼地区的人寿命相对较短。孙思邈曾在《千金翼方》中也提到，只要住到背山邻水、气候清爽、土地肥沃、泉水清冽的地方，就能保证住户安宁。据史料记载，孙思邈在老年时，选择住在山清水秀的地方，造屋植木，种花修池，直到百岁时驾鹤西去。古代的皇帝也大多喜爱建立园林，说明环境养生在古代已应用于日常生活中。

1. 什么是环境

环境是指某个对象周围事物的总和，每个人的身体情况是否良好在很大程度上离不开环境的优劣，只有在良好优美的环境下生活，人们才更能"尽终其天年"。

环境可大致分为自然环境和人文环境。自然环境主要指自然形成的环境，比如空气、水源、阳光、土壤等，人文环境主要指人为因素构成的环境，如人口密度、职业、社会经济状况、饮食、居住条件等。人类应感谢

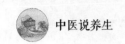

大自然给予我们的一切——新鲜的空气，干净而充足的水源，美丽的阳光，绿色的植被，秀美的景观，等等。

为什么说环境与人们的健康息息相关呢？环境中的诸多因素每时每刻都在作用于人体，就像空气中的有害物质会随着呼吸被吸入体内。如果有害的环境长期作用于人体，就会对人们的身体健康造成巨大的影响。而人文环境虽然看起来似乎与健康无关，但近年来，尘肺等职业病越来越多，现代白领长期在电脑前工作，导致的颈椎、腰椎相关疾病也越来越多。因此，千万不要忽视环境对健康的影响！

1956 年，日本出现过一种奇怪的病，表现为口齿不清、步履蹒跚、面部呆滞、手足麻痹、感觉障碍、视觉丧失、震颤、手足变形，严重者可出现精神失常，甚至死亡。这就是著名的"日本水俣病事件"，是最早由于工业废水排放造成的公害病。1984 年印度博帕尔市农药原料泄漏事件也是世界著名的环境污染引起的严重公害事件。2005 年发生在我国的"松花江水污染事件"使沿岸数百万居民的生活受到了严重的影响。

2. 环境养生中的趋利避害

环境养生最重要的准则是"趋利避害"，顾名思义，是指趋向有利的环境，避开有害的一面。那么，适宜人类生存发展的自然环境应该具备哪些条件呢？通过总结先人的智慧及现代科学研究发现，可以大致分为以下三个方面：①干净的淡水资源。较高的空气质量；②绿色清新的植被及肥沃的土壤。这些自然条件不仅满足了人类基本的物质生活需要，还与人类特殊的心理需求，甚至与不同文化风俗相协调。有相关研究表明，生活在农村的长寿人群比生活在城市的长寿人群的占比要高。农村相对城市来讲，具有空气质量较高、绿色植被较多等特点，这些都属于适宜人类生存的自然环境。

近年来，随着科技的发展，工业技术不断提升，空气质量堪忧，我最深的感触就是现在的冬天没有小时候的那么冷了。依稀记得以前在冬天上学的时候，即使穿着长辈们做的大棉袄，上学的路上还是会被冻得脸通红，而现在在冬天穿得比以前薄了，也很少有冻伤耳朵的经历了。这是全球气候变暖造成的，人类对于地球资源的消耗与破坏已经越来越严重，我们赖以生存的环境也越来越糟糕。在这样的环境下生存，使很多人忽视了环境养生的意义。环境的优劣严重影响人类的寿命，我们除了主动适应环境的变化，还要更好地改造环境，从而创造适合人们生活的舒适环境，这样才可以使全民健康水平更上一层楼！

3. 家居环境改善小妙招

人生有近三分之二的时间都是居家度过，因此一个良好的家居环境对于人们的身体健康来说十分重要。《黄帝内经》中强调"阴阳和平之人，居处安静"，可见早在几千年前祖先们就意识到了居室环境的重要性。从自身情况出发，努力为自己营造一个良好的家居环境是十分重要的。

（1）房屋居室面积不宜过大或过小

一般来说，人均居住面积以 9 ～ 12 平方米为佳。如果房间面积太大则不利于保暖，太小则容易阻碍空气的流通。

（2）家具摆放要注意

家具的摆放位置应根据自身情况来决定，但需要注意的是床头不宜对着窗户，这样冬天时容易着凉，家具摆放不宜过于密集，不利于空气的流通。

（3）避免室内污染

新房子在入住之前，一定要进行全面的装修残留化学污染物的评估和清理，这些污染物中含有甲醛、二甲苯等有害物质，有碍身体健康，可以联系专业的公司进行清理，入住后可以多放置绿色植物，也能起到吸附污染物的作用。

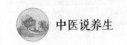
（4）不宜长时间、近距离接触家用电器

一般来说，电脑、电视等电器都存在一定的电磁辐射，长时间受到辐射的影响对身体有害。

（5）色彩搭配不宜过于繁杂

在进行居室装修时，大面积的色彩搭配以不超过三种为宜，如果色彩过于繁杂会造成视觉污染，影响到人的情绪，而情绪与健康有着千丝万缕的联系，长此以往会对人体造成伤害。另外，装修选择地板时最好以亚光色为主，白色或者金属色瓷砖反光作用较强，不适合大面积使用，长期使用易造成眼睛不适。

（6）定期进行房间清扫

居住时要定期对房间进行清扫，卫生间不宜太过潮湿，否则容易滋养细菌，诱发疾病，没有窗户的卫生间要经常开排气扇，保证空气流通。可在橱柜、抽屉中放入晒干的茶叶包或者橘皮，有利于清除屋内异味，增强舒适感。

（7）及时清理垃圾桶

垃圾桶可谓居室中的细菌集聚地，我们无法想象垃圾桶中的细菌数量，建议每天清理垃圾后再对垃圾桶做一个全面的清洁，在厨房应放置带盖的垃圾桶，以免异味挥发，没有盖的垃圾桶中应放干性垃圾。

4. 空气污染养生指南

1952 年伦敦烟雾事件是给全人类的警示。1952 年 12 月 5 日起，连续几天风速表读数为 0，在大雾的笼罩下再加上冬季大量燃煤造成的污染，烟雾在无风的状态下集聚不散，可见度急剧下降，航班被取消了，路上的行人也减少了，在污染物的不断积聚下，伦敦各处可听到咳嗽声，短短几天的时间，死亡人数已近四千。

空气污染已经成为现代环境中的一大危害，不仅对肺脏有影响，也容易诱发心脑血管疾病。那么，面对空气污染我们应该怎样养生呢？

（1）减少出行

空气污染较重时应尽量减少外出，特别注意不要去人员密集的地方。如果需要外出，要做好一定的防护措施，比如戴口罩，口罩应选择防雾霾专用口罩，不要选择医用口罩或棉布类口罩，因为这些种类的口罩对于细颗粒物没有很好的防御作用。由于老年人和孩子抵抗力相对较差，应尽可能地避免外出。

（2）开窗有学问

很多人都习惯在早上开窗通风，但是空气污染较重时不主张开窗，开窗后会产生空气交换，屋内的空气质量反而会变差。可如果不开窗室内的二氧化碳含量会增加，这可如何是好？其实，最好的办法是使用空气净化器来改善空气质量，促进空气流通。也可在房间内多摆放绿萝等绿色植物，有利于吸附室内空气中的二氧化碳，释放新鲜的空气。如果想要开窗通风，一定要选择阳光充足、污染物较少的时间。

（3）暂停户外运动

空气污染较重时进行户外运动不仅起不到锻炼身体的效果，还容易吸进有害物质，对身体造成伤害。对于有运动习惯的人，可以选择进行室内运动，但运动量不宜过大，虽然室内空气质量相对较好，但是由于无法开窗，室内空气流通性差，大量运动容易引发胸闷、心悸的症状。健身操、瑜伽都是比较适合的室内运动项目。

（4）清洗皮肤很重要

皮肤上有不计其数的毛孔，毛孔暴露在污染较重的空气中，细小的颗粒物便会乘虚而入，如果不及时清洗，容易引起粉刺、痤疮、色斑等皮肤问题，当这些污染物入侵到皮肤深处时，患皮肤癌的风险也会增大。清洗皮肤时应使用温水及或有深层洁净功效的洁面乳，反复冲洗几次可有效地将附着在皮肤表层的颗粒物洗掉。但洗脸时注意不要过度揉搓，以免破坏

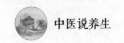

皮肤表层结构。

（5）守护好鼻腔

中医学讲肺开窍于鼻，鼻子是呼吸道的第一道防线，大多数污染物都是通过鼻腔进入人体的，只有守好第一道防线才可有效保障肺的健康。我们从室外归来的时候，第一件事就是要清洗鼻腔，先将双手清洗干净，使用温水洗鼻，可用鼻子轻轻吸水，但不要吸入口腔，避免引起呛咳，反复吸水后可稍用力擤鼻涕，最后使用棉签等柔软的清洁用品轻轻擦拭鼻腔。但注意不要过度清洁，以免损伤鼻腔黏膜。

（6）加强腹式呼吸的锻炼

腹式呼吸类似于龟息法，也是古人最推崇的呼吸方式之一，腹式呼吸可以使人有效地吐出滞留在肺底的二氧化碳。进行腹式呼吸时先平静呼吸30秒，接下来吸气时腹部尽可能地向上鼓起，呼气时腹部下落，如此循环进行，但要保证每一次的吐纳节奏尽量相同。

（7）清淡饮食

在空气污染的情况下，应保证清淡饮食，且要保证营养均衡，维生素、蛋白质等营养物质的均衡摄入可有效增强抵抗力。空气污染最易受到影响的脏腑是肺脏，因此应多食用具有清肺润肺功效的食物，如雪梨、山药等，同时保持每天饮水的好习惯，有利于体内毒邪的排出。

环境养生是最容易被人们忽视的养生方法，随着环境污染日渐严重，雾霾等因素严重威胁着人们的健康。人与自然是一个有机的整体，要时刻注意保护自然，与环境中的污染因素做斗争，维持良好的家居环境，找到最适合自身情况的环境养生法！

第二节　情志养生

"情志"其实就是人们对待事物的精神心理的反应，也可以是情绪、心态等。每个人都知道情志对健康有影响，却很少有人会注意到情志养生，甚至有人根本不相信情志与人体健康有非常密切的关系。人们常常对于心理精神不够重视，虽然情绪、感情的表现是人之常情，但是不良的情绪会对人体造成伤害，不同的情绪也会带来不同的影响。每个人都可以有适当的情绪波动，但波动不可过于强烈，人们应学会对情志进行有效的控制，这样才能做好情志养生。

1. 情志对身体的影响

曾有一篇报道提到在国外的一所大学里，几个学生搞恶作剧，在一位朋友毫不知情的情况下突然把他装进布袋，放置在一条废弃的铁轨上。就在这时，不远处传来了火车行进的隆隆声，布袋里的朋友拼命挣扎，他完全不知道自己身下的这条铁轨是废弃的。当火车从他身旁不远处驶过后，几个搞恶作剧的同学突然发现布袋不动了，赶忙上前打开布袋，这才发现已经闯下了大祸。

报道中布袋里的孩子听到火车声时，内心一定充满了极度的恐惧。虽然在生活中此类事情很少会发生，但是长期或突然的情志过极确实会对身体造成影响。《红楼梦》中美丽可人的林妹妹，每日以泪洗面，最后因肺病去世，这就是"悲伤肺"的典型案例。人的情志活动与脏腑气血有着密切的关系，情志活动是以五脏精气血为物质基础的，脏腑气血的变化也会影

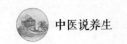

响情志的变化；反之，情志的变化也会损伤相应的脏腑。

七情主要指喜、怒、忧、思、悲、恐、惊，七情与脏腑的功能活动有着密切的联系，七情分属五脏，以喜、怒、思、悲、恐为代表，称为"五志"。从五行学说来看，心主喜，肝主怒，肺主悲，脾主思，肾主恐，不同的情志会影响不同的脏腑。早在《黄帝内经》中就有情志对脏腑影响的相关论述，对历代中医学家都有深刻的影响，如《灵枢·口问》指出"悲哀愁忧则心动，心动则五脏六腑皆摇"，充分说明了心神对五志的统摄作用。

一般情况下，五志是人体对客观外界事物和现象做出的不同的情志反应，一般不会影响人们的身体健康，只有在过度的情况下才可导致相应脏腑的疾病。例如，人心情爽朗、开怀大笑时，会觉得心胸舒畅；生气、愤怒时，会觉得两胁不适、隐隐作痛；伤心、悲哀而哭泣时，会觉得憋气，甚至喘息、咳嗽；焦虑、忧思时，会不思饮食，或食之无味；恐惧、害怕时，会瑟瑟发抖、浑身发冷。这就是我们常说的"喜伤心""怒伤肝""悲伤肺""思伤脾""恐伤肾"。因此，在生活、工作、学习中，一定要注重情志养生，调摄心神。

2. 情志的个体差异

每一个人的身体都是独一无二的，有的人多愁善感，有的人积极乐观。对同一件事，不同的人会有不同的看法和情绪，比如大多数女性天生多愁善感，每一个人的情绪波动都是不同的。

（1）性别差异

《备急千金要方》记有"女人嗜欲多于丈夫，感病倍于男子，加以慈恋、爱憎、嫉妒、忧恚，染者坚牢，情不自抑，所以为病根深，疗之难瘥"的论述。从阴阳层面来分析，男性属阳，以气为主，性格多为刚悍，一般很少出现抑郁、感伤等情绪，主要以欣喜、大怒等形式来表现情绪的变化；女性属阴，以血为先，其性多柔弱，一般比男性更易被情所困，主要情绪表现为忧愁、哀思，对事物变化的敏感性较强，因此《外台秘要》又有"女属阴，得气多郁"之说。

（2）年龄差异

老人常说不能吓唬小孩儿，这是因为儿童脏腑娇嫩、气血未充，中枢神经系统发育尚不完备，多因惊、恐致病；成年人血气方刚，奋勇向上，又由于生活压力较大，长期处于复杂的人际关系中，所以常常因恼怒、思虑而患病；老年人年龄较大，时常感到孤独，再加上对于死亡的恐惧感日益增加，因此易为忧郁、悲伤、思虑致病。

（3）体质差异

《灵枢·行针》指出"多阳者多喜，多阴者多怒"，体质的不同对情绪的影响也是极大的，由于人的体质有阴阳之分，因此对于情绪刺激的反应也有不同。

（4）性格差异

每个人的性格都是不同的，有的人性格开朗，对待事情心态积极；有的人性格抑郁，感情易受到伤害，情感波动更大；有的人意志坚定，可以管理好自己的情绪；有的人容易受到外界各种事情的影响，无法很好地控制自己的情绪。

3. 影响情绪的因素

生活中总会有许多因素可以影响到人们的情绪，大体可概括为自然因素及社会因素两方面。

（1）自然因素

春天，气候温暖宜人，人们情绪高涨，对待事物的积极性明显提升，工作效率也随之提高；夏季，天气炎热，容易使人产生焦虑、暴躁的情绪，对于事物的处理管控能力下降；秋季，落叶飘零，大自然是一派萧条的景象，人们的心情也容易变得悲伤，因此秋天又常被叫作"悲秋"；冬季，气

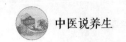

候寒冷，阳光照射少，人体需要适应日照时间变短的变化，容易导致生理节律紊乱和内分泌失调，继而出现情绪与精神状态的紊乱。不同的自然特点也会让人有不同的情绪变化，宽广辽阔的海边可使人心情开阔，风景优美的山林海边可以让人心情放松。

（2）社会因素

人的生存发展离不开社会，不可与社会脱节，因此社会因素也是对情绪影响最大的，每个人要做好对社会因素影响的有效调节。

（3）思维方式

古代塞北一位老翁家的马跑到边界那边去了，乡亲们纷纷安慰他，不过老翁说这不一定是件坏事。几天后走失的马带着一匹骏马回来了，人们都去祝贺他，老翁却认为这不一定是件好事。老翁的儿子喜欢骑马，有一天因为骑马摔断了腿，人们都来安慰老翁，老翁却认为这不是坏事，后来老翁的儿子因腿伤而躲过了战祸。这就是"塞翁失马"的故事，在民间流传了千百年。它告诉我们，在人生中不可预料的事情有很多，无论遇到福还是祸，都要调整好自己的心态，用辩证的态度去看待。这样，无论福事变祸事，还是祸事变福事，都有足够的心理准备去接受。

4. 心态管理，情志养生的精华

人们常说心态决定一切，一个良好的心态无论是对身体的保健还是疾病的治愈都有很好的辅助作用。人生中总会有一些猝不及防的事，我们不是预言家，没有人能准确地预知自己的未来。拥有强大的心态管理能力是情志养生的第一步。

保持乐观向上的心态非常重要，乐观的心态可使气血和畅，让人身心健康。心胸宽广之人常愉悦，反之则常悲戚。我的母亲就是一个知足常乐的人，依稀记得她有一次骑电动车时不小心摔掉了半颗牙齿，在这之后每次母亲一笑，周围的人都会跟着笑。我们怕母亲会觉得不自在，但母亲却笑着说："虽然不好看，但还好保住了门牙，没有门牙的话就更不好看了！"母亲强大的心态管理能力让帮助她进行了很好的情志养生。

5. 情志养生，做自己情绪的管家

情绪与心态不同，是人们从事某种活动时产生的喜、怒、哀、乐等心理状态。在情志养生中，学会管控自己的情绪是非常重要的内容。下面为大家介绍几种管控情绪的方法：

（1）调和节制情感

《吕氏春秋》说"欲有情，情有节，圣人修节以止欲，故不过行其情也"，应节制自己的情感、克服感情冲动，凡事都不可过极。

（2）宠辱不惊，避免情绪大起大落

在生活中，我们经常会遇到各种各样的事情，喜怒哀乐，此起彼伏。宠辱不惊是指得宠或受辱皆不动心，指将得失置之度外。现代医学研究表明，情志刺激与免疫功能间联系密切，过激的情绪刺激会减弱人体的免疫能力。因此，我们应善于调控自己的情绪，不仅不可大悲大怒，遇到开心的事情也不应大喜大乐。

（3）情绪转移

情绪过于激动时，可有意识地转移话题或做点别的事情来分散注意力，这样可以使情绪得到有效的缓解，可选择看电影、听音乐、下棋、散步等轻松有益的活动。看一部好的电影可帮助我们沉浸到电影的故事中，快速转移情绪；听音乐是安抚情绪的好方法，可使紧张的情绪逐渐平和。

（4）学会进行适当的宣泄

我们在生活中难免会产生各种不良情绪，进行适当的宣泄是一种调控情绪的良好的方法，可减轻对身体健康的影响。遇到不愉快的事情时，不要强迫自己把情绪压抑在心里，可以选择向朋友和亲人诉说，也可以大声唱自己喜欢的歌，等等。当然，对象、地点和方法的选择要适当，不要将

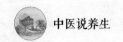

消极情绪过度转移给他人。

（5）给自己积极的语言暗示

在情绪激动时，可以让自己默诵或轻声道"没关系""不要紧"等词句来平复自己的情绪。也可根据自己的情绪特点，提前进行语言暗示，避免过大的情绪波动。

（6）提高道德和修养水平

在生活中，我们应当有意识地提高自己的道德修养水平，修身养性，这对于情绪的稳定有很大的帮助。

第三节　饮食养生

　　《汉书·郦食其传》中讲道："王者以民为天，而民以食为天。"李时珍在《本草纲目》中写道："饮食者，人之命脉也，而营卫赖之。"古人把饮食比作"天"，把饮食当作命脉。俗话说"手中有粮，心中不慌"，人的生命活动需要不断地从食物中汲取能量和营养。由于食物的味道各有不同，对脏腑的营养作用也不同。《素问·至真要大论》说："五味入胃，各归所喜，故酸先入肝，苦先入心，甘先入脾，辛先入肺，咸先入肾，久而增气，物化之常也。"这就是我们通常说的"归经"，食从口入，不同的食物对脏腑经络起到不同的作用。因此，食物是生命得以延续的必要条件。

　　随着社会的不断进步，饮食不再仅是生存的一种手段，更是一种文化载体。在不断的饮食实践中，中华民族也形成了自己的饮食特色，比如元宵节要吃汤圆，象征团团圆圆，中秋节要吃月饼，腊八节要喝腊八粥等。饮食文化是中华文化的重要组成部分，饮食养生是养生文化中的重要章节，也是我国古人们流传下来的智慧。《黄帝内经》是最早的饮食养生宝典，书中写到人体的五脏六腑离不开食物的营养，饮食活动是人体正常的生理需要。《黄帝内经》中涉及饮食的阐述不下四十篇，都是先人智慧的结晶。随着现代人们养生意识的不断增强，有关饮食养生的书籍摆满了书店，可见饮食对于人们的重要性。合理的饮食是维持健康的基本保障，如果饮食不符合人体需求，就会导致各种疾病的发生。

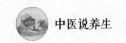

1. 饮食要有节

《素问·上古天真论》中将"饮食有节"作为养生的第一准则，"节"指节律、节制，顾名思义，饮食应有节律，一方面指饮食时间有规律，另一方面指饮食应定量而节制。那么，如何才能做到"饮食有节"呢？

（1）一日应有三餐

曾在一部科幻电影中看到一种发明，一个人一天仅食用一粒药丸，就可以保证一天的能量。但是，在现实生活中，人一日应有三餐。西医学研究表明，素食在胃中停留的时间仅有 4 个小时，肉类食物则有 6 个小时，当胃中的食物排空至一定程度时，就会发出提醒进食的信号——饥饿感。因此，一日三餐可有效帮助身体摄入所需的养分。但是对于老年人、婴幼儿和患者，则不必拘泥于一日三餐，可以酌情调整进食的次数，也可少食多餐，更有利于消化吸收，以适应身体特殊状况下的需求。

（2）进食时间有要求

清代《养病庸言》中指出"早餐必在寅卯之间，中餐必在午前，晚餐必在戌前，此精其时也"，这与人体消化功能的规律是非常吻合的，一般在早上 7 点、中午 12 点和晚上 6 点前后，消化功能特别活跃，适合进餐。所以，有规律地定时进餐，可以使胃肠功能弛张有度，当脾胃得到充分的休息后，消化吸收功能强健，食欲才会更好。

（3）不可随意减餐

俗话说"人是铁，饭是钢，一顿不吃饿得慌"，每一顿饭的到来都恰到好处的。《灵枢·五味》说"故谷不如，半日则气衰，一日则气少矣"，意思是如果超过半天不吃饭就会影响身体活动，如果长期处于低营养状态身体就会变得虚弱。在现代生活中，很多人有不吃早餐的习惯，如果长期不吃早餐，胃黏膜容易遭到胃酸的破坏，从而诱发消化系统疾病。

（4）注意三餐食量

三餐如何吃才是健康的？有的人喜欢暴饮暴食，有的人不吃早餐，也有人晚上习惯与朋友喝酒聚餐，这些都是不良的饮食习惯。中医学认为，一日三餐也应顺应体内的阳气变化，白天阳气充足，身体代谢旺盛，应尽量食用营养类食物，宜多吃，这样才能保障一整天的能量供应。当夜晚降临，阳气归藏于内，新陈代谢也相对较慢，因此晚上应少吃，以免加重肠胃负担。人们常说要早吃国王之膳，午食绅士之餐，晚尝乞丐之食，就是这个道理。

2. 病从口入，干净饮食

俗话说"病从口入"，如果不加以注意，很多细菌等有害物质可能会通过口腔进入体内。"食物中毒"是其中比较典型的例子。2011 年 4 月 22 日上午 7 点左右，榆林市榆阳区鱼河中心小学发生了部分学生因饮用学生专用牛奶导致集体食物中毒的事件，先后共有 251 名学生被送往医院治疗，其中 16 人有发烧、腹痛、腹泻等疑似食物中毒症状。据参与救治工作的医护人员初步诊断，学生的症状是由细菌性食物中毒引起的。

在平常的生活中虽然很少出现食物中毒的情况，但是也要注意饮食卫生。有一段时间，邻居家 3 岁的孩子连续腹泻，到医院治疗好转后，回家没几天就又开始腹泻。孩子的父母非常注意孩子平时的饮食，从不让孩子在外边吃饭，可还是无法避免出现腹泻的情况。有一次，孩子的妈妈进厨房帮助奶奶做饭，发现奶奶炒白菜前没有清洗白菜，孩子奶奶说白菜本身就是一层一层包起来的，很干净，洗了反而会浪费水，在交流中发现奶奶剥蒜前后也从来不进行清洗。孩子的妈妈恍然大悟，由于孩子年龄尚小，抵御病菌的能力较弱，所以才会出现腹泻的症状。因此，在平时生活中，注意饮食卫生也是养生防病的重要内容之一。

那么，怎样才能做到干净饮食呢？

（1）注意食物清洁

日常饮食中不仅要减少外出吃饭的次数，还要注意居家饮食的卫生，

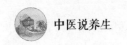

在炒菜前应该将青菜等清洗干净，水果也应清洗后再食用。

（2）饭前洗手

要养成饭前洗手的好习惯，避免手上的病菌在进食的过程中进入人体。

（3）保证食物的新鲜度

在超市挑选食物时，要注意观察食物的色泽等特征，新鲜食物中的营养物质更容易被吸收。

（4）食物要烹熟

《备急千金要方·道林养生》说"勿食生肉伤胃，一切肉须煮烂停冷食之"，大部分食物是不适合生吃的，我们应以吃熟食为主，通过烹调使食物变熟不仅可以更好地使营养物质被身体消化吸收，还可在加热的过程中起到消毒的作用。

（5）避免食用有毒食物

不要食用对身体有害的食物，如发芽的土豆等。应做到避免接触已知的有毒的食物，如果发现食物已经腐坏变质则不应食用。

3. 饮食养生，寒温适宜

我国人民爱喝烧开的热水，更爱喝茶，"茶文化"也是我国的文化特色之一。西方人早起喜欢用一杯鲜榨果汁开启美好的一天，而我们则喜欢喝豆浆、喝粥，其实这是东西方文化差异的一种体现。那么食物到底是热的好，还是冷的好呢？

古人主张"食宜温暖"。《黄帝内经》中讲道"食饮者，热无灼灼，寒无沧沧"，意思是不吃温度过高的食物，也不要食用温度过低的食物。太热的食物容易损伤消化道黏膜，太冷的食物会损伤脾胃，诱发消化不良等疾病。人是恒温动物，人体各项生理功能的发挥都需要合适的温度环境，特别是各种消化酶都要在一定的温度下才能充分发挥作用，食物的温度和人体的温度越接近，各类消化酶的作用发挥得就越充分。因此，食用太热或者太冷的食物都会对身体造成损害。

我们应该怎样把握食物的温度呢？药王孙思邈早在书中写道，饮食的温度要"热无灼唇，冷无冰齿"。这是为什么呢？在生活中我们不难发现，进热食时嘴唇最容易被烫伤，食冷饮食牙齿最为敏感，因此在进食时应该以口腔感觉舒适为度。

4. 饮食中的那些健康小习惯

（1）细嚼慢咽有益健康

细嚼慢咽可将食物磨成小碎块并与唾液充分混合，以便吞咽。同时，咀嚼还能反射性地引起唾液、胃液等消化液的分泌，为食物的进一步消化提供了有利条件。

（2）护胃先喝汤

人在饥肠辘辘时先喝点汤再吃饭比较好，可以给胃一个缓冲的时间，减轻对空胃的刺激，使整个消化系统活动起来，为消化食物做好准备。

（3）拒绝零食

现代年轻人由于平时工作紧张，一到休息时大多喜欢宅在家里，边看电视边不停地吃零食，这样会使脾胃得不到有效的休息，胃肠失去了虚实交替的活动规律，一直处于似饱非饱、似饥非饥的状态，负担明显加重，长此以往食欲会越来越差，零食不离口、正餐不想吃，严重时还会导致厌食症等给身体健康带来不必要的危害。

（4）饭后不能吸烟

人们常说"饭后一支烟，赛过活神仙"，其实饭后吸一支烟的中毒量大于平时吸十支烟的总和，因为人在进食后胃肠蠕动增强，血液循环加快，吸收烟中有害物质的能力达到"最佳状态"，有毒物质比平时更容易进入人体，从而更加重了对健康的损害。

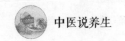

（5）饭后漱口，细菌不入

饭后漱口是预防口腔疾病的重要方法。进食后，口腔内容易残留一些食物残渣，若不及时清除可引起口臭，诱发龋齿、牙周病等。早在孙思邈《备急千金要方》中即有"食毕当漱口数过，令牙齿不败、口香"之说。经常漱口可使口腔保持清洁，牙齿坚固，并能预防口臭、龋齿等。

（6）饭后摩腹

饭后摩腹可促进腹腔血液循环，促进消化。《千金翼方》中就有"中食后，还以热手摩腹行一二百步"的论述。

（7）饭后散步

"饭后走一走，活到九十九"，这句流传于民间的说法提醒我们饭后应适当运动。《摄养枕中方》说"食止行数百步，大益人"，进食后走一走有利于胃肠蠕动，促进消化吸收，散步时可以配合摩腹，效果更佳。但是，饭后不宜进行剧烈运动，以免导致胃下垂等相关疾病。

5. 膳食平衡身体好

《素问·脏气法时论》中谈道："五谷为养，五果为助，五畜为益，五菜为充，气味合而服之，以补精益气。此五者，有辛酸甘苦咸，各有所利。"其中，"五谷为养"，是指黍、稷、菽、麦、稻等五谷杂粮，也就是我们常说的主食，能够充养五脏之气，是人们摄取营养的主要来源；"五果为助"，是指枣、李、杏、栗、桃等水果及干果可以帮助五谷加强身体的营养；"五畜为益"，指牛、羊、猪、鸡、鱼等肉食对人体有补益作用，可以在一定程度上弥补五谷主食营养的不足之处；"五菜为充"，指葵、韭、薤、藿、葱等各种蔬菜可起到补充作用，使膳食营养更加完善。在每天的饮食中补充足够的谷、果、畜、菜，才能保障身体阴阳平衡，使气血充沛，是饮食养生的重中之重！

2007 年根据中国居民的饮食特点制定的《中国居民膳食指南》（以下

简称指南），明确指出了如何平衡膳食，并且以"平衡膳食宝塔"的形式展示了出来。那么，宝塔从上往下的每一层都是什么呢？

第五层，也就是塔尖，是盐和油。指南规定每日的食盐用量不超过 6 克，而我国居民吃盐较多，根据全国营养调查结果，我国从南到北的食盐用量从每日 12 克到 15 克不等，超出了指南规定的一倍还要多。在生活中一定要控制食盐的摄入，摄入食盐过多可使高血压的发病率增高。另外还有油，有调查结果显示，城市平均每日使用 44 克油，农村使用 42 克油，使用的油量非常大，超出了指南规定的 25 ~ 30 克。摄入的油过多时，可使血脂增高。

第四层是豆类和奶。相对来说中国居民比较缺钙，指南要求每日补充相当于 300g 鲜奶的奶类及奶制品，可有效起到补钙的作用，同时还可摄入一定量的维生素 D，以防止钙流失。豆制品中含有大量的蛋白质及其他矿物质，因此每日对豆制品的补充也是必不可少的！

第三层是动物性食物，就是通常所说的鸡、鸭、鱼肉类。现在人们的生活条件越来越好，大鱼大肉也成了餐桌上常见的食物。不过，过多食用肉类也会对身体造成伤害，每天摄入的畜禽类以 40 ~ 75 克为最佳，鱼虾类也是 40 ~ 75 克，鸡蛋也属于动物性食物，每天吃 1 个（40 ~ 50g）为最好。

第二层是蔬菜水果类。蔬菜每日应摄入 300 ~ 500 克，并且要保证蔬菜的多样性，深色蔬菜要占一半以上，因为有色蔬菜所含的营养物质更多，比如青椒中含有丰富的维生素 C，胡萝卜中的胡萝卜素在体内可以转换成维生素 A。有色蔬菜中铁、钙等微量元素的含量也非常高，这些都是人体不可缺少的营养物质。水果建议每日摄入 200 ~ 350 克。有人会觉得吃了蔬菜就不用吃水果了，其实水果和蔬菜这两类食物是不能相互替换的。蔬菜中的维生素比较多，水果里面的有机酸比较多，都是人体中不可被替代的营养物质。

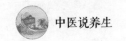

第一层，也就是底层，是五谷杂粮，每日应摄入 250 ～ 400 克。针对目前我国居民的饮食情况来看，精米、白面的占比越来越高，指南提出吃得要粗一些、杂一些，可以吃一些玉米面、小米、高粱米等杂粮，这样可提高膳食纤维及维生素 B 族的摄入量，使人体营养更加均衡。

所以，宝塔的五层基本展示了整个平衡膳食的结构，如果每个人都按照指南来安排一日三餐，长期坚持有助于保障身体健康。但是饮食也需要根据每个人的不同情况进行调整，每个人年龄不同、体质不同、生活习惯不同，饮食也应因人制宜。胃酸分泌偏多的人宜适当多食用碱性食物；属痰湿体质体胖的人应清淡，同时不宜食用油腻的食物；辛辣刺激的食物不宜多吃。

也许你还在抱怨没有时间去养生，也许你还在犹豫要不要开始养生，也许你还在感叹养生的烦琐复杂。其实，饮食养生就是一种不占用任何时间的养生之法，我们每天都要吃饭，只需要对每天的饮食进行合理搭配，就可以达到强身健体的效果。在吃饭中养生，何乐而不为呢？

第四节　劳逸养生

"劳"与"逸"就相当于"动"与"静"，两者是一种相互对立又相互协调的关系。劳逸对于养生都有重要的意义，但是任何事物都要有一个度，如果超过了限度反而会适得其反，因此人们在生活中既不能过劳，也不能过逸。孙思邈在《备急千金要方·道林养性》中说："养生之道，常欲小劳，但莫大疲及强所不能堪耳。"由此可见，劳逸适度才是适合人们的养生之道。

现代研究证明，合理的运动、劳作对人们的心脑血管、肌肉、精神等都有好处。适当的休息也是必不可少的，有利于消除疲劳，恢复体力。在劳逸养生中，"劳"不仅指体力劳动，还包括脑力劳动，科学用脑与合理运动一样重要。只有劳逸结合才能增强脏腑功能，促进气血运行，提高抵御外邪的能力，保持强大的生命力。

1. 劳逸失度的危害

过劳可使气血失调、脏腑功能紊乱。如果前一天从事了大强度的体力劳动而没有得到良好的休息，就会严重影响第二天的工作学习，长此以往就会出现头晕、乏力的症状。过度用脑也是一样的，记得自己在大学准备考研的几个月里，每天坚持早上 5 点起，晚上 11 点睡觉，除了中午吃饭的 1 个小时以外都在不停地看书、背书、做题，经常出现头昏脑涨的现象，偶尔还会伴随耳鸣，考上研究生后的一段时间里也是全身无力。正如《素问·宣明五气篇》所说，"五劳所伤，久视伤血，久卧伤气，久坐伤肉，久

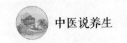

立伤骨，久行伤筋"，因此应重视劳逸结合。

过逸可使气机郁滞，同样对身体有害。我朋友的母亲身体一直还不错，后来被检查出患有骨质疏松症，医生告诉她不要剧烈运动，应注意多休息，从那以后，这位曾经非常勤快的老人变得终日卧床不起，除了吃饭就是躺在床上，也没有社交。家人们和医生都劝她要适当地进行活动，可是没有起到非常明显的效果。渐渐地几年过去了，老人的身体变得越来越虚弱，后来连饭也吃不下了。缺乏劳动和体育锻炼易引起气机不畅，脏腑经络运动都依赖于气机的升降出入，当气机运动失常时，正常的生命活动也会受到影响。因此，过逸不仅对身体健康无益，严重时还可能危及生命。

2. 养生中的"劳逸智慧"

《素问·上古天真论》说"不妄作劳"，又说"形劳而不倦"，就是指劳逸要适度。陶弘景在《养性延命录·教诫篇》中说"能从朝至暮，常有所为，使之不息乃快，但觉极当息，息复为之"，使劳与逸交替进行，从而达到适度。体力劳动和脑力劳动都是如此，这样才能获得劳逸养生的最佳效果。

（1）慎体劳

国外有一家保险公司对 1000 名过早亡故的体育运动员和 1000 名体育锻炼者进行了对比调查，发现体育运动员比普通体育锻炼者的平均寿命少 5 岁，这可能与体育运动员为了获得更好的成绩而过度提高运动强度，从而使机体过劳而造成伤害有关。运动时，躯体四肢不断地活动，筋骨肌肉不停地伸缩，虽然会消耗一定的精气津血，但运动可以舒筋活络，使气血通畅。当运动达到一定程度时，适当休息可解除疲劳，这样能提高人体的新陈代谢，使人具有更强的生命活力。但如果运动过度，休息不足，那么精气津血消耗过多，则难以进行补偿，长此以往，机体就会逐渐衰弱。这就是所谓的"劳则气耗"。

在进行劳作运动时，应保证轻重适宜。一般劳作运动多发生在工业及农业劳动者身上，因为劳作时间的选择性较低，更容易出现劳力过度，所以更应该安排好休息的时间，可以通过听音乐、读书等修养的方式来使自己的精力、体力、心理等得到充分的休息和恢复，更好地缓解疲劳。

进行劳作运动时，还要根据年龄和体质的不同灵活掌握运动与休息的时间。一般来说，青壮年气血旺盛，筋骨强健，可以进行较长时间的运动或者劳作，在休息之后也更容易恢复体能；老年人气血渐衰，筋骨渐弱，如果进行较长时间的运动和劳作，在休息之后也难以很好地恢复体能。

（2）防神劳

神劳是指思虑劳神过度，主要指脑力劳动过盛。在进行脑力劳动时，思想高度集中，心神活动积极，必然会消耗一定的精髓气血，但适当的脑力劳动可以活跃思维，提高智力，也可有效预防老年痴呆。当脑力劳动达到一定程度时，一定要进行适当的休息，这样可解除疲劳，使脑髓得到休养，更加有利于提高脑力。如果脑力劳动过度且休息不足，那么精髓气血消耗过多，脑髓难以补充，日久必会心神受损，出现智力下降。

脑力劳动从业者一般多为年轻白领，长期伏案工作，因此要"防神劳"，做到"动静结合"。古人讲"一张一弛，文武之道"，脑力劳动者也要进行一定的体育锻炼，使身体各部位得到充分有效的活动。南宋诗人陆游非常重视劳逸结合，他晚年居住于世外桃源之处，作诗、养花、闲庭信步，张弛有度。因此，建议脑力劳动者在工作之余可以进行美化居室的活动，在居室内种植一些花草，陶冶情操，有利于身心健康，延年益寿。

（3）勿过逸

过逸是指过度安逸。如果既不劳动，又不运动，容易使人体气血运行不畅，脾胃功能失调，甚至体胖臃肿，严重者可诱发心悸、气喘、汗出等，还可继发其他相关疾病。

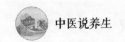

要注意把握休息方式的多样性，不要一成不变。休息包括动式休息和静式休息两种，其中，动式休息指的是人们通过进行散步、聊天、唱歌、下棋等人体自然活动的方式达到休息的目的；静式休息主要指的是睡眠。动式休息和静式休息都是养生的方式，因此最提倡的休息方式就是"动静结合"。

3. 房事中的劳逸

房事，古称"合阴阳"，现代称"性行为"。性行为是人类的本能，是人类正常的生理需求。性生活是夫妻生活中的调味剂，适度的性生活不仅有利于增进夫妻感情，还有利于夫妻双方的身心健康。以往我国的性教育及性保健宣导较少，近年来随着中西方文化的沟通，关于"性"的许多知识及基础保健方法逐渐被普及。在探索的过程中，我们发现其实古人对"性"已有深刻的研究。

古人认为"阴阳者，天地之道也"，房事也体现了阴阳之交合，男女之间的阴阳交合是人类繁衍的基础。《素女经》中亦谓"男女相成，犹天地相生也，天地得交会之道，故无终竟之限。人失交接之道，故有夭折之渐，能避渐伤之事而得阴阳之术"，由此可见，房事顺应其自然之道，房事养生也是养生延寿的重要养生方法。

无论是古代还是现代，都是反对"禁欲"的，可见房事之重要。正常的性生活可以使心情愉悦，疏散忧郁、苦闷和精神压力，预防疾病和不良行为。从生理上来讲，适当的性生活有助于体内各个脏腑生理功能的平衡，促进性激素的正常分泌，还具有延缓衰老的作用；从心理上来看，良好的性生活还可以增进夫妻和谐，促进家庭幸福。

4. 房事应有"度"

房事是男女生活的正常需要，既不可缺少，也不可以放纵，而要有所节制。历代医家均提倡房事要有度，适度的房事生活能够使人身心愉悦，使夫妻关系更加和谐。忽视房事有度，则会有损健康，引起疾病。《素问·上古天真论》中讲道"嗜欲不能劳其目，淫邪不能惑其心……所以能年皆度百岁而动作不衰者，以其德全不危也"，意思是不能纵欲，不能为了追求"性快感"而失去对性行为的节制。适度的性生活才可使气血调和，房事适度也是中医养生的基本观点之一。《金匮要略》谓"房室勿令竭乏……不遗形体有衰，病则无由入其腠理"，指出纵欲耗精是提前衰老及导致疾病易发的主要原因之一。由此可见，房事适度极为重要。现代医学研究表明，如果性生活过于频繁，会使人体免疫力下降，代谢减慢，易疲劳，严重时可影响正常的工作和生活。

历史上有不少皇帝都喜爱美女，甚至后世有人说古代皇帝的寿命较短，有一部分原因可能是因为妃子太多，房事频繁造成肾精衰弱而危害到健康。汉成帝刘骜，终年四十四岁，传说汉成帝对赵飞燕和赵合德两姐妹专宠达十年之久，整夜宿于未央宫，而过久的淫乐对汉成帝的身体造成了极大的伤害，后因突然中风，身体僵硬，口不能言，倒在了赵合德的怀里。一般认为，衡量房事是否适度一般以第二天是否精神饱满、身心愉快为标准，如果出现全身疲惫、腰酸背痛、精神不集中等症状，则说明房事过度。虽然房事是人类的正常生理需求之一，但是，还是要以保养肾精为重，适当满足性生理需要。

有相关研究表明，房事生活的频率与体质、年龄、情绪、环境等诸多内外因素均有关，并没有统一标准，因人而异。《备急千金要方·房中补益》认为："人年二十者，四日一泄；三十者，八日一泄；四十者，十六日一泄；五十者，二十一日一泄；六十者，闭精勿泄。若体力犹壮者，一月一泄。凡人气力自有强盛过人者，亦不可抑忍；久而不泄，致生痈疽。若年过六十，而有数旬不得交合，意中平平者，自可闭固也。"这段话主要是

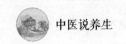

讲房事的频率与年龄及个人体质有关，青壮年肾精足，精气旺，四天行一次房事是比较合理的频率，既能够达到性生理需要，也不影响生活和工作。但是随着年龄的增长，人到中年以后肾精开始虚衰，当以节欲保精为主，房事频率要逐渐下降。身体素质较好的人可适当增加房事的频率。

5. 房事养生应随顺应自然规律

从中医学角度来讲，男为阳，女为阴，因此房事也被称为"合阴阳"，房事的频率应顺应自然界阳气的消长，这样才能起到真正的养生功效。

（1）春季房事养生

春天阳气上升，万物欣欣向荣。在这样的季节里，人也与自然界的万物一样，处于活力四射的状态，应充分释放自己的情感，使身心保持一种畅达的状态。在万物向生的春天，人们对于房事的欲望也会相对增强，因此在春季房事次数可以较冬季有所增加，在身体条件允许的情况下，也可不过于控制房事的频率，这样有利于人体各脏腑的代谢活动，使生命充满活力。

（2）夏季房事养生

夏季到处都是茂盛的景象，人们也应繁荣向上，展现自己生命力的强大，向外宣通发泄。因此，夏季可随其房事意愿，不过度约束性欲，人们应该保持心情愉快，使人体在阳气浮长之际，保持苗壮旺盛之势。但是当夏季进入酷暑时节，人体脏腑功能相对减弱，暑湿之气易进入人体，此时房事应适量减少。

（3）秋季房事养生

秋季天气转凉，落叶飘零，万物萧条，人们也容易产生悲秋的情绪，此刻应收敛精气，性生活也应加以收敛。控制性欲，减少性生活的频次，才可使体内的阳气不过多向外发泄。

（4）冬季房事养生

冬季万物休眠，阳气藏封。在冬季应严格控制性生活的次数，如果在冬季频繁进行性生活，容易导致气弱肾虚，影响身体健康。

房事养生，应将人们的生理特点与自然生命的规律相结合，采用正确的养生方式，以达到强身健体、提高生活质量，乃至延年益寿的养生目的。

第五章
养生五脏经络说

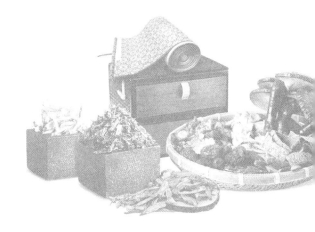

第一节　养脏腑

在中医学中，五脏指的是心、肝、脾、肺、肾，六腑指的是小肠、胆、胃、大肠、膀胱、三焦。"所谓五脏者，藏精气而不泻也，故满而不实。六腑者，传化物而不藏，故实而不能满也"，早在《黄帝内经》中就论述了五脏六腑的功能。五脏主要是化生和储藏精气，在其过程中产生的浊气都会被输入六腑，因此五脏有"满而不实"的特点；六腑的功能则是负责传递转化水谷，从食物进入胃开始，腑的传化作用就开始了，六腑之间相互配合，共同完成食物的消化与吸收。脏与腑相互依存又相互制约，共同维持着生命的运转。

养脏腑就要遵循阴阳之道。

阴阳学说是中医理论基础之一，自然界中的万事万物都遵循阴阳之道。人体的正常生命活动也依赖于阴阳平衡。阴阳失衡，百病则生。从脏腑来看，六腑为阳，五脏为阴。阴阳之间相互作用、相互制约，如果五脏六腑中有一方出现阴阳失衡，就会导致疾病的发生，如肾阴虚可出现手脚心发热、腰腿酸软、盗汗等症状。《素问·阴阳应象大论》说："阴阳者，天地之道也，万物之纲纪，变化之父母，生杀之本始，神明之府也，治病必求于本。"因此，无论是治疗疾病还是中医养生，最重要的就是调和阴阳，以达到五脏六腑的阴阳平衡。

养生就是养脏腑。

人为什么会生病？从西医学角度来看，主要是由于病原体入侵及人体功能受损；从中医学角度来看，则是因为脏腑气血阴阳失衡。各个脏腑各

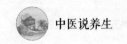

司其职才能使身体更加健康，想要使自己更年轻，使寿命更长，最主要的就是养好脏腑。在生活压力越来越大的现代社会，有多少人每天拖着疲惫的身躯在坚持着，本该按时好好休息的脏腑，被我们拖着一起工作，日积月累，脏腑就会出现问题，疾病就会随之而来。学会保养自己的脏腑，才能真正使身体达到最佳的健康状态。

一、生命之根——肾

《黄帝内经》说"肾者，作强之官，伎巧出焉"，意在说明肾脏的重要性。"作强之官"主要是说人类的力量大多数是从肾而来，只要肾气充足，力量就强。肾藏精气，为脏腑阴阳之本、生命之源，故称作"先天之本"。中医学称肾主水，是指肾有主管和调节人体水液代谢的功能，故又有"肾为水脏"之称。肾是人体生命之源，主管着从生长发育到衰老死亡的全过程。

1. 水火之宅——肾脏

肾脏，又被称为"水火之宅"，这里的水火主要指肾阴与肾阳。肾阴又叫"元阴""真阴"，是人体阴液的根本，对各脏腑组织起着濡润、滋养的作用。肾阳又叫"元阳""真阳"，是人体阳气的根本，对各脏腑组织起着温煦、生化的作用，肾中阴阳犹如水火一样内寄于肾。肾阴和肾阳在体内相互制约、相互依存，以维持人体生理上的动态平衡。如果肾内阴阳平衡被打破，身体就会出现问题。

（1）肾藏精，主生殖发育

人有三宝：精、气、神。只要精气神十足，人就不易生病，而"精"就藏在肾脏之中，可见肾脏之重要性。人们的工作学习等一切生命活动的能量都来源于精所化生的气。肾精在一个人的生长发育中扮演了重要的角色，当一个人在幼年的时候，肾精开始变得充足，生长发育迅速；七八岁时，肾精逐渐充盛，开始发生更换牙齿等生理活动；到了青壮年时期，精气处于强盛时期，身体强壮、筋骨结实；到了老年时期，精气开始衰弱，牙齿脱落，弯腰驼背。可见，肾精在人体的不同时期的不断变化中进行着协调平衡。因此，在每个时期都应注意养肾精，如果在青壮年时期精气亏损，就会出现未老先衰的现象。所以，养肾就是养命。

（2）肾生髓，健脑益智

在现代社会中，"早教"成了新兴发展的行业，每个家长都想让孩子从小就聪明富有智慧。在孩子生长发育的过程中，科学健脑十分重要。中医学认为，肾主骨生髓，其中"髓"包括"脑髓"和"骨髓"，顾名思义，骨髓是营养骨骼所用，脑髓则是为大脑提供营养。肾精充足，则脑力强健，思维敏捷。随着年龄的增长，人们的智力及记忆力也会出现减退，因此如果想要避免过早衰老，应尽早养肾。

2. 肾主水，掌管身体水液代谢

《素问·逆调论》言"肾者水脏，主津液"，津液主要指水液。《医宗必读·水肿胀满》说"肾水主五液"，又言"凡五气所化之液，悉属于肾"。中医学认为人体水液代谢主要与肺、脾、肾有关，其中肾脏尤为关键。肾主水液，主要是指肾中精气的气化功能对体内津液的输布、排泄及维持体内津液代谢的平衡起着极为重要的调节作用。肾脏具有"升清降浊"的功能，在食物经过脾胃等消化、吸收之后，经过一系列作用，最后到达肾脏，肾脏将水液中"清"的部分进一步蒸化，这就是"升清"，将浊的一部分通过尿液排至体外，这个过程就是"降浊"。

3. 肾主纳气，维持呼吸的正常运转

肾具有摄纳肺吸入的清气而调节呼吸的功能。《仁斋直指方论》说：

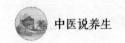

"肺出气也，肾纳气也。"中医学认为，人体的呼吸功能虽为肺所主，但吸入之气必须下纳于肾，即肾为气之根。正常的呼吸运动是由肺肾相互协调来完成的，只有肾气充足，肺脏才能气道通畅，呼吸均匀。肾主纳气，只有肾气充沛，才有助于呼吸功能的正常运转，才能使肺气通畅，呼吸均匀。

4. 肾脏与膀胱

说起肾脏，就离不开对于膀胱的探讨。中医学认为肾与膀胱互为表里，肾脏通过升清降浊将尿液排降至膀胱，而膀胱的主要作用就是储存尿液和将尿液排至体外。膀胱与肾脏经脉相连，如果肾脏出现肾气不足等问题，膀胱的排尿功能也会受到影响。

5. 如何判断自己的肾脏是否健康

（1）精神好，有活力

肾藏精，当肾精充足的时候，才能为人们提供生命活动所需的"气"。

（2）听觉灵敏

听觉功能与肾气的盛衰密切相关，肾好听力就好。肾开窍于耳，肾精充沛，则听觉灵敏。衰老后出现的听力渐退，通过补肾益肾，能获得一定的好转。

（3）腰部活动有力

肾脏的位置在腰部的脊柱两侧，所以当肾脏出问题时，大多数人们会有腰痛的感觉。

（4）尿量正常，尿液清澈泡沫少

尿液，是通过肾脏排泄滤过产生的排泄物的物质，健康人每天排尿4～6次，尿量800～2000毫升，如果排尿次数和尿量过多或过少，就要注意了。正常的尿液呈透明微黄色，若小便泡沫突然变多且长时间不消失，说明尿液中含有的蛋白质较多。若尿液颜色异常，例如呈浓茶色、酱油色或混浊如淘米水时，都应引起重视。出现上述情况是一定要及时就医。

（5）气色佳、皮肤好

肾好，才能青春常驻，延缓衰老。肾不好，人容易显得苍老，皮肤会变得晦暗，肤色也会发生变化，眼眶发黑，眼袋也会变得明显。

（6）头发乌黑

肾藏精，其华在发，发的营养来源于血，但其生机根本还在于肾，肾不好，头发会早发白、失去光泽，甚至出现脱发。

（7）骨骼强壮

人体的骨骼靠骨髓来充养，骨髓又是靠肾中精气来化生，所以肾主骨生髓。肾中精气充盛，则骨髓充盈，骨骼充实健壮；肾精不足，骨髓空虚，则会引起骨骼发育不良，甚至出现牙齿松动等情况。

（8）记忆力好

肾生髓，脑髓可以很好地供养大脑，肾不好可能会出现经常忘事、反应迟钝等现象，到一定年龄之后，也会增加老年痴呆的患病风险。

（9）唾液正常，没有流口水、口干的症状

唾液是人体津液的一部分，为肾精所化生，被誉为神水、甘露，可以以舌抵上腭，让舌下唾液缓缓泌出，将口中津液咽下后能补养肾精，达到抗衰老的目的。

6. 冬养肾，藏阳气

在季节养生部分曾讲到，五脏对应五季，冬养肾是顺应自然界发展规律的方法。《素问·四气调神大论》说："冬三月，此谓闭藏，水冰地坼，无扰乎阳，早卧晚起，必待日光，使志若伏若匿，若有私意，若已有得，去寒就温，无泄皮肤，使气亟夺，此冬气之应，养藏之道也。逆之则伤肾，春为痿厥，奉生者少。"冬季是万物休眠的季节，养生的基本原则就是令阳气闭藏，这时候人体的代谢能力下降，想要保持生命的动力，就要靠"肾

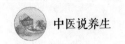

脏"来发挥作用，因此冬季不可伤肾。

冬季养肾有三招。

（1）早卧晚起，适度运动

《黄帝内经》中提到，"早卧晚起，必待日光"，冬季应早睡晚起，起床、外出活动最好在太阳出来之后进行。运动锻炼时不宜过度，同时运动不宜出汗太过，以免损伤阳气，伤害肾精，违逆冬"藏"的养生要求。

（2）睡前泡脚，防寒护肾

老人们常说寒从脚底起，足是人体肾、脾、肝三阴经与膀胱、胃、胆三阳经的交会处，所以每晚坚持用热水泡脚，有助于促进全身气血运行，增强人体抵抗力。

（3）注意保暖，多晒太阳

冬季保暖、多晒太阳有助于阳气的收存，切记不可洗冷水澡，以免损害阳气。但冬季可适当使用冷水洗脸，促进面部血液循环，增强身体的抗寒能力。

7. 情志养肾

在生活中，人们在形容惊恐时常会说"吓得尿了裤子"。从七情与脏腑的对应关系来看，恐伤肾，肾主二便。《素问·举痛论》曰"恐则气下""惊则气乱"，指惊恐的刺激可使人体的气机紊乱。因此长期或者突然意外的恐惧可以导致肾气受损，出现小便失禁。

曾在一本书中看到这样一个故事：一妇人因夜宿客栈时遇盗贼放火抢劫而受惊过度从床上摔下来，自此以后每听到一点声响便会晕倒，各种治疗均不见效。名医张子和认为此妇人是因惊恐所伤，于是叫两个人抓住她的两只手按在高椅上，面前放一个小茶几，说："夫人请看这里。"说完便用木块猛击小茶几，妇人大惊。张子和忙解释："我用木块击茶几，有什么可惊慌的呢？"待她稍平静后，又击一次，这时引起的惊恐就轻缓许多了，于是又连续击了三五次。后来改为用木杖击门，并进一步叫人在她背后击窗户。慢慢地，妇人逐渐安静下来，于是张子和叫人晚上去敲击她的窗户，妇人也逐渐习惯，不再晕倒。自此以后，妇人即使听到打雷也不再惊惧。

惊恐伤肾，致使精气不能上输，则心失于濡养，就会出现心神不安、夜不能寐等症状。因此，在生活中不可突然惊吓他人，也要尽量避免自己受到惊吓。若不小心受到惊吓，过后也应快速调节自己的情绪状态，以免肾脏受到损伤。

8. 养肾食物黑为主

从五色与五脏的对应来看，黑色对应肾脏，黑色的食物最养肾。早在《本草纲目》中就有黑色食物养护肾脏的记载，下面我们就来看看有哪些常见的养肾食物。

（1）黑米——黑米养生粥

有的地方称黑米为"黑珍珠"，传说一位美丽的公主第一次见到进贡的黑米就狂喜不已，也不舍得吃，最后命人将黑米一粒一粒地串起来挂在脖子上，一闪一闪的，就像珍珠一样。黑米具有滋阴补肾，开胃益中的作用。

材料：黑米半小碗，红豆是黑米的一半，莲子 10 颗，龙牙百合 10 片，红枣 6 个，冰糖适量。

做法：将所有材料洗净（除冰糖外），浸泡（除红枣外）半天。放砂锅内加水大火煮开，转小火煮 1 个小时左右，关火静置 15 分钟，加入适量冰糖即成。

（2）黑枣——黑枣酒

黑枣有"营养仓库"之称，性温，味甘，有补中益气、补肾养胃补血的功能，含有蛋白质、糖类、有机酸、维生素和磷、钙、铁等营养成分。女性在非月经期多食用黑枣，不仅可以补充经期流失的营养，还可以起到补气养肾的作用。

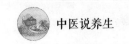

材料：黑枣 200 克，白酒 500mL，冰糖 20 克。

做法：黑枣洗净晾干，放入容器内。加入冰糖，倒入备好的白酒。盖上密封盖，放阴凉处，一周左右后就可以打开喝了，也可以泡一两个月，这时酒液就会有点黏稠，非常醇厚。

（3）黑豆——黑豆乌鸡汤

单从形状上看，黑豆的外形就与肾脏极其相似。黑豆曾被古人誉为"肾之谷"，味甘，性平，不仅形状像肾，还有补肾强身、活血利水、祛风解毒的功效，特别适合肾虚患者食用。黑豆还含有核黄素、黑色素，在防老抗衰、美容养颜、增强活力等方面有帮助。

材料：黑豆 150 克，乌鸡 1 只，红枣 10 枚，生姜 5 克。

做法：将乌鸡去除内脏，洗净备用。将黑豆放入铁锅中干炒至豆衣裂开，再用清水洗净，晾干备用。将红枣、生姜分别洗净，红枣去核，生姜刮皮切片，备用。往锅中加适量清水，用猛火烧沸，放入黑豆、乌鸡、红枣和生姜，改用中火继续煲约 3 小时，加入精盐适量，盛出即成。

（4）黑芝麻——黑芝麻核桃仁糖

黑芝麻也是补肾的佳品。黑芝麻性平，味甘，有补肝肾、润五脏的作用，对因肝肾精血不足引起的眩晕、白发、脱发、腰膝酸软、肠燥便秘等有较好的食疗保健作用。

材料：核桃仁 250 克，黑芝麻 250 克，红糖 500 克。

做法：将黑芝麻、核桃仁炒香备用。起锅烧水，将红糖加入后煮沸，再用文火煎熬至黏稠状，然后加入核桃仁和黑芝麻，搅拌均匀。在瓷盘涂上一层薄薄的食用油，把搅拌好的成料倒入盘中摊平，放凉后切成小块，装瓶，每次吃 3 块，每日早晚各吃 1 次。

（5）板栗——板栗炖鸡

栗子被称为"人参果"，因为它对人体的滋补作用可与人参、黄芪、当归等媲美，故又被称为"肾之果"。栗子味甘性温，无毒，入脾、胃、肾三经，其药用价值很高，南朝梁陶弘景说其能"益气，厚肠胃，补肾气"。板栗能补脾健肾、补肾强筋，可缓解肾虚所致的腰酸膝软、腰肢不遂、小便频数等症。

材料：整鸡 1 只，生姜 5 克，枸杞子 10 克，板栗 15 ～ 20 粒。

做法：将整鸡剁成寸块，选有骨肉 100 克，在开水中焯一下，放入汤锅内。把枸杞子、板栗、生姜依次放入锅中，倒入高汤适量，大火烧开后，文火再煲 1 小时。出锅前，调入精盐、味精、鸡精，即可食用。

9. 健肾养肾，经络穴位最重要

中医学认为，人的五脏六腑对应着十二条经络，肾脏与肾经相对应，通过肾经来养肾，是最科学且有效的养生方法。肾经当令的时间是酉时，也就是 17 ～ 19 点，肾在酉时进入贮藏精气的阶段。此时不宜有过大的运动量，也不宜大量喝水，以免给肾增加过多的负担。可通过按摩穴位来进行肾脏的养护。

（1）涌泉穴——长寿穴之一

涌泉穴是人体足底穴位，在全身腧穴的最下方，乃肾经首穴，是人体的长寿穴之一。《黄帝内经》说"肾出于涌泉，涌泉者，足心也"，肾经之气犹如源泉之水，起源于足下，涌出灌溉周身四肢各处。所以，涌泉穴对于肾脏的保健作用十分重要。

位置：在脚底前部凹陷处，在第 2、3 趾缝纹头端与足跟连线的前 1/3 处，卷足心时，可看出脚底肌肉形成"人"字纹路，涌泉穴就在这个"人"字纹路的顶点处。

功能：搓揉涌泉，可以温补肾经、益精填髓，预防腰酸腿软、下肢浮肿、小儿惊风及头痛失眠等。

按摩方法：用拇指的指腹垂直按压足心涌泉穴，也可以用食指操作，把食指屈曲，用指间关节点按涌泉穴，按下片刻后再提起，一按一放，反

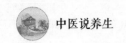

复进行，以局部有酸胀感为宜，每次3分钟，每天1次。

（2）太溪穴——滋阴养肾补元气

太溪穴是肾经原穴。"原"指的是本源，"太溪"指的是肾经水液在此位置形成一股较大的溪水。太溪穴是肾脏元气居住的地方，太溪穴能够激发、调动身体的原动力，并储藏到涌泉穴，为健康打牢根基。

位置：取穴时，平放足底或仰卧的姿势，太溪穴位于足内侧，内踝尖与足跟骨筋腱之间的凹陷处。

功能：按摩太溪穴既可以补肾阴，又可以补肾阳，具有滋肾阴、补肾气、壮肾阳的作用，对于腰痛、下肢不利等疾病皆有效。

按摩方法：将四指放在脚背上，拇指弯曲，从上往下刮按左右脚上的穴位，按揉时一定要有痛感，每天早晚按1～3分钟。不宜灸太溪穴，因为热性刺激容易伤阴。

（3）肾俞穴——肾之大穴

肾俞穴是足太阳膀胱经的穴位，是人体肾气灌注的大穴。肾指肾脏，俞是输出、通过的意思，肾俞的意思就是肾的水气都会从这个穴位处经过。经常按摩肾俞穴，可以起到一定的温补肾阳的作用。

位置：肾俞穴位于人体的腰部，在第2腰椎棘突下，左右约二指宽处。

功能：可增强肾的功能，对于精力减退、畏寒怕冷有一定的作用，按揉肾俞穴也可治疗腰膝酸软。在突发心绞痛时，用右手拇指按揉疼痛侧肾俞穴可辅助止痛。

按摩方法：在对肾俞穴进行按摩前，先将掌心搓热，按揉时以局部出现酸胀感为佳，大约按摩3分钟后就会发现肾俞穴处有发热的感觉。可每日临睡前坐在床上或在日常散步时用双手摩擦双侧肾俞穴，每次5～10分钟。

（4）关元穴——元气亏损的救星

人的各项生命活动都依赖于我们体内的元气，而元气就藏于我们的肾脏之中。古人称关元穴为人身元阴元阳交关之处。关元穴具有补气培元、补益下焦的作用，因此元气亏损者均可按揉关元穴。

位置：位于在脐下 3 寸，下腹部前正中线上，从肚脐到耻骨联合上方画一线，将此线五等分，从肚脐往下 3/5 处，便是此穴。

功能：有补气固本壮阳的作用，可以治疗男子阳痿早泄、女子带下、小儿遗尿、腹泻等多种疾病。长期按摩关元穴，还可以有效防治尿路感染、脱肛、中风、肾炎、尿道炎、肠炎、小儿消化不良等疾病。

按摩方法：可使用震颤法或按揉法。震颤法是将双手交叉重叠放置于关元穴，稍加压力，然后双手快速、小幅度地震动。要避免过度用力，局部稍有酸胀感即可。每日按摩 1 ～ 2 次，每次 5 分钟左右。

（5）复溜穴——肾脏保健要穴

复溜穴是肾脏的保健要穴。复溜，顾名思义就是要让停留下来的水液又重新流动起来。身体凡是有水肿的地方都可以通过复溜来治疗，因为水肿就是水液停滞不流引起的，而刺激复溜能让水液重新运行起来。

位置：小腿内侧，内踝尖直上 2 寸，跟腱的前方。

功能：可治疗水液代谢失调，经常按摩可补肾滋阴、利水消肿，改善肾脏功能，并缓解肾脏功能失调所产生的各种症状，还能缓解自汗、盗汗的症状。

按摩方法：用拇指指腹按压复溜穴，按而揉之，以局部产生酸、胀、痛感为佳，再屈伸踝关节，加强指压的感觉，然后用揉法放松。左右两侧交替进行，每次 10 ～ 15 分钟，每日 2 ～ 3 次。

10. 生活中的养肾小习惯

（1）保护好双脚

注意足部保暖是养肾最重要的方法之一，因为肾经起源于足部，而足底是最容易受到寒邪侵袭的地方。特别在冬季时要注意足部保暖，不可穿

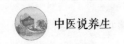

过于单薄的鞋子，也不要赤脚在潮湿冰凉的地方行走。可在每晚用热水泡脚，促进全身气血运行，泡脚后可进行足部穴位按摩，比如涌泉穴，可有效保护肾脏。

（2）不要憋尿

现代人生活节奏较快，当人们全身心投入工作中时，很容易有憋尿的现象。膀胱就像是一个容器，有一定的容量，当尿液量达到一定程度时就会产生排尿反射，此时应及时将小便排出。小便本就是肾脏经过升清降浊之后的产物，如果经常憋尿，积存的小便就会侵害肾脏。

（3）保持大便通畅

大便秘结责之于大肠传导功能失调，但究其根源多是由肾虚所致。因为肾开窍于二阴，主二便，大便的传导也需要通过肾气的推动和滋养才能正常发挥作用。因此，应清淡饮食，多食用富含纤维素的食物，防止便秘。

（4）避免房事过度

自古就有"若入房过度，汗出浴水，则伤肾"的说法，房事伤肾主要是因为失精过多，因此节欲保精是强肾的重要方法之一。在生活中应适度合理安排性生活，减少体力消耗，保精养神。

（5）饮食有方

有利于肾脏的饮食宜选择高蛋白、高维生素、低脂肪、低胆固醇、低盐的食物，如瘦肉、鱼类、豆制品、蘑菇、水果、板栗、山药、冬瓜、黑豆等。

（6）慎用药物

很多药物都具有肾毒性，对肾脏有一定的伤害，比如巴比妥类、新霉素、链霉素等，都可造成肾功能损伤。因此，一定要根据医生的指导，正确合理地用药。

（7）保证规律充足的睡眠

充足规律的睡眠对肾精的养护起着重要的作用，长期睡眠不足易损害肾脏功能。据有关调查显示，大多数肾功能衰竭的患者有熬夜、过度疲劳的情况。因此，养成早睡的习惯、保证充足的睡眠十分重要。

（8）保持积极的好心态

好的心情是健康的首要条件。平时应该加强自己的心态修养，养成有规律的生活起居习惯，防止过度劳累，保持一颗平常心，对待任何事情都不可操之过急。

（9）补肾之药不可乱吃

药店里有各种各样的补肾中成药，比如六味地黄丸、金匮肾气丸、右归丸等，每一种药物对应的病证是不同的，虽然都适用于肾虚之证，但是肾虚也分肾阴虚、肾阳虚。如需要健肾补肾，应辨清自己的体质，在医生的专业指导下服用药物。

11. 被忽略的养肾小运动

（1）通过呼吸来按摩肾脏

通过呼吸时腹压的变化可以挤压按摩肾脏，取坐位，吸气之后用力憋气 3～5 秒，同时收缩腹肌增加腹部压力，使肾脏受到有节奏的冲击，如此反复有节奏地进行锻炼，可增强肾脏的功能。

（2）按摩腰部

先将双手搓热，然后放置于腰部两侧进行按摩，至感受到热感为止，每天 3 次，每次 200 下左右，可加快肾脏的血液循环。

（3）热敷腰部

每天晚上将热水袋垫于腰部之下，水温不宜过高。注意在热水袋外包一条毛巾，以免烫伤。保持 30 分钟左右，使腰部有温热感，这样可使腰部肌肉松弛，增加肾血流量，温养肾脏。

（4）走猫步

猫步是近年来流行的一种舞蹈方式。猫步，顾名思义就是猫走路的方

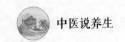

式，特点是双脚脚掌呈"1"字形走在一条线上。先迈左脚，脚尖先着地之后脚跟随之轻轻落下，左脚落定之后，将身体重心前移，换右脚做相同的动作。走猫步可以间接对会阴穴起到按摩的作用，有助于打通肾经，维护肾脏健康。要注意姿势的标准，否则可能会对身体造成损害。

（5）每天踮脚 10 分钟

经常踮脚有利于保护肾经，使肾经通畅，气血流动顺畅，缓解脚跟疼痛。

（6）打太极

太极拳是我国的传统运动，遵循阴阳之道。太极拳不仅要求四肢和躯干协调、动作刚柔并济、呼吸有节律，而且要求精神要高度集中，排除杂念，有利于减轻压力。每天练习太极拳 20 分钟，可起到补肾的效果。

（7）摩耳

肾主藏精，开窍于耳，故按摩耳部穴位有治疗肾脏疾病的作用。用两手把耳朵由后向前扫，这时会听到"嚓嚓"的声音。每次 20 下，每日数次。长期坚持，可起到强肾健身的作用。也可两手掌心摩擦发热后，先向后按摩耳朵正面，再向前按摩背面，反复按摩 5～6 次。此法可疏通经络，对肾脏及全身其他脏腑均有保健作用。

（8）搓手脚心

中医学认为，脚部的穴位是人体浊气下降之处，经常按摩对强身健体、益精补肾大有裨益。因此，每天搓搓手脚心，对于肾虚轻证的患者有一定的补益作用。

（9）吞津养肾

这里的"津"就是指唾液、口水，吞咽口水是强肾健脾的重要养生途径。古时将其称为"咽津"，亦称"赤龙搅海""胎食"。坚持正确地吞咽口水，对牙齿、皮肤、头发等与肾脏功能相关的外在表现有很大的改善作用。

二、生命之源——脾胃

脾胃问题是我国较为重要的健康问题之一。曾经有一次在亲戚的婚礼上遇见一位化妆师，奇怪的是，大家都在高兴地吃菜，她却坐在桌边小口地喝着小米粥。我疑惑地问她是什么原因，她笑了笑，捂着肚子说："干我们这行的，吃饭没有准时过，以前早上四五点就起床工作，也没正儿八经吃过早餐，时间长了就落下了胃病，还做了手术，从那以后我几乎没吃过大鱼大肉。"很多年轻人会觉得自己身体很好，不会有什么大的问题，往往到了疾病发生时才会意识到健康的重要性。

中医学讲"百病皆由脾胃衰而生"，脾胃在我们的生命中扮演着重要的角色。这是为什么呢？其实，脾胃主要的功能就是为我们提供身体所需的能量。胃的主要功能是受纳，食物进入后胃会进行加工处理，然后将其中的营养物质输送到脾，脾来负责输布和吸收。只有脾胃相互配合，才能更好地为精、气、血、津液提供足够的养分，使人体维持正常的生命运转。因此，脾胃为后天之本，是人生存下去的根本。

1. 胃主受纳，脾主运化

脾与胃相表里。脾主运化，饮食入胃，经过胃的腐熟后，由脾来消化吸收，将其精微部分通过经络上输于肺，下输于膀胱。脾还有运化水液的作用，水液入胃，也是通过脾的运化功能而输布至全身的。若脾运化水谷精微的功能失常，则气血化源不足，易出现消瘦、四肢倦怠、腹胀便溏，甚至引起气血衰弱等。若脾运化水液的功能失常，湿聚成饮，湿聚生痰，可导致水液潴留引起水肿等。胃主受纳，脾主运化，脾胃功能在人体的日常调养中起到非常重要的作用。因饮食水谷主要依靠脾胃的作用才能转化为人体可以加以利用的营养物质，所以我们的饮食必须要营养均衡，只有

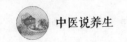

饮食调和，脾胃消化吸收功能正常，身体才能健壮。

2. 忧思伤脾

情绪对于脾胃的影响也不可小觑。五志对应五脏，思对应脾。当人思虑过度时，脾胃必定会受到影响。思是人体意识思维活动的一种状态，中医学认为，思与脾的关系非常密切，如果过多地花费心思去进行沉思，就会增强身体的疲惫感，长此以往就会导致脾胃失调，食欲下降，严重者可出现食欲不振、头晕目眩等情况。

在日常生活中，不要做一个忧思过度的人，要时刻保持乐观积极的情绪，不仅要做到生活习惯规律，更要学会做自己情绪的管控者，只有心胸开阔地面对每一天，才能有一个更佳的生活状态。

3. 脾胃发送给我们的信号

其实，脾胃会告诉我们它不好了。每一个脏腑都像一个孩子一样，当它们生气、不舒服时就会发送给我们一些信号。那么我们应该怎样识别这些信号呢？

（1）牙龈肿痛

当出现牙龈肿痛时，很多人都不会联想到脾胃，事实上，它与脾胃大有关系。脾胃主管消化和吸收，长期熬夜、加班工作、饮食不规律等不健康的生活习惯伤害到了脾胃的正常运行，而胃经经过下牙龈，因此会出现牙龈肿痛等症状。

（2）口臭

食物从口腔经过食管一路奔波至胃，所以当脾胃出现问题时，也会向上反应至口腔，比如有些人起床时会有明显的口臭，严重时还会出现恶心、反胃等现象。脾胃的消化功能出现问题，就像食物长时间不处理会腐化一样，势必会影响身体其他脏器对营养物质的吸收和转化，五脏六腑功能紊乱，必然会导致吸收不好，吸收出现问题时，首先表现出来的往往就是口臭。

（3）饭后肚子胀

饭后肚子胀是脾胃不和的表现。在日常生活中，不少人在饭后经常会出现腹胀的情况，通常还会伴有食欲减退、频繁打嗝等症状。出现这种情况主要是由于脾胃不和，对食物的消化、吸收、转化、利用的能力下降。如果饭后肚子胀且伴有腹泻，很大可能是胃肠虚弱的表现。

（4）嘴唇无光泽

嘴唇是否有光泽与"脾"密切相关，如果一个人脾气充盛，则口唇红润有光泽、肌肤弹性良好；反之如果脾气亏虚，则口唇淡白无光泽，甚至会出现脱皮。脾气亏虚的人可以提前到 11 点前吃午饭，因为此时脾气最旺，对食物的吸收、转运能力最强，而脾气相对较弱的时间是 19 ～ 23 时，此时应避免大量进食。

（5）便秘或者腹泻

大便情况是脾胃健康与否最直观的反应之一。胃热者，食物残渣下行缓慢，水分易流失，当缓行至大肠时已经变干，从而导致便秘；如果脾胃虚寒，就会导致大便不成形，出现腹泻的情况。

（6）鼻翼发红

脾胃的经脉是与鼻子相连的，如果一个人鼻翼发红，常常说明脾胃有热。相反，如果鼻头是淡白色的且偶尔伴有腹痛，常常意味着脾胃虚弱，还可伴有鼻腔干燥、嗅觉不灵敏、流清水鼻涕等。

（7）睡觉流口水

《黄帝内经》中指出"脾主涎"，这个"涎"是脾之水、脾之气的外在表现。当脾气充足时，涎液才能正常传输，帮助我们进行吞咽和消化，且不会溢出口腔。如果脾气虚弱，就会出现不自觉地流口水的表现。

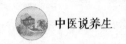

（8）手脚冰凉

手脚冰凉是脾胃虚寒的信号。很多女性朋友到了冬天脚都会冰冰凉，穿再厚的袜子、棉鞋还是会感到一丝凉意。其实，这都是脾胃虚寒惹的祸。脾胃虚寒可导致血液循环不畅，所以会使得手脚冰凉。

（9）眼睛红肿、眼袋过大

很多人总是早上起床的时候眼睛肿，还伴有很明显的眼袋。其实，眼睛容易红肿、眼袋过大是脾虚的信号，是我们的眼睛在提醒我们要开始关注脾胃的健康了。脾胃不好容易引起气血不足，进而影响到肝，出现眼睛容易疲劳、看不清东西等情况。

（10）面色暗黄

面色暗黄是脾气不足的前兆。虽然肺主皮毛，但是面色暗黄与脾胃也有分不开的关系。脾气不足的人除了面色暗黄外，还常常会觉得身体非常疲倦，总是觉得口渴，尿少而黄。

4. 穴位按摩——脾胃的福星

说起中医养生，就一定少不了穴位按摩。穴位按摩就像是身体各个脏腑的一剂保养秘方，对于脾胃养生来说，穴位按摩也自然是不可缺少的方法之一。通过穴位按摩不仅可以防病养胃，还可缓解因为脾胃失和而已经引起的相关症状。

（1）三阴交穴——排毒排湿

三阴交穴是足太阴脾经、足厥阴肝经、足少阴肾经三经的交会点，更是脾经的大补穴。三条足阴经中的气血物质都在三阴交穴交会。肝藏血、脾统血、肾藏精，可以说三阴交穴是我们身体最宝贵的穴位之一，正确地进行按摩并长期坚持对身体非常有好处。

位置：在小腿内侧，足内踝尖上 3 寸，胫骨内侧缘后方。

功能：坚持按摩三阴交穴能够把我们身体里面的湿气、浊气排出去，可调理脾胃虚弱引起的消化不良等。还可以畅通气血，帮助女性调理月经，保养子宫和卵巢。

按摩方法：用中指或者拇指的指腹按压，一压一放为一下，每次100下，每天3次。也可以握拳有节奏地进行叩击。

（2）天枢穴——增强胃动力

"枢"，有"枢纽"之意。《素问·六微旨大论》载："天枢之上，天气主之；天枢之下，地气主之。"天枢穴是一个升清降浊的地方，营养物质在这里被吸收了，糟粕的东西则在此处向大肠排去。天枢穴是调理脾胃的好帮手，为胃经要穴，同时也是大肠之募穴，是阳明脉气所发之处，具有健脾和胃、通调肠腑的功效。

位置：取仰卧或者正坐位，双手手背向外，拇指与小指弯曲，中间三指并拢，以食指指腹贴于肚脐，无名指所在的位置就是天枢穴。

功能：按摩天枢穴可以促进肠胃蠕动、增强胃动力，长期坚持还能治疗便秘、腹胀等。按揉天枢穴还能起到一定的减肥作用。

按摩方法：将拇指指腹按在穴位上并轻轻地旋转，以产生酸胀感为佳。

（3）足三里穴——消化不良的克星

足三里穴是足阳明胃经的主要穴位之一，被称为"消化不良的克星"。"三里"指的是理上、理中、理下。胃在肚腹的上部，胃胀、胃脘疼痛的时候就要"理上"，腹部正中出现不适时就需要"理中"，小腹出现问题就要"理下"。

位置：在小腿外侧，犊鼻下3寸，犊鼻与解溪连线上。取穴时，保持正坐，屈膝90°，手心对髌骨，手指向下，无名指指端下方与中指平行处就是足三里穴。

功能：足三里穴可有效调理胃腹闷胀、吐酸、呕吐、腹泻、便秘等，长期按摩足三里穴还能调节机体免疫力，增强抗病能力。

按摩方法：用中指的指腹垂直用力按压穴位，有酸、痛、胀、麻的感

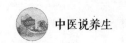

觉时就说明按压已经开始起作用，每天早晚各按揉一次，每次3分钟即可。

（4）冲阳穴——胃经气血之源

冲阳穴是足阳明胃经的原穴，是胃经气血的重要来源。"冲"，指穴内物质运动之状；"阳"，指阳气。该穴名意指本穴的地部经水气化冲行天部。

位置：位于足背最高处，第2跖骨基底部与中间楔状骨关节处，可触及足背动脉。

功效：可治疗与胃腑相关的多种病证，包括腹胀、胃痛等，有健脾化湿、和胃宁神的作用。

按摩方法：可用拇指按揉冲阳穴，每次3～5分钟，每天3次为佳。

（5）内庭穴——除内热，治口臭

《灵枢·本输》在谈及内庭穴时说："内庭，次指外间也，为荥。"内庭穴是足阳明胃经的荥穴，"荥"有泉水已成小流的意思，所以内庭穴具有清胃泻火、理气止痛的功效，也是热证的克星。

位置：内庭穴在脚背上，第2、3跖骨结合部前方凹陷处。

功效：对于消化不良、口臭、上火均有治疗效果，通过按摩内庭穴还可治疗胃火引起的痤疮。

按摩方法：以一侧拇指指腹按住内庭穴，轻轻揉动，以有酸胀感为宜，每侧1分钟，共2分钟。

5. 养脾胃应从食材着手

脾胃主要的作用是消化、吸收，为人体输送营养物质，以供养人们身体所需的能量，俗话说"病从口入"，不同的食物对于脾胃的影响也不同，比如小米是有利于脾胃健康的，而辣条等就会对脾胃造成很大的影响。脾胃就像身体的加油站，加好油还是加坏油，全看我们自己了。下面我们一起来了解一下养脾胃的食物有哪些：

（1）小米——"养胃之王"——红枣小米粥

沁州黄小米曾是皇族贡品，相传300年前兵荒马乱，民不聊生。在一个古庙中，几位和尚开发贫瘠的土地，种上"糙谷"，没想到经过几年的种植，糙谷变得颜色米黄，颗粒圆润，晶莹明亮，吃来软绵喷香。后来被一位官员发现，带回皇宫献给皇帝，皇帝一尝便赞不绝口。其实，小米中含有丰富的维生素，入肾、脾、胃经，有利于和中益肾、除热解毒。《本草纲目》中记载小米"治反胃热痢，煮粥食，益丹田，补虚损，开肠胃"，由此可见小米之珍贵。

材料：小米、红枣、冰糖适量。

做法：红枣去核，洗净，切丁。小米用清水泡发，小米中有时会含有细小的沙粒，要仔细挑选干净。将小米倒入砂锅中，加入清水，加入红枣丁，大火烧开后转小火。中途搅拌一下，以免粘锅，然后放入冰糖，一般小火煮20分钟后即可食用。

（2）山楂——增食欲促消化——山楂糯米粥

生活中，我们经常会在大街小巷看到卖糖葫芦的店铺，而糖葫芦主要以山楂为食材。山楂含有多种维生素、蛋白质及矿物质，常吃山楂可增加胃酸的分泌，促进胃蠕动，帮助食物消化，减轻肠胃负担。

材料：山楂、糯米（或大米）、冰糖适量。

做法：山楂洗净后，备用。糯米洗净，用冷水浸泡2个小时后沥干水分。锅中倒入12杯清水，大火煮开后倒入山楂，煮15分钟后捞出山楂，倒入糯米，继续用中小火煮1小时，最后加入冰糖调味即成。

（3）土豆——增强胃动力——土豆炖牛肉

土豆，又称"马铃薯"，是生活中较为常见的食物之一，我国各地均有栽培。土豆中不仅含有大量的淀粉，还含有多种维生素。据相关研究表明，土豆可促进胃对食物的消化，还可保护胃黏膜，具有健脾和胃、益气和中的功效。

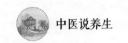

材料：牛肉、土豆、姜片、葱、干辣椒、红酒适量。

做法：土豆洗净，去皮切块备用。姜切片，葱切碎。将牛肉切成方块，锅中烧水，水开后放入切好的牛肉煮至变色，捞出沥干，炒锅中加食用油至五分热，放入姜片爆香，再放入牛肉块翻炒至牛肉变色，同时烹入生抽、少许红酒提味，再加入足量开水（没过牛肉即可），放入干辣椒，烧开。牛肉连同汤汁一起倒入炖锅，炖1小时左右至牛肉酥烂后放入土豆块，加盖，小火再炖30分钟至土豆变软，转大火收汁，调入盐和鸡精，撒上葱花装饰即成。

（4）莲藕——"灵根"之物——清炒莲藕

在南北朝时期，藕的种植就已相当普遍。中医学认为，莲藕性寒，甘凉入胃，有清除烦热、止吐等功效。李时珍在《本草纲目》中曾这样赞美莲藕："夫藕生于卑污，而洁白自若。质柔而穿坚，居下而有节。孔窍玲珑，丝纶内隐。生于嫩蒻，而发为茎、叶、花、实，又复生芽，以续生生之脉。四时可食，令人心欢，可谓灵根矣。"生莲藕的消瘀作用较好，但是煮熟的莲藕性偏温，有滋阴养胃、健脾益气的功效。

材料：莲藕、芹菜、蒜、姜适量。

做法：莲藕去皮，洗净切片，在热水中稍过一遍。芹菜洗净切段备用。姜、蒜洗净切碎。开锅（尽量不用铁锅，以免导致莲藕发黑）下油，爆香蒜末和姜末，倒入藕片和芹菜翻炒片刻，加入少许蚝油继续翻炒，最后以盐、糖调味，装盘即可食用。

（5）香菇——脾胃小助手——香菇乌鸡汤

香菇历来有"百菇之王"的称号，在民间素有"山珍"之称。香菇入肝、胃经，具有补肝肾、健脾胃、益气血的作用，常吃香菇还可缓解食欲不振的症状。

材料：新鲜乌鸡、香菇、红枣、葱、姜适量。

做法：干香菇清洗干净后斜切成厚片，放置备用。红枣清洗干净后，用剪刀在两侧剪出 2 ～ 3 个小口（表皮较韧，剪开利于入味）。乌鸡切块后，放入盛好水的锅中用大火烹煮，待煮出大量血沫后迅速出锅。用冷水把鸡块上残留的血沫冲洗干净后，放到热水中烫一下去除血渍。大葱切段后和姜片一起放入干净的锅底，在葱姜上面架鸡块，在鸡块上面架香菇和红枣，这三层摆放好后倒入清水，以水面刚刚没过香菇为宜。加入适量食盐，小火慢炖 1 小时以上，待鸡肉炖熟后出锅，即可食用。

6. 小运动，大健康

很多人对于运动养生都有不少的抱怨，特别是年轻人，觉得工作压力大，时间紧迫，没有大块的时间去运动。其实，运动的方式不一定是跑步、打球等大型运动，也有简单易学的小运动。下面我们就来看看，怎样用小运动养出好脾胃。

（1）动动脚指头，脾胃不生病

从经络上看，脾经起于大脚趾内侧端，而胃经则是经过第二趾外侧端，因此我们经常活动活动脚趾，脾胃二经也会得到按摩，脾胃自然会更舒畅了。我们可以在休息时进行脚趾抓地的运动，每次 3 ～ 5 分钟就能起到调养脾胃的养生作用。但是需要注意的是，我们在活动脚趾时力度不宜过大，以免使脚趾受伤。

（2）腹式呼吸

腹式呼吸可以吸入大量的新鲜空气，吸气时腹部鼓起，腹肌的收缩和放松就是对脾胃的一种良好的按摩，可促进胃腹运动，改善消化功能，且腹式呼吸法提高了血液的含氧量，促进机体主动地排出代谢废物。那么具体应该怎样进行腹式呼吸呢？我们平躺在床上，吸气时要尽量吸得深一些，尽力让腹部、胸部充满气，当腹部无法再吸入空气时屏息 3 ～ 5 秒，再将腹部和胸部的气缓缓吐出，吐气过程不能少于 8 秒钟。

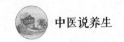

（3）摩腹

摩腹是一种促进消化的手段，简单又实用，不仅可以增强脾胃功能，还可以减少腹部的脂肪堆积。可用一只手的掌心贴附肚脐，另一只手叠在上面，顺时针方向以画陀螺的方式柔和地边按边摩擦，由肚脐逐渐均匀画圈至全腹，80 ~ 100 次，再回到肚脐，也按摩 80 ~ 100 次。双手交换，逆时针方向以同样的方式再按摩一遍。

（4）按摩小腿

人的小腿上聚集了不少脾胃相关的穴位，比如三阴交穴、足三里穴等，经常按揉小腿会对小腿上的穴位起到刺激作用，但是在按摩过程中不能过度用力，以能感受到酸痛感为佳。

（5）仰卧起坐

很多人以为仰卧起坐只有需要减肥的人才适合做，其实这是一项极好的护胃运动，坚持做仰卧起坐可以增强肠道的蠕动，恢复胃张力，还可以有效缓解胃下垂。运动时应保持平稳的呼吸，有节律地进行。请注意仰卧起坐不宜在饭后进行，容易引起呕吐。

三、生命之气——肺

肺是人体的大森林，源源不断地为我们输送着新鲜的氧气，维持正常的生命运转。肺也是身体中与外界直接相通的脏器，当有寒邪等侵袭人体时，肺脏首当其冲，因此中医学认为"肺为娇脏"，管理着人体的呼吸功能。

1. 肺主气，司呼吸

中医学认为，气是维持人体生命活动的重要物质。最早在《黄帝内经》中称肺为"相傅之官"。清代医家陈修园在《医学实在易》中说："气通于肺脏，凡脏腑经络之气，皆肺气之所宣。"肺主一身之气和呼吸之气，从西医学角度来看，都属于肺的呼吸功能。而肺的呼吸功能正常，是气的生成和气机调畅的根本条件。如果肺主气的功能失调，就会引起呼吸异常，出现咳嗽、气喘等症状。

肺吸入的是自然之气，如果环境恶化导致空气质量变差就会伤肺。那么，有哪些物质是伤肺的呢？

雾霾是近几年越来越严重的一种环境污染，其主要的组成物质是PM2.5、灰尘，以及硫酸、硝酸等粒子，使大气混浊。雾霾对于肺脏的影响很大，肺癌发病率一直呈上升趋势与雾霾有脱不开的关系。

吸烟产生的烟雾影响肺脏功能。香烟中本身就含有大量的尼古丁等有害物质，吸入肺部后，会对肺功能产生严重损害。相关研究表明，除了吸烟者本人，周围人吸入二手烟对于肺脏健康的影响不亚于直接吸烟。吸烟与吸二手烟是仅次于大气污染的第二大肺"杀手"，它会损伤呼吸道，破坏局部免疫系统，甚至直接或间接致癌。

2. 肺主皮毛，开窍于鼻

《黄帝内经》中记载"心主脉，肺主皮，肝主筋，脾主肉，肾主骨"，其中"皮"指的是皮毛。皮毛由肺输布的卫气与津液来护养，使皮毛汗孔开合正常，起着保卫机体、抗御外邪的作用。肺气充足，则皮毛润泽，病邪不易入侵；若肺气虚弱，则皮毛御邪能力减弱而易患感冒等疾病。

《灵枢·脉度》说："肺气通于鼻，肺和则鼻能知臭香矣。"肺司呼吸，鼻是呼吸出入的通道，因此鼻为肺窍。鼻的通气和嗅觉功能正常与肺气的和畅有关。

3. 肺主行水

中医学认为肺为"水之上源"，是通过宣发和肃降这两种功能来实现

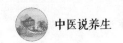

的。"宣发"是指通过肺气的推动，将体内的水液向上、向外推送到我们的皮肤毛孔中，起到滋养的作用，"肃降"主要是指肺具有清除废浊之物的作用。将体内水液中较为黏稠的物质输送到其他脏腑来滋养脏腑，保证脏腑所需，这就是肺主行水。因此，如果出现水肿的症状，不应该片面地考虑肾脏的问题，也有可能是肺脏的调节功能出现了问题。

4. 肺与大肠相表里

《灵枢·经脉》云："肺手太阴之脉，起于中焦，下络大肠。"中医学认为肺与大肠就像一对夫妻一样，肺主外，大肠主内，如肺气宣肃正常，则大肠传导如常，大便通畅；若肺失宣降，津液不能下达，则大便秘结。

5. 悲伤肺

众所周知，《红楼梦》中林黛玉终日郁郁寡欢，以泪洗面，后来开始不断地咯血，早早结束了自己年轻的生命。曾在书中看过一个故事：一个秀才的父亲不幸被强盗杀死，秀才因悲伤过度导致每日无精打采，心慌气短。有一次，他去邻居家借米，正好看到邻居家的两个孩子在学动物走路，边看边哈哈大笑。没想到的是晚上回到家后，秀才发现自己竟然不药而愈，再也没有呼吸急促的感觉了。

当一个人的悲伤太过太长，超过了人体自我调节的度时，悲就会成为一种致病因素。中医学认为，悲为肺志，喜为心志，因火能克金，而肺属金、心属火，所以可用心之"喜"来治疗由肺之"悲"引起的各种疾病。

6. 经络穴位养肺

许多穴位都能对肺脏起到保护作用，比如化痰的丰隆穴、使鼻子透气的迎香穴、使气血通畅的太渊穴等，每一个穴位的应用都恰到好处。接下来就带大家走进穴位的世界。

（1）太渊穴——通调血脉

太，高大与尊贵之意；渊，指深水、深潭。太渊，意思是经气深如潭水。太渊穴是手太阴肺经腧穴，肺朝百脉，脉会太渊，可见太渊之重要。

位置：在腕部，桡骨茎突与舟状骨之间，拇长展肌腱尺侧凹陷中。

功能：通调血脉，止咳化痰。在肺经运行时间止咳效果更佳，可治疗脉管炎、肺炎、心动过速、神经性皮炎等。

按摩方法：用拇指指腹用力点揉太渊3分钟，直至穴位处有酸胀感，能很快缓解咳喘。用拇指甲尖掐按太渊，每次1～3分钟，可预防心肺疾病。

（2）孔最穴——润肺理气

"孔"，指孔隙；"最"，极之意。孔最，主要指通窍最极之处，是手太阴肺经的要穴。当患者突然咳嗽不止时，按压孔最穴可以缓解症状。按摩孔最穴能改善因吸烟导致的肺部血流改变，起到保护心肺的作用。

位置：在前臂内侧面，腕掌侧远端横纹上7寸。

功能：清热止血，润肺理气。可有效缓解咳嗽、咯血、咽喉肿痛等。

按摩方法：用双手拇指指腹按压孔最穴并做环状运动，每次3分钟，每日2次。

（3）膻中穴——活血通络

膻中穴位于人体的胸部正中，为八会穴之一，为气之所会，宗气之所聚处，是人体各穴位中的理气要穴。膻中穴也是调理肺脏时最常用的穴位之一。

位置：在胸部前正中线上，平第4肋间，两乳头连线之中点。

功能：宽胸理气，止咳平喘，宣肺化痰，通阳化浊，开郁散结。主要用于治疗胸痹心痛、咳嗽、气喘等。

按摩方法：用中指的指腹点揉穴位，可顺时针和逆时针交替点揉。点揉的力度要适中，手法均匀、柔和，不要过度用力。每天早晚各按摩1次，

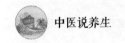

每次点揉 3 ～ 5 分钟即可。

（4）丰隆穴——化痰止咳

"丰"，即丰满；"隆"，指突起，气血于本穴会聚而隆起，因此得名"丰隆"。丰隆穴最主要的功效就是健脾化痰，按摩丰隆穴可以把体内的痰浊、湿邪像打雷下雨一样排出去。

位置：丰隆穴位于足外踝尖上 8 寸，也就是外膝眼与外踝尖的连线中点处。

功能：健脾化痰、和胃降逆，可有效缓解头痛、咳嗽、痰多、胸闷等。

按摩方法：用拇指点按丰隆穴 3 分钟，然后沿顺时针揉丰隆穴 10 分钟，后用拇指沿丰隆穴向下单方向搓 10 分钟即可。

（5）迎香穴——鼻塞的克星

迎香，意指迎来香气。中医学讲不闻香臭取迎香。迎香穴是手阳明大肠经的穴位，接胃经，大肠经与胃经的经气在此交换。经常按压迎香穴，可增强鼻黏膜的防御功能，促进鼻部周围血液循环，使气血通畅。

位置：在鼻翼外缘中点旁，鼻唇沟中。

功能：疏散风热，通利鼻窍。可治疗鼻炎、感冒等相关病证。

按摩方法：用双手食指的指腹压住鼻翼两侧的迎香穴，按揉 1 ～ 2 分钟。只要有鼻塞的情况即可按摩迎香。

7. 饮食养肺

从五行角度来看，白色在五行中属金、入肺，所以白色的食物容易入肺经，偏重于益气、行气。《素问·金匮真言论》记载："西方色白，入通于肺，开窍于鼻……其味辛……是以知病之在皮毛也……"肺不好的人，比如平时经常咳嗽的人，可多吃一些白色的食物。除了白色的食物，其他许多食物也有清肺润肺的功效，如葡萄、香蕉等。下面为大家介绍一些常见的养肺食材。

（1）雪梨——润肺止咳——银耳雪梨

雪梨，味甘性凉，含苹果酸、柠檬酸、维生素 B_1、维生素 B_2、维生素 C、胡萝卜素等，因果肉嫩白如雪，故称为雪梨，是一种常见的水果。雪梨具有润肺清燥、止咳化痰的作用，因此对急性支气管炎或上呼吸道感染患者出现的咽喉干、痒、痛，以及声音嘶哑等均有良效。

材料：雪梨、银耳、冰糖适量。

做法：将银耳冷水浸泡 1 小时左右后洗净。倒入石锅中，放入冰糖和清水。开大火加盖炖煮，水开后，加盖转小火慢炖。雪梨去皮、去核，切小块备用。银耳文火慢炖约 40 分钟后，放雪梨块，转大火，炖开后转小火再炖 20 分钟左右关火，即可食用。

（2）白萝卜——止咳良药——白萝卜排骨汤

白萝卜是一种常见的蔬菜，味辛、甘，性凉，入肺、胃经，含丰富的维生素 C 和微量元素锌，有助于增强机体的免疫功能，提高抗病能力。白萝卜可润肺化痰、止咳平喘、美容养颜，对于咽喉炎、扁桃体炎及肺炎的治疗都有辅助作用，被称为"最便宜的宝藏"。

材料：排骨、白萝卜、生姜适量。

做法：排骨洗净沥干水分，入开水锅中焯水后捞出，另起一锅凉水放入姜片、排骨，滴少许醋，盖盖烧开，压阀 20 分钟左右，此时应该能闻到香味了。萝卜洗净切块，放入炖好的排骨汤中大火烧开。盖上盖改小火煮 10 分钟左右至萝卜熟，加少许盐和鸡精后出锅。

（3）山药——咳嗽咳喘有疗效——蜜汁山药

山药是山中之药、食中之药。山药含有多种人体所需的氨基酸，具有生津益肺、健脾益胃的功效。经常食用山药，对于肺虚久咳、虚喘效果极佳。此外，山药也是美容养颜的圣品。

材料：山药、冰糖、蜂蜜、枸杞子适量。

做法：用温水泡好枸杞子备用。将山药洗净去皮，切成两寸长、三分

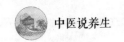

厚的条，入开水锅焯 1 分钟左右，捞出后整齐地放在盘内，并将泡好的枸杞子均匀地撒在码好的山药上。炒锅中加水，放入冰糖，小火烧之使冰糖完全化开，然后倒入蜂蜜，熬至开锅冒泡时出锅，将蜜汁均匀地浇在山药上即可。

（4）荸荠——化痰祛湿——银耳荸荠汤

荸荠又名马蹄、水栗、乌芋，被誉为"江南人参"。荸荠性寒，味甘，含有丰富的蛋白质、纤维素及维生素 B 族。荸荠不仅可以促进人体代谢、化痰祛湿，还具有一定的抑菌功效。

材料：荸荠，银耳，红枣，冰糖适量。

做法：银耳浸泡 1 小时，泡发后清洗干净，去掉黄蒂，撕成小朵。荸荠洗净，削去外皮，切成小块。红枣洗净备用。将银耳碎、荸荠小块、红枣和冰糖一起放入高压锅中，加入适量的水，大火上汽后转小火压 20 分钟即可出锅。

（5）冬瓜——消热利水——冬瓜虾米汤

冬瓜全身是宝，它的种子和皮可入药。冬瓜含维生素 C 较多，还含有蛋白质、碳水化合物及矿物质等营养成分。冬瓜具有消热、利水、润肺止咳的功效，可提高免疫力、防癌抗癌、止渴、美容养颜等。

材料：冬瓜，鸡蛋，木耳，虾米，香菜，葱，蒜适量。

做法：冬瓜去皮去瓤切薄片，虾米泡发，鸡蛋打散。木耳泡发后撕成朵状，葱切圈，蒜切片，香菜切段。锅中热油放八角，加入葱蒜爆香。倒入冬瓜片翻炒一会儿后，下虾米略炒。加入足量水烧开，放木耳大火煮开，加盐、鸡精调味。倒入打散的蛋液至熟，撒上香菜段，滴几滴香油后出锅。

8. 秋季养肺正当时

中医学认为，秋令与肺气相应，秋天燥邪易伤肺。人们常用"秋高气爽"来形容秋天，秋天气候偏燥，而肺脏是一个喜润恶燥的脏器，因此入秋后，人们常会出现口鼻干燥、咽干咳嗽、皮肤发紧脱屑等情况。所以，秋天养生，养肺护肺是关键。

（1）保证充足的睡眠

秋季应早睡早起，早睡，有利于阴气的收藏；早起，是顺应阳气的升发，可有效调动阳气。尽量保证深度睡眠时间，因为凌晨 3 ～ 5 点是肺经运行的时间，良好的睡眠有助于养护肺脏。

（2）多喝水

秋季以燥邪为多，肺脏容易受到燥邪的侵害，且人们的呼吸等生理活动都会消耗大量的水分，因此常喝水能保持肺脏湿润，对呼吸系统疾病的预防十分重要。

（3）适当进行体育锻炼

适当的有氧运动能强健肺脏功能，可根据个体差异选择适合自己的锻炼方法，如慢跑、散步、打太极拳、练气功等，还可以做益肺保健操。

（4）呼吸运动来健肺

提倡腹式呼吸法，伸开双臂，尽量扩胸，然后用腹部带动呼吸，能增加肺容量。也可以做呼吸操，端坐后全身放松，均匀呼吸，然后躬身弯腰，再使身体上抬，3 ～ 5 次为一遍，可根据个人体能情况做 3 ～ 5 遍。注意身体下弯时要屏住呼吸。

（5）笑养肺

笑可能是最便宜且有效的一种养肺方式。人在笑时会不自觉地进行深呼吸，清理呼吸道，使呼吸通畅，还能提高肺活量，改善肺脏功能。其实，不仅是笑可以养肺，朗读、适当的呐喊等都可以有效改善肺脏功能。

（6）按摩鼻子

肺开窍于鼻，鼻子是呼吸系统的第一道关卡，保护鼻子是守卫肺脏的重要任务。按摩鼻子不仅可以预防鼻炎，还可促进血液循环，增强抵抗力，

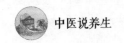

防治感冒等多种疾病。可使用擦鼻翼法，取坐位，两手微握拳，用屈曲的拇指背面平贴在鼻梁的两侧，然后做上至鼻根、下至鼻翼两侧的推擦动作，两手同时做20～50次。

（7）保持居家卫生

现在空气污染日渐严重，保持家居卫生，使家中空气流通最为重要，可在家中养护绿色植物以吸收有害的物质，也可购买加湿器、空气净化器等科技产品来辅助清除室内污染物。家中应常通风开窗，以置换屋内空气。

（8）戒烟

吸烟对肺的损害很大，会将呼吸道上皮的纤毛破坏掉，这些纤毛是呼吸道的"清道夫"，一旦被破坏，保护作用会差很多。少了一层有效的保护，肺脏的功能也会受到相应的损害。

（9）拍手养肺法

拍手养肺法是一种时尚的养肺运动。通过刺激按摩双手，不仅能促进体内气血运行，还能起到养肺的功效。两只手十指张开，掌心相对，拍手心100次，以掌心微微发红、发热为宜，然后分别揉搓双侧手心及手背。

（10）保持大便通畅

肺与大肠相表里，只有大便通畅才能更好地保障肺脏的健康。如果出现便秘的情况，要注意多喝水，还可以食用一些润肠通便的食物，比如香蕉、韭菜等，尽快缓解便秘的症状。

四、生命之情——肝

《素问·灵兰秘典论》中讲道："肝者，将军之官，谋虑出焉。"中医称肝为"将军"，是保护身体的英勇战士，从西医学角度讲，肝脏是人体最大的解毒器官。由此可见，肝脏对人体非常重要，养护肝脏是不可缺少的养生内容。

1.肝藏血

《灵枢·本神》载"肝藏血，血舍魂"，中医学认为心主血、肝藏血，肝就像"血库"一般，能够储藏一定的血液，以供人体活动所需，促进气血运行，滋养体内各个脏腑。此外，肝脏还可根据情绪及身体的其他变化调节血量，当人在休息或情绪稳定时，身体的需血量也相对较少，多余的血液就贮藏于肝；当人剧烈活动或情绪激动时，身体的需血量也会相对增加，肝就将储藏的血液向外周输送，以供应人体的需要。

2.肝主疏泄

肝主疏泄的功能主要表现在调节精神情志、维持气血运行、调节水液代谢等方面。若肝的疏泄功能失常，就会引起肝气郁滞，表现为情志不畅、胸胁胀满疼痛、气血逆乱、痰饮水肿等，女性还会出现月经不调等情况。门诊上遇到过一名32岁的年轻女性，经常胸部胀痛，食欲下降，面色发黄，做了相关检查后没有发现严重的器质性病变，经过询问才知道她常常因为家庭原因生闷气，无法调节自己的情绪，于是给她开了疏肝理气的方子，没过多久症状就大有缓解。其实，长时间的情绪低落、憋闷容易造成肝气郁结，就会使气血运行不畅，因此会表现为胸痛等特点，严重时还会出现结节等问题。

3.肝胆相照

"肝胆相照"是一个有趣的成语，不仅比喻朋友之间的情谊，还非常形象地说明了肝胆之间的密切关系。肝胆互为表里，肝的疏泄功能正常，才能保证胆汁的储存和排泄功能正常；胆汁排泄通畅，肝才能发挥其正常的疏泄功能。因此，肝胆之间只有密切配合才能完成使命。从中医学角度来看，"肝胆相照"很重要。

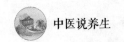

4.肝开窍于目，其华在爪

眼睛是肝脏的"窗口"，中医学认为，肝开窍于目，在液为泪，肝的经脉上行于目，眼睛需要依赖肝阴血之濡养。因此，肝脏功能的变化也会体现在眼睛上，如果肝血不足可出现视物模糊、夜盲等症状，反过来如果眼睛太过疲劳、用眼不当也会影响到肝脏。肝是明目的源泉，只要养好肝，眼睛自然更明亮！

"其华在爪"，"爪"指的是指甲，有赖于肝血的濡养。因此，肝血充足，则指甲红润、坚韧；肝血不足，则指甲枯槁、软薄，或凹陷变形。

生活中有些看似与肝脏无关的症状，实际上却与肝脏大有关系。

（1）食欲不振

门诊上遇到过一位自述食欲下降的患者，她说自己连续半个月吃不下去东西，自己尝试服用过多种药物，却还是没有缓解，后来用疏肝利胆的治法进行了治疗，半个月后她开心地来复诊，说吃饭比以前好了，心情也比以前舒畅了。那么，食欲不振怎么会与肝胆有关呢？其实，在肝脏功能异常的情况下会引起胆汁分泌异常，影响食物，特别是油腻性食物的消化吸收。因此，当出现食欲不振时，要及时到医院就诊，不要盲目自行用药。

（2）眼睛干涩

在前面我们讲到了肝开窍于目，肝脏功能的变化也会体现在眼睛上，如果经常出现眼睛干涩、有眼屎的情况，应考虑是否与肝相关，比如肝火上炎等，有些瞳孔及巩膜的变化与肝脏密切相关，如目睛黄染等。因此，如果出现眼睛相关症状，要及时考虑肝脏的问题。

（3）皮肤发黄

皮肤暗黄的原因有很多种，有的是疲劳过度导致的，有的是睡眠不足引起的，有的是服用药物造成的。如果出现皮肤发黄的情况，不可忽视肝脏的问题，特别是当肝内胆管或者胆道梗阻时会造成胆汁淤积，皮肤就会呈黄色。

5. 饮食养肝

饮食养生是中医传统养生中不可缺少的一部分，肝脏的养护也少不了饮食上的养生。在五行学说中，肝对应青色，青色的食物有益于肝的疏泄畅达、气血调和，有消除疲劳、疏解肝郁、清肝明目的作用。

（1）西蓝花——强肝护体——清炒西蓝花

从西蓝花的颜色就能看出来，它一定是养肝的高级食材。西蓝花含有丰富的营养素，如类胡萝卜素等，有助于肝脏解毒和抗癌，是养肝护肝的食物之一。但是，西蓝花一旦加热过度，预防癌症的效果会降低，因此烹制时应控制好火候。

材料：西蓝花、胡萝卜（搭配颜色用）适量。

做法：把西蓝花的根稍切掉，然后用手掰成小朵，洗干净备用。胡萝卜洗干净后切片备用。锅中烧水，水开加适量盐，倒入西蓝花过一下水，1分钟即可捞出，然后再倒入胡萝卜过一下水，捞出备用。锅中放油，油热后倒入西蓝花和胡萝卜，大火翻炒2分钟，加少许盐、鸡精调味后就可以起锅了。

（2）韭菜——疏理肝气——韭菜炒香干

韭菜，一种具有芳香气味的蔬菜，味甘、辛，性温，归肝、胃、肾经。韭菜中蛋白质、脂肪、糖类含量较高，富含维生素。韭菜含有挥发性精油及硫化物等特殊成分，可散发出一种独特的芳香气味，有助于疏理肝气、增进食欲等。

材料：韭菜、香干、红色水果椒适量。

做法：韭菜洗净切段，香干洗净切细条，红椒去籽切丝备用。炒锅加油烧热，下红椒丝和香干翻炒，加入少许盐、生抽调味，如果太干可加入少量水。继续翻炒，待香干吸收汤汁变软、变蓬松后加入切成段的韭菜，翻炒，待韭菜变软即可起锅。

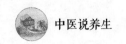

（3）苦瓜——防癌帮手——苦瓜排骨汤

古人常讲"良药苦口利于病"，虽然苦瓜算不上是药材，但它的作用也是非同一般。苦瓜的蛋白质、脂肪、糖类含量在瓜类蔬菜中较高，并含有膳食纤维、胡萝卜素、苦瓜素及多种矿物质。苦瓜中的有效成分可以抑制正常细胞的癌变，促进突变细胞复原，具有一定的抗癌作用。苦瓜中的苦瓜素被誉为"脂肪杀手"，有助于减轻体重。苦瓜的新鲜汁液具有良好的降血糖作用。

材料：苦瓜、排骨、生姜适量。

做法：将排骨放在大碗中，加入适量的生抽、盐、糖、胡椒粉、料酒，抓腌至起胶，再加入 1 汤匙的水，手抓至水被完全吸收，加玉米淀粉 1/2 茶匙，抓匀。开火锅中放冷水，加入 3～4 片生姜，再立即放入排骨焯水，水烧开后，排骨肉内的血水渗出，浮沫泛到水面，用勺把浮沫撇开，3～5 分钟后即可捞出，用热水洗去残留的浮沫，可起到清洁的作用。放瓦煲于另一炉上，倒入半煲水，烧开。将洗干净的排骨放入瓦煲里，盖盖子慢火炖。苦瓜切成块备用。排骨煮至较软时，倒入苦瓜，撒一点点胡椒粉（去腥味），盖盖子，继续以慢火煮，煮至苦瓜和排骨酥软时，再加入适量的食盐即可起锅。

（4）胡萝卜——补肝明目——胡萝卜炒肉片

胡萝卜原产于亚洲西南部，后来传入我国。胡萝卜中不仅含有大量的纤维物质，还有丰富的胡萝卜素，胡萝卜素在体内可转换为大量的维生素A，具有促进眼内感光色素生成的能力，以预防夜盲症、加强眼睛的辨色能力、缓解眼睛的疲劳与干燥，具有补肝明目的功效。

材料：胡萝卜、猪肉、生姜适量。

做法：将胡萝卜洗净，切成丝或片状备用。猪肉洗净，切成小片状（如果是冷冻的肉，在没有完全化开的情况下更容易切），放入适量盐、生粉、生姜粒调味，搅拌好备用。把调好味的肉放入油锅，炒至微熟，再把胡萝卜丝也放入锅内一起炒 20 分钟左右，炒至胡萝卜变熟即可装盘食用。

（5）黑木耳——结石的克星——清炒木耳山药

黑木耳是寄生在腐木上的一种菌类，营养极为丰富，含蛋白质及各种维生素，还含有对人体有益的植物胶质。黑木耳对胆结石有一定的化解作用。

主料：山药、黑木耳、姜、葱适量。

做法：山药用工具打去表皮，洗净切成梯形寸段，焯水 30 秒捞出，切成菱形片。黑木耳先用水泡至柔软，之后清洗干净，撕成小朵，焯水 1 分钟后捞出，放凉备用。葱姜切丝备用。锅内加植物油烧热，下葱、姜丝爆香，倒入山药、木耳，烹入蚝油、料酒，撒上精盐翻炒均匀，最后放少许味精，出锅即可食用。

6. 情志养肝

中医情志养生博大精深。在五脏与五志的对应关系中，肝对应的是怒，正所谓怒伤肝，平时要注意控制自己的情绪。发怒会导致肝气郁结，引起一系列肝脏病证，因此情志养肝十分必要。

（1）养护花草

花草色美清新，使人心情舒畅，其香能令人心醉神往，而且种植花草还能促使人不断学习相关知识，丰富生活情趣，调畅情志，可提高对于情绪的管控能力。

（2）闭目静坐

可以选择一个静谧的环境，稳坐在一个舒适的位置上，闭上眼睛，使自己处于一种即将入睡的状态，但是不要真的睡着，而是放空大脑，放松全身肌肉，有节律地进行腹式呼吸。

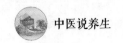

（3）学会疏导发泄情绪

所有的情绪都不可过度压制，可以找朋友倾诉，也可以通过运动等方式发泄出来，还可以通过听音乐、练习书法、下棋、垂钓等兴趣活动将注意力转移。如果情绪长期处于不能被调节的状态，就会积累起来对身体造成严重的影响。

7. 养护肝胆穴位大全

每一个穴位都是人体的瑰宝，都藏着巨大的健康财富。每一个穴位都有自己的特殊之处，我们来看看养护肝胆的穴位有哪些呢？

（1）太冲穴——人体的出气筒

人们常常把太冲穴比作人体的出气筒，因为它是肝经的原穴和输穴，是肝经的火穴，能够把肝气、肝火消散掉。太冲穴像是一位不怒而威、宽厚睿智的长者，帮人排郁解怒，让人心平气和，按揉太冲穴可以把人体内的郁结之气最大限度地排出去。

位置：太冲穴位于足背侧，第1、2跖骨连接部位的前方凹陷中。以手指沿第1、2趾缝向上移压，压至能感觉到动脉应手，即是太冲穴。

功能：疏肝理气，可治疗各种肝经风热病证，如目赤肿痛等。

按摩方法：用拇指指腹点按该穴5～8分钟，按压力度可稍大，以有酸胀痛感为佳。

（2）行间穴——降肝火

行间穴是足厥阴肝经的荥穴，《类经图翼》上说："泻行间火而热自清，木气自下。"如果一个人肝火旺盛，就很容易发怒；如果肝火上冲于眼睛，就会出现目赤肿痛等症状；如果肝火上冲于耳部，就会出现耳鸣等现象。肝火旺对人体有很大的损害，按摩行间穴可有效祛除肝火。

位置：在足背侧，第1、2趾间，趾蹼缘的后方赤白肉际处。

功能：疏肝解怒，除肝火。

按摩方法：使用拇指指尖按压行间穴 5 秒钟，压到有酸感后，休息 5 秒钟再按压，共 20 次。

（3）中封穴——保养精血

"中"，正中也；"封"，封堵也。该穴名意指肝经风气在此逐渐减弱，并化为凉性水气。中封穴是保养精血之要穴。

位置：在内踝前，胫骨前肌腱的内侧缘凹陷处。第 1 趾上跷，足背可见一大筋，其内侧、足内踝前下方凹陷处即是中封。

功能：清泻肝胆，通利下焦，舒筋通络。主治内踝肿痛、足冷、小腹痛、遗精、疝气等。

按摩方法：用拇指指端用力按中封，每次 3 分钟，以有酸胀感为宜。

（4）期门穴——护肝排毒

期门穴是肝之募穴，是肝经最靠上的穴位。"期"，期望、约会之意；"门"，出入的门户。期门意指天之中部的水湿之气由此输入肝经。期门穴是护肝排毒的重要穴位。

位置：在胸部，第 6 肋间隙，前正中线旁开 4 寸。

功能：疏肝健脾，护肝排毒，理气活血，还有一定的美容养颜作用。

按摩方法：每天以拇指或者食指指腹按揉期门 2 次，每次 200 下。

（5）目窗穴——眼目之窗

"目"，眼睛；"窗"，窗户。目窗穴也被誉为"护眼之王"，按摩目窗穴不仅可以缓解视力疲劳，还可以治疗眼部疾病。

位置：在头部，前发际上 1.5 寸，瞳孔直上。

功能：明目开窍，还可治疗白内障、近视等。

按摩方法：将中指指腹置于目窗穴上垂直揉按，每天早晚各 1 次，每次 1 ～ 3 分钟。

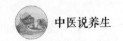

8. 春季养肝有妙招

从五行学说来看，肝属木，应于春。《素问·六节藏象论》说："肝者……通于春气。"《难经》也说："肝者，东方木也。木者，春也。"这些论述充分说明了五脏之中肝与春季的关系最为密切，因此春季养肝正当时。那么，在这春归大地，树木抽丝吐绿，舒展枝丫的季节里，应该怎样养肝呢？

（1）春季养肝，睡眠不可少

肝脏在睡眠时能清理人体内的毒素，所以养肝一定要保证良好的睡眠。中医学认为，肝的重要功能之一就是藏血。人卧则血归于肝，在该休息的时候一定要注意休息，尤其是凌晨 1 ～ 3 点，肝经当令，若人处于睡眠状态，则肝血推陈出新，是修补损伤细胞和养气血的最佳时机。在春季常常会犯"春困"，在有条件的情况下，中午也可小睡 1 小时。不过，虽说睡眠十分重要，但也不可过于贪睡。

（2）适当锻炼

春暖花开之时，阳气逐渐开始生发，人们也渐渐脱去了厚重的棉衣。在春季适当地进行锻炼，可充足体内的阳气，提高自身免疫力。在清晨进行一些简单的疏松筋骨的活动是养肝护肝的重要方法之一。

（3）饭后静坐闭目

吃完饭后静坐休息，闭目养神 10 ～ 30 分钟，再睡觉或进行运动能保养肝脏。相关研究表明，饭后身体内的血液会集中到消化道内参与食物的消化活动，当人体由卧位变为立位时，流入肝脏的血液就要减少30%，如果再行走、运动，血液就又会有一部分流向手足，此时流入肝脏的血液就要减少一半以上。如果肝脏长期处在供血不足的情况，它的正常新陈代谢活动就会受到影响，造成不同程度的损害。所以，吃完饭后应适当地静坐养神。

（4）饮食、情志养肝

在春季，许多植物开始抽出新芽。春季应多食用养肝的绿色蔬菜，如韭菜、卷心菜等。在生活中一定要保持稳定的情绪，做自己情志的管理者，不可使情绪有过大的波动。

五、生命之神——心

《素问·灵兰秘典论》说："心者，君主之官也，神明出焉。"心被称为"君王"，主神明，中医学认为心所藏的精气为"神"是人体的生命之神。《灵枢·邪客》说："心者，五脏六腑之大主也。"居于首要地位的心，是生命活动的根本，各脏腑在心的统领下，互相联系，分工合作，构成一个有机的整体。假如失去这个"君主"的统一领导，五脏六腑的活动就会出现紊乱。

1. 心藏神，主血脉

心藏神即指人的精神活动都由心来管辖。"神"不仅指整个人体生命活动的外在表现，还包括人的精神、意识、思维等活动。心的功能正常可以保证人的大脑有充足的血液供应，其精神、意识、思维活动也得以正常进行，同时也可以使人面色红润有光泽，保持旺盛的生命力。心主血脉包括主血和主脉两个方面。全身的血液都在脉管中运行，心脏的搏动可以推动气血在脉管中循环贯注，流行不止，成为血液循环的动力。同时还可以通过推动气血运行，将水谷精微布散周身，从而滋养五脏六腑。

2. 心开窍于舌，其华在面

心开窍于舌，舌的功能主要是协助发音及激发味觉。因此味觉的正常和语言的正确表达都有赖于心。如果心的功能正常，则语言清晰、味觉灵

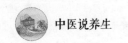

敏,相反则会出现语言不清、味觉失灵等相关症状。"其华在面"指心的生理功能是否正常,气血是否充盈,都可以从面部色泽的变化表现出来。心气旺盛、血脉充盈,则面部红润光泽;心气不足,则可见面白无华。

3. 心与小肠

人们常说"心肠好",一般用来形容人品德高尚,其实心与小肠真的有一段不解之缘。心乃人体之君主,掌控人体的血脉运行。而食物中的营养物质被小肠黏膜吸收,经过毛细血管进入血液,再通过心脏运输至全身。因此,心为里,小肠为表,表里相互关联,形成血脉循环。心脏好,小肠的功能也会稳定,小肠好,也会促进心脏功能的稳定。因此,心肠不分家。

4. 心与情志,大喜伤心

"范进中举"的故事大家都听说过,这是出自《儒林外史》的一个故事。范进考科举屡试不中,生活贫困潦倒,总被人瞧不起,尤其是他的岳父,对他非打即骂,范进十分惧怕他。于是,范进勤学苦读,终于功夫不负有心人,晚年的范进总算中了举人。可是令人没想到的是,范进因为大喜过望导致精神失常。岳父为治他的疯病,故意狠狠地骂道:"你中什么了?那报录的话是哄骗你的。"说完一个耳光打去把范进打醒了,疯病也好了。

"喜"是生活中一种积极向上的情绪,但是任何情志都不可过度。在五脏与五志的对应关系中,心在志为喜,过喜必伤心。正常的喜乐,能使人气血调和、精神振奋、心情舒畅,但若喜乐过度,则会使心气弛缓、精神涣散,因此有"喜则气缓"之说,"喜伤心"指的是喜乐过度则损伤心神。

我们生活在社会里,周围的环境不断影响着我们的情绪。在这大环境中,我们要做到"出淤泥而不染",学会调节自己的情绪,即使偶尔控制不了自己的情绪,也要学着尽快调节,要以一颗平常心对待万事万物,这样才可以心平气和，延年益寿。

5. 三个细节判断心脏是否健康

如今人们的工作生活压力大，再加上作息不规律、生活与饮食习惯不良等原因，心脏疾病的患病群体呈急速年轻化的趋势。下面我们就根据以下内容，来看看你的心脏是否健康吧。

（1）轻微运动时是否大喘气

有时人们在奔跑、游泳等剧烈运动后，会感到呼吸明显加快，这是因为人体在运动时各器官需要更多的氧气来维持工作，所以心脏就要增加供血，跳动得就会更快，以输送更多的氧气，但是轻微运动一般不会出现大喘气的症状。如果出现稍一运动就出现气喘吁吁的现象，就要注意是否心肺功能出现了异常。

（2）突然起身是否长时间头晕

一般来说，当蹲在地上久了突然站起来时，我们都会有头晕目眩的感觉，这属于直立性低血压，这种头晕应该是"转瞬即逝"的，但对于心脏功能不好的人来说，头晕可能会持续 1～10 分钟。

（3）脸色是否红润

正常情况下我们的脸色应该是红润有光泽的，如果出现脸色苍白、发紫发青等则提示可能心脏功能较差，比如脸色呈暗红色，提示可能患有风湿性心脏病等。

6. 吃出"心"活力

（1）番茄——以形养心——番茄炖牛肉

从五色与五脏的对应关系来看，红色食物最养心，番茄是不二之选。饮食养生中曾说到要以形补形，番茄切开后形似心脏。现代研究表明番茄所含的有机酸可软化血管，促进钙、铁等元素的吸收，所含糖类多为果糖

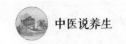

和葡萄糖，易被人体吸收。

主料：牛肋条肉、番茄、姜、葱适量。

做法：将牛肋条肉洗净切成小方块，姜切片，葱切段备用。菜油烧至五六成热时，将牛肉炸过捞出。锅中留底油放入炸过的牛肉，放水（以淹过肉为宜），加入姜片、葱段、料酒、食盐调味。将番茄放入开水中浸泡片刻捞出，剥去皮，切成月牙块放入锅中，用小火烧60分钟即可出锅食用。

（2）红枣——养心补血——红枣桂圆莲子汤

红枣适应性强，种植范围广泛。红枣味甘、性温，能补中益气、养血安神。现代研究发现，红枣含有多种蛋白质、糖类、有机酸、维生素A、维生素C等丰富的营养成分，不仅养心补血，还可美容养颜，使面色红润。坊间也有"日食三颗枣，百岁不显老"的说法。

材料：红枣、莲子、桂圆、蜂蜜适量。

做法：将红枣、莲子、桂圆清洗干净，放入小锅中，加大约七成满的水，将锅放到电磁炉上，大约煮20分钟即可。可根据个人口感调入少许蜂蜜。

（3）莲子——养心安神——银耳莲子粥

莲子味甘、涩，性平，归脾、肾、心经。莲子中含有多种生物碱，而这些生物碱有着很好的强健心脏的作用，对心律不齐等有很好的缓解作用。

材料：银耳、莲子、大枣、枸杞子、冰糖适量。

做法：银耳（一般用三四朵即可）用清水泡开，将底部泛黄的硬结剔出，撕碎备用。选用中间无心的莲子，洗净备用。大枣、枸杞子洗净备用。汤锅中放七八分满的清水，煮粥的过程中不可加水。将银耳、大枣、枸杞子、冰糖放入冷水中，开火煮沸，在此过程一定要不断搅拌，防止银耳胶质粘锅，煮开后换小火熬煮，也要不断搅拌。莲子易熟所以最后放入，放入莲子后继续熬煮，直至银耳胶化、汤黏稠即可盛出食用。

（4）猪心——营养心肌——青椒炒猪心

自古即有"以脏补脏""以心补心"的说法，猪心能补心，治疗心悸怔忡等。现代营养学分析证明，猪心是一种营养十分丰富的食品，富含蛋白质、钙、磷、维生素等，脂肪含量少，能加强心肌营养、增强心肌收缩力。从中医学角度来看，猪心性平，味甘、咸，有养心补血、安神定惊之功。

材料：猪心、青椒、木耳、葱、姜适量。

做法：将木耳用水泡发后撕成小朵，青椒切成象眼片，葱、姜切末备用。猪心抹刀切成片，用料酒、精盐腌渍入味，再用湿淀粉拌匀上浆。锅内放入油烧至四成热，下入猪心滑散至熟，倒入漏勺备用。锅内放入油30克，下入葱末、姜末炝香，再下入猪心、木耳、青椒炒匀至熟，烹入调料，最后加入兑成的芡汁翻匀，出锅装盘即成。

（5）葡萄——强骨补血——番茄葡萄汁

葡萄性平，味甘、酸，具有补气血、强筋骨、利小便等功效。葡萄富含多种营养成分，对大脑神经具有补益和兴奋的作用，因其含铁、钾量高（尤其是葡萄干），故有利于纠正贫血和稳定心肌细胞电生理功能。

材料：新鲜葡萄、番茄、蜂蜜适量。

做法：将葡萄洗净去皮去籽，番茄洗净切成小块备用。将葡萄、番茄放入榨汁器中榨汁，加入蜂蜜调成饮料即成。

7. 养心穴位

（1）极泉穴——宽胸宁神

"极"，高大之意；"泉"，水泉。极泉穴在腋窝高处，局部凹陷如泉，是手少阴心经第一要穴，对治疗心痛、胸闷、咽干烦渴等有效。它还是一个解郁的大穴，如果因为情志因素出现心悸，就可以弹拨极泉穴。

位置：在腋窝中央，腋动脉搏动处。

功能：宽胸宁神。可缓解情绪波动引起的心悸，治疗心痛。

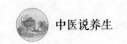

按摩方法：每天早晚用中指按摩左右极泉各 1 ～ 3 分钟，力度以感受到较明显的酸麻感为宜。

（2）少府穴——清心养经

"少"，幼小；"府"，处所。少府穴属手少阴心经，为脉气所溜之处，是手少阴心经的荥穴，心经的气血在这里聚集，有发散心火、清心经之热的功效。

位置：位于手掌面，第 4、5 掌骨之间，即握拳时小指尖处。

功能：清心祛火，理气活络。可治疗心悸、胸痛、心律失常等疾病。

按摩方法：用拇指按压穴位，以有酸、痛、麻的感觉为佳，每次按 3 ～ 5 分钟，每天 3 次为宜。

（3）心俞穴——调气理血

"心"，心脏；"俞"，输注。本穴是心气转输于后背体表的部位。心俞穴属于足太阳膀胱经，是心之背俞穴。

位置：位于第 5 胸椎棘突下，后正中线旁开 1.5 寸。

功能：调气理血，宁心安神。可治疗胸背痛、心悸、失眠、健忘、呕吐等。

按摩方法：用拇指按摩心俞穴，每天早晚各按 1 次，每次 1 ～ 3 分钟即可。

（4）神门穴——养心安神

"神"，心神；"门"，门户。心藏神，此为心经之门户。神门穴是手少阴心经的穴位，可以养心安神，改善心悸等症状。

位置：在腕前区，腕掌侧远端横纹尺侧端，尺侧腕屈肌腱的桡侧缘。

功能：养心安神，通经活络。可有效改善失眠、心悸等，可治疗心绞痛。

按摩方法：每天早晚用拇指指甲端垂直掐按，每次 1 ～ 3 分钟。

（5）内关穴——疏通气血

"内"，内外之内；"关"，关隘。"内关"，指内在之关要。内关穴属手厥阴心包经，是八脉交会之一，通于阴维脉。内关穴的真正妙用在于能打开人体内在机关，很好地疏导郁滞的气血，有补益气血、安神养颜、治疗心脏各类疾病的功效。

功能：宁心安神，和胃降逆，理气镇痛。主治心痛、心悸、失眠、癫痫、胃痛、呕吐、打嗝、哮喘、高血压、低血压、冠心病、多汗、神经性皮炎、小儿惊风等多种疾病。

按摩方法：用拇指指尖垂直按在内关穴上，有节奏地进行按压、按揉，以产生酸、麻、胀的感觉为最好。每天2次，每次2～3分钟。

8. 夏季如何养心

"夏三月，此谓蕃秀"，描述的是夏天万物生长茂盛，开花结实，郁郁葱葱，百花齐放，交相辉映的景象。夏天是自然界阳气最旺盛的时候，这个时候天地万物生长得比较旺盛，代谢比较快，也是最需要阳气的时候。根据中医学理论，夏季在五行中属"火"，与我们五脏中的"心"相对应，因此在夏季养生，养心是一大关键。

（1）保持心态平和

俗话说"心静自然凉"，夏天人很容易烦躁，就更要保持心态的平和，消除大喜大悲、烦躁不安、过度紧张等不良情绪。可以选择在树荫下或屋内静坐15～30分钟，搭配悠扬的音乐不失为一种美丽的养心之道。

（2）不得过度劳累

夏天天气炎热，血液循环加快，容易出现心脏负担过重的情况，所以夏天不能过度劳累，要减慢生活节奏，让自己的心静下来。

（3）多饮水

夏季多饮水有利于预防心脑血管疾病，原因是夏天天气炎热会致出汗

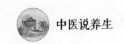

增多，进而增加血液的黏稠度，从而诱发血栓因子形成，增大心脑血管疾病的发病风险。夏季气温升高，导致人体代谢加快，身体相对处于缺水的状态，心肌耗氧量增加，心脏的负荷就加大了，容易诱发心肌梗死、中风等心脑血管疾病。所以，夏季一定要注意适当补充水分，尤其是在高温环境中工作生活或出汗较多时。

（4）睡午觉，养阳气

为什么要"睡午觉"呢？因为 11 ～ 13 点为午时，这个时候正是心经当令，心主血脉，心藏神，所以睡午觉能够养心、养神，还可保证下午精神的充足，消除疲劳。午睡的时候如果能配合转眼球，不但能提高午睡质量，还能有效缓解视疲劳。没有午睡习惯的人也可以在这段时间闭目养神，修养精神。

（5）适当运动

虽然说生命在于运动，但也要根据季节、自身状态等进行调整。夏季运动应该要坚持几个原则，一是运动量不宜过大、不能过于剧烈，二是避免大量出汗，因为这些都会损伤心阴，不利于身体健康。因此，夏季可以选择太极拳、自然养生操、瑜伽等刚柔并济的运动，对身心健康十分有益。

（6）保持大便通畅

从中医学角度讲，心与小肠相表里；从西医学角度看，大便干燥、排便困难时，过度用力会增加腹压，加重心脏的负担。因此，保持大便的通畅十分必要。

六、护花使者——心包络与三焦

1. 代君受过的臣子——心包络

心是人体的"君王"，君王周围必有保护，而心包络就是保护君王的使者。心包络，简称心包，亦称"膻中"，是包在心脏外面的包膜，具有保护心脏的作用，在西医学中相当于影响心脏节律的一些控制系统，如自主神经系统。《灵枢·邪客》说："心者，五脏六腑之大主也，精神之所舍也。其脏坚固，邪弗能容也。容之则心伤，心伤则神去，神去则死矣。故诸邪之在于心者，皆在于心之包络。包络者，心主之脉也。"心为人身之君主，不得受邪，所以若外邪侵心，则心包当先受病，故心包有代心受邪之功效。因此，如果有病邪想要侵犯心脏，就会表现在心包上。

2. 保护脏腑的三焦

心包保护心，三焦主要保护脏腑。三焦是一个特殊的腑，由上焦、中焦、下焦三部分组成。上焦主要指胸中，包括心肺二脏。心主血，推动血液运行于全身；肺主气，主宣发肃降，将水谷精气布散于全身。因此，上焦的生理功能主要是输布水谷精微。中焦主要指上腹部，包括脾、胃、肝、胆等脏腑。胃主腐熟，脾主运化，肝胆主疏泄，并分泌、排泄胆汁以助消化。因此，中焦具有消化、吸收并转输水谷精微和化生气血的功能。下焦主要指下腹部，包括肾、膀胱、大小肠等。下焦的主要生理功能为传导糟粕，排泄二便。

3. 经络养生特点

手厥阴心包经与手少阳三焦经互为表里，心包与三焦对其他脏腑可起到保护或连通的作用，按摩手厥阴心包经与手少阳三焦经的穴位可对五脏六腑起到保养作用。

心包经在 19 ～ 21 点当令，心脏不好者最好在戌时循按心包经。晚饭后适宜散散步，散步时可轻轻拍打心包经穴位，以稍有潮红为宜，注意拍打力度，每次 3 ～ 5 分钟即可。还要为自己创造安然入眠的条件，保持心情舒畅，可以看书、听音乐等，放松心情，从而释放压力。21 ～ 23 点三焦

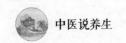

经当令，三焦是六腑中最大的腑，为元气、水谷、水液运行之所。如果在这段时间静息，百脉可得到更好的休养，对身体十分有益。三焦经集中分布于人的头部、颈部及手臂外侧，入睡前可轻轻拍打三焦经循行路线 3 ～ 5 分钟即可，有利于快速入眠。

4. 手厥阴心包经的常用穴位

（1）天池穴——治疗乳腺增生

"天"，天空；"池"，池塘。"天池"意指心包外输的高温水气在此冷凝称为地部经水。《灵枢·本输》记载："腋下三寸，手心主也，名曰天池。"

位置：在胸部，第 4 肋间隙，前正中线旁开 5 寸，即自乳头沿水平线向外侧旁开 1 横指处。

功能：活血化瘀，宽胸理气，养护心脏。主要治疗咳嗽、胸痛、胸闷、乳汁分泌不足、乳腺炎、乳腺增生等疾病。

按摩方法：中指指腹垂直下压，顺时针揉按天池穴 50 次，再逆时针按摩 50 次，反复进行，持续 3 ～ 5 分钟为宜。

（2）曲泽穴——安神止痛

"曲"的含义是隐蔽，不易被发现；"泽"的含义是沼泽，是水气汇聚的地方。"曲泽"的含义是心包经气血汇合于此。曲泽穴所接纳的是心包经上、下二部经脉汇合的经气，气血达到此穴时热量开始减散，不断化为经水。

位置：在肘前区，肘横纹上，肱二头肌腱的尺侧缘凹陷中。

功能：清心镇痛，和胃降逆。主治胃痛、呕吐、腹泻、风疹、心痛、心悸等。

按摩方法：取正坐位，掌心向上，伸臂屈肘，肘关节与手臂呈 120°，用另一只手轻握肘尖，四指在外，拇指弯曲，用指尖垂直按压曲泽穴，按压时以穴位有酸麻胀痛感为宜，双手可交替进行按压，每天早晚各按摩一次，每次 1～3 分钟。

（3）郄门穴——心绞痛的应急穴

"郄"，孔隙；"门"，门户。郄门穴是各经脉经气在四肢部深聚的部位。武国忠先生曾说，有急病的时候，郄穴就是最神的药。

位置：在前臂前区，腕掌侧远端横纹上 5 寸，掌长肌腱与桡侧腕屈肌腱之间。

功能：宁心安神，清营止血。主治心胸部疼痛、心悸、呕血、鼻塞，对于急性心绞痛效果极佳。

按摩方法：自己可用右手拇指按定左手郄门，然后左手腕向内转动 45° 再返回，以每分钟 60 次的频率重复该动作，按摩 1 分钟，可治心悸、心动过速等。

（4）内关穴——心脏的保护伞

同 127 页"内关穴——疏通气血"所述。

（5）劳宫穴——清心热、泻肝火

"劳"，劳动；"宫"，中央。劳宫穴为手厥阴心包经的荥穴，五行属火，火为木之子，所以劳宫穴可以清心热、泻肝火。

位置：在掌区，横平第 3 掌指关节近端，第 2、3 掌骨之间偏于第 3 掌骨。

功能：清心热，泻肝火，开窍醒神，消肿止痒。可治疗热病、汗多、心烦、口腔溃疡、中风昏迷、高脂血症等。

按摩方法：先搓热双手手掌，右掌按摩左劳宫穴，左掌按摩右劳宫穴，各 36 次，可使心火清降，促进睡眠。用拇指指尖掐按可治中风昏迷、中暑等急症。

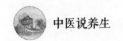

5. 手少阳三焦经的常用穴位

（1）阳池穴——手脚冰凉的克星

"阳"，阴阳之阳；"池"，指囤物之器。从中渚穴（手少阳三焦经的输穴）传来的弱小水湿之气，在到达本穴后吸热胀散，化为阳热之气，就像阳气的生发之池一样，所以名叫"阳池"。

位置：在腕后区，腕背侧远端横纹上，指伸肌腱的尺侧缘凹陷中。

功能：清热通络，通调三焦。主治腕关节肿痛、口干、糖尿病等，可明显改善手足怕冷，如女性在经期、孕期和产褥期出现的手脚冰凉等。

按摩方法：先以一只手的中指指腹按压另一手的阳池穴，再用另一只手的中指指腹按压这只手上的阳池穴，以按摩时稍有酸、痛的感觉为宜，每日早晚各按揉一次，每次 1 ～ 3 分钟。

（2）丝竹空穴——头痛头晕一点消

"丝竹"，指气血运行犹如声音飘然而至；"空"，空虚。丝竹空为三焦经终点穴。

位置：在面部，眉毛外侧缘眉梢凹陷处。

功能：清头明目，镇惊。主治头痛、头晕、目赤肿痛、视神经萎缩等。还有一定的减轻鱼尾纹的作用。

按摩方法：用拇指指腹向内揉按左右丝竹空，每次 1 ～ 3 分钟，以有酸、胀、痛的感觉为宜，每天 3 次。

（3）外关穴——落枕的救星

"外"，内外之外；"关"，关隘。外关穴为手少阳三焦经的络穴，又是八脉交会穴之一，通于阳维脉。

位置：在前臂后区，腕背侧远端横纹上 2 寸，尺骨与桡骨间隙中点。

功能：清热解表，通经活络。主治感冒、头痛、三叉神经痛、颈椎病、落枕等。

按摩方法：用左手的拇指点按外关穴约 1 分钟，力量由轻到重，然后顺时针方向按揉约 1 分钟，逆时针方向再按揉约 1 分钟，以酸胀感向腕部和手放射为佳。

（4）清冷渊穴——清凉之穴

"清冷"，指清凉；"渊"，指深水。本穴具有清三焦之热的作用，犹如入清凉深水之中。

位置：在臂后区，肘尖与肩峰角连线上，肘尖上 2 寸。

功能：清热泻火，疏散风寒，通经止痛。主治前臂及肩背部酸痛不举、头项痛、眼疾等。

按摩方法：用中指指腹向下按揉清冷渊 1 ～ 3 分钟，每天 3 次为最好。

（5）耳门穴——耳朵的救星

"耳"，耳朵，主听觉；"门"，指出入的门户。耳门就如同三焦经气血出入耳部的门户。

位置：在耳前，耳屏上切迹与下颌骨髁突之间的凹陷中。

功能：开窍聪耳，泄热活络。主治耳鸣、耳聋、耳道流脓、中耳炎、牙痛。

按摩方法：双手举起，指尖向上，掌心向内，轻抚头部，四指放在面部的两侧，用拇指的指尖垂直按揉耳门穴，按压时常有明显的胀痛感，每天早晚各按揉一次，每次按揉 1 ～ 3 分钟即可。

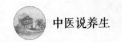

第二节　养经络、养气血

一、经络不可不通

我们在看武侠影视剧的时候，经常会听到"任督二脉""打通全身经脉""点穴"之类的词语，似乎只要打通任督二脉就可以立刻练成绝世神功。当然，这些影视剧使用了夸张的手法，不过经络确有神奇之处。

1. 经络是什么？

实际上，经络是经脉和络脉的总称。与心脏、肝脏、血管、肌肉等具体的组织器官不同，它是人体内部遵循一定线路、互相联系、运行气血的隐性系统。虽然解剖后并不能找到，但在人体上却能有所体现，如行针时患者可有"得气"之感。形象地说，人体就像一座城市，经络就像城市中的各种管道。经络纵横交错，遍布全身，向内连接着人体的五脏六腑，向外沟通着人体的四肢百骸、五官九窍。总之，经络将人体各部分联系起来成为一个富有生机和活力的有机整体。

2. 经络对人体有哪些作用？

（1）通全身

经络可以将人体的各个脏腑联络起来，基于其分布规律，可调节身体内环境的平衡，只要经络相通，人体就能维持正常的生理活动。

（2）行气血

每个人生命的维持都依赖气血，经络就是气血运行的通道。气血通过经络输送到身体各处，得以滋润全身上下，人才能维持正常的生理心理活动。

（3）以表知里

经络穴位可以反映人体的内在的问题。举个例子来说，某种疾病首先表现为脏腑气血功能异常，通过经络可反映在相应的穴位或循行线路上，这样人们就可以轻松地发现脏腑问题，以表知里。

3. 为何经络不可不通？

《黄帝内经》中有记载："经脉者，所以能决死生，处百病，调虚实，不可不通。"由此可见，如果经络不通，人们的身体将受到严重的影响。那么经络不通时都会有哪些表现呢？

（1）身体某个部位发冷

"冷"是经络不通的信号。由于人的体温是由气血及其输送是否正常决定的，气血旺盛，循环正常，体温才会正常。如果哪个部位明显发冷，这个地方可能存在经络不通的情况，气血难以到达。

（2）身体某个部位发热

经络不通时，身体的某些部位也可能会出现发热、干燥的情况，这是因为体内的热气不能通过正常渠道发散出去的缘故。

（3）痛

中医学讲"通则不痛，痛则不通"，如果经络循行线路上出现痛点，意味着这条经络可能有堵塞，影响了气血的运行，脏腑功能亦会受到影响。

（4）酸

如果身体某个部位出现不明原因发酸，说明该部位可能存在经络不畅通的情况，气血运行减慢，比如快速的短跑后身体某些部位会发酸或者无

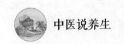

力，这是因为快速跑步时需要更多的气血供应，当需求超过了正常的气血供应限度时则会出现发酸或无力。

（5）肢体肿胀

肿胀大多是由血瘀造成的，如果体内出现血瘀的情况，就说明经络没有很好地将气血输布，经络中可能存在不通的情况。

4. 如何改善经络不通？

（1）注意保暖

肚脐、后背、膝关节等处易受凉，因此要注意保暖，不应穿露脐装，特别是冬天时应注意腿部的保暖。如果遇到有风的天气，出行时应注意做好防风措施，以免风邪入侵，如骑电动车的人群应使用挡风被保护腿部等。

（2）散步

步行是最好的疏通经络的方法。足部有大量的穴位，通过步行可刺激足部穴位，使是对应的脏腑气血运行更加通畅，改变血液循环。不过，走路时要注意姿势正确。

（3）拍打经络

通过对体表经络循行的部位进行一定的拍打，可达到一定的疏通经络、畅通气血、消除疲劳、解痉镇痛、增进健康、防治疾病的目的。正如《医宗金鉴》中所言："气血郁滞，为肿为痛，宜用按摩法，按其经络，以通郁闭之气……其患可愈。"

（4）常梳头

梳头可以起到按摩头皮的作用，这样有助于疏通头部经络。梳头时，可用手指或木梳从额前至枕后，从两侧的颞部至头顶，每次 50 ～ 100 下，晨起梳头效果更佳。

（5）穴位按摩

每条经络上都有相应的穴位，每一个穴位都有不同的功效，可根据具体问题选择正确的穴位按摩方法来通畅经络，我们在前一节内容中也对常用穴位的按摩方法进行了介绍。

（6）保持愉悦的心情

不良的情绪会导致脏腑气机郁结，经络阻塞。愉快平和的心境不仅能使人豁然开朗，还有疏通经络之功效。

（7）适当运动

要学会进行适当的锻炼以固护阳气，这样才能使经络通畅，气血运行规律。

二、经络气血充盛

《难经》说："气主煦之，血主濡之。"气和血是构成人体和维持生命活动的两大物质基础。中医学认为，气为血之帅，血为气之母。血液行于脉内营养周身，气能保证血液的正常运行。气血既是脏腑功能活动的物质基础，又是脏腑功能活动的产物。

1. 气血从何而来

气血掌握着"生杀之权"，想要保护好气血，使气血运行通畅，就要清楚气血的来龙去脉。

构成人体和维持人体生命活动的气，一是来源于禀受于父母生殖之精的构成人体胚胎原始物质的先天精气，二是来源于饮食中的营养物质，也就是后天之谷气，即脾胃运化的水谷精气，三是来源于由肺吸入的自然界的清气。

血主要由营气和津液组成。营气和津液都来源于脾胃所化生的水谷精微。《灵枢·决气》"中焦受气取汁，变化而赤，是谓血"，描述的就是脾胃将摄入的饮食物化生为血液的功能。

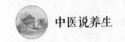

2. 调气血与养五脏

心主血脉，心是血液运行的动力，脉是血液运行的通道。心推动血液在脉管中运行，以营养全身。因此，心气是血液运行的主要动力。肺主一身之气，肺气的运动推动并调节着一身之气的运行，肺脏通过呼吸将体内的浊气排至体外，吸入自然界的清气，完成体内外清浊气的交换。脾胃乃气血生化之源，后天之本。脾脏运输水谷精气，并使其化生为气血津液，保证血液在脉管中运行。肝藏血，主疏泄，肝在人体处于动态时向外输布更多的血液，以供人体活动之需，当然，人体处于静态时，多余的血液将归藏于肝。肝同时还可配合肾精以化生为血。由此可见养五脏就要养气血，气血是人体不可缺少的角色。

3. 气能行血，血能载气

气能行血，血属阴而主静，血不能自行，血液的循行依赖于气的推动，比如心气的推动、肺气的宣发布散、肝气的疏泄条达，这些都是气能行血的基础。如果出现气虚或气滞，推动血行的力量减弱，则血行迟缓，流行不畅，我们称之为"气虚血瘀""气滞血瘀"。

血能载气，主要指气若不附存于血将涣散不收。气附存于血中，血能载气并不断为气的功能活动提供水谷精微，使气不断得到营养补充，因此血盛则气旺，血虚则气衰。血虚的人常常会无精打采，就是由于血虚造成了气衰，生命活力减弱。血瘀常可导致气机不畅，也会引起胸闷、气喘等症状。

4. 判断是否气血充足的小技巧

（1）是否精力充沛

气血充足者精力充沛，精神好。如果中气不足，平时经常说话有气无力，觉得疲惫，对事物的兴趣度明显下降，容易犯困，经常腰酸背痛，则说明可能存在气血虚弱的情况。

（2）面色是否红润

气血不足的人通常脸色苍白没有血色，黯淡无光，口唇无光泽，皮肤弹性也比较差。

（3）头发是否浓密

如果一个人头发乌黑、浓密、柔顺，就说明气血充足；反之如果出现头发枯黄、有白发、有分叉、掉发多等现象则说明气血不足。

（4）手心是否温暖

如果一个人一年四季手都是暖和的，则说明气血充足；如果手心偏凉，汗出冰冷等，则说明气血不足。

（5）睡眠是否良好

如果一个人睡眠好，入睡快，睡得沉，呼吸均匀，一觉可以睡到天亮，就说明气血是充足的；如果入睡困难，容易做梦，容易惊醒，夜尿多，呼吸重，打呼噜，则提示可能已经出现了气血不足。

（6）月经是否正常

女性如果来月经前小腹胀痛，月经量少，经色紫暗，有血块，可能是气血不足的表现。

（7）眼睛是否有神

如果眼睛有神，黑白分明，那么就说明气血旺盛；相反，如果眼中无神，眼袋大，眼皮沉重，有血丝，那么就说明可能已经出现了气血不足的情况。

5. 气血重在保养

气血充足，则各脏腑功能旺盛、血脉畅通；气血两虚，也就是身体内的血液量少、质劣，则各脏腑功能低下。在生活中，我们应怎样来保养气血呢？

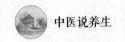

（1）合理睡眠

首先，要保证睡眠时间充足；其次，要合理安排睡眠时间，顺应昼夜及季节的变化规律；最重要的是要保证睡眠质量，睡前不要情绪波动过大等。

（2）合理饮食

饮食要荤素搭配，食物种类要多样，以全面提供身体所需要的营养。已有气血不足的人应在专业医生的指导下增加食用补充气血的食物，如红枣、阿胶等。

（3）适量运动

运动可以促进全身血液循环，提高人体抵御疾病的能力，不论是哪个年龄段的人，都少不了运动。但是需要注意的是，运动是为了更健康，而不是为了让身体劳累，所以不可过度运动，要根据自己的身体情况及耐受能力合理地安排运动方式，控制运动量。

（4）适度休息很重要

过劳是耗杀气血的罪魁祸首。新闻报道中有无数个由于劳累而猝死的案例，这警示我们人是不能过于疲劳的，当人超负荷工作或运动时，身体会受到不同程度的影响。一般情况下，我们每日卧床时间每天不得少于八小时，这样才可保证得到充分的休息。

（5）避免长时间用眼

久视伤血，手机和电脑仿佛就是"吸血鬼"。随着现代工作、生活节奏的不断加快，很多人整日坐在电脑前伏案工作，拿着手机处理工作或进行娱乐。《黄帝内经》中提到的"五劳所伤"中有一伤就是"久视伤血"，这里的"血"，指的就是肝血。因此，我们要合理安排自己的时间，如果不可避免地需要长时间看手机、看电脑，也要间断进行放松和眼部锻炼。

第六章
养生汤粥茶酒

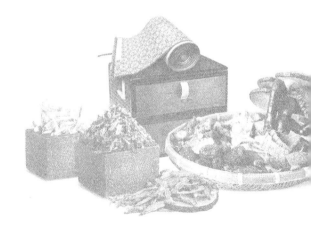

第一节　藏在食物中的养生智慧

俗话说"是药三分毒""药补不如食补"。我国饮食文化源远流长，食疗所用的食物其实并不复杂，它可以是我们家常食材做出的营养菜式，也可以是药食同源类药材烹制出的美味药膳。

智慧的祖先在生活实践中逐渐发现，许多食物不但可以充饥、补养身体，还能够医治一些简单的疾病。在得病之前乃至患病过程中，如果我们能够掌握食物的特性，科学、正确地进行饮食调补，既可以减少疾病的发生，又可以提高生存的质量，其意义是重大而深远的。

除此之外，四季的更迭和节气的变化都会对人体产生不同的影响。中医学讲应顺应自然的发展规律，因此我们应根据四季节气的变化在营养和饮食上进行适当调整。一年四季皆有不同的饮食原则。

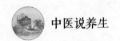

第二节　汤

一、伊尹说汤

伊尹，夏末商初时期的一位传奇人物，为何言之为传奇？

第一功，杰出的军事家。伊尹辅助商汤灭夏，立下了汗马功劳。伊尹出生于伊水之滨，故唤"伊"姓，在一场洪水过后，伊尹成了孤儿。也许是"穷人的孩子早当家"，伊尹在年轻的时候就是个有理想、有抱负的青年，被人们称为"贤"。在那个时候，信息传播更多还是依靠口口相传，但很快伊尹圣贤之名就传到了汤的耳中。一人是伯乐，一人是千里马，后来伊尹辅佐汤建立了商。

第二功，杰出的政治家。在他担任商代尹（旧时冠名）时，使用烹饪之理治天下。汤在位29年去世后，伊尹又继续辅佐汤的第二个儿子外丙，接着辅佐中壬。两代君王相继逝世，伊尹辅佐太甲继位。由于太甲昏庸暴虐，伊尹便将太甲流放到偏远地区三年，三年后归来，太甲果真变得体恤民情，以仁义治国，获得了百姓的拥戴，后来有了《太甲训》的名作。伊尹辅佐太甲整顿吏治，有道治国，使百姓安居乐业，商代经济强盛发展。伊尹享年100岁，在他去世后，商王沃丁为感激他为商代做出的贡献，命人以天子之礼厚葬。

第三功，杰出的医学家。民间有言："隐医医之为道，由来尚矣。原百病之起愈，本乎黄帝；辨百药之味性，本乎神农；汤液则本乎伊尹。此三圣人者，拯黎元之疾苦，赞天地之生育，其有功于万世大矣。"相传他创作的《汤液经》对《伤寒杂病论》等后世医学著作起到了重要的影响，奠定了中医方剂学的基础，也奠定了现代养生文化的基础。

二、四季养生汤

1. 春季温补汤

（1）山药猪肋汤

材料：猪肋排 200 克，山药 150 克，红枣 5 颗，葱、姜适量。

做法：肋排洗净，斩成段，焯水捞出，洗去血沫沥干备用。山药洗净，去皮，切块备用。红枣洗净，用温水泡软备用。葱切段，姜切片备用。锅内倒入植物油，烧至六成热后放入山药块，炸至呈黄色出锅备用。砂锅内放入清汤用大火烧沸，放入排骨段、葱段、姜片，加料酒，再次煮沸后转小火煮 30 分钟，放入山药块、红枣，用小火焖 30 分钟，加盐、鸡精调味即成。

（2）西蓝花鸡汤

材料：西蓝花 150 克，胡萝卜、水发黑木耳各 50 克，净鸡半只，玉米粒 40 克，姜适量。

做法：西蓝花、胡萝卜分别洗净，切块备用。鸡洗净，切块，入沸水中焯去血水，捞出备用。玉米粒洗净，水发黑木耳洗净后撕成小朵，姜切片。煲锅中倒入清水煮沸，加鸡块、姜片、料酒，转小火煲约 1 小时，下入剩余材料续煮 30 分钟，加盐调味即成。

（3）茯苓豆腐汤

材料：豆腐 500 克，茯苓粉、松仁、胡萝卜、香菇各 30 克，鸡蛋 1 个。

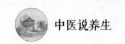

做法：豆腐洗净，切小方块备用。香菇、胡萝卜洗净，切丁备用。豆腐块放入碗中，撒上茯苓粉、盐，抹上蛋清，摆上香菇丁、胡萝卜丁、松仁，入蒸锅内用大火蒸10分钟，倒入汤锅中，加入清汤煮沸，再加盐、料酒调味，用水淀粉勾薄芡即成。

（4）芦笋清汤

材料：芦笋200克，番茄、鸡蛋各1个，水发黑木耳20克，葱、姜适量。

做法：芦笋去老皮，洗净，切丁。番茄洗净，切块。鸡蛋敲入碗中打散。黑木耳入清水中泡发洗净，切碎。葱、姜切丝，入热油锅中爆香，倒入适量清水，大火煮沸后下入芦笋丁、番茄块、碎黑木耳，改中火煮约20分钟，转小火后淋入蛋液，搅散，加盐、鸡精、酱油调味，最后淋入香油即成。

（5）芙蓉海鲜汤

材料：虾仁80克，蟹棒100克，青豆60克，鸡蛋1个，水发海参50克，牛奶、姜适量。

做法：虾仁、海参、青豆洗净备用，姜切丝，鸡蛋敲入碗中打散备用。蟹棒洗净，切丁。锅中倒入适量清水和牛奶，放入虾仁、蟹棒丁、海参、青豆、姜末、料酒，大火煮至所有材料软熟。加盐、味精、胡椒粉调味，用水淀粉勾芡，最后淋入蛋清，略煮片刻即成。

2. 夏季生津汤

（1）杜仲猪肝汤

材料：杜仲5克，猪肝350克，姜10克，青葱15克。

做法：杜仲洗净，姜切片，葱切丝备用。猪肝洗净，切片，余水后捞出。取净锅上火，加入适量清水，大火煮沸后放入杜仲、猪肝、姜片，大火烧开转小火炖30分钟，加盐、料酒等调味，最后撒上葱丝即成。

（2）苦瓜豆腐汤

材料：苦瓜适量，豆腐1盒，虾米、枸杞子适量。

做法：苦瓜洗净，切片备用。豆腐切块，备用。锅中加入水适量煮开，随即把豆腐块、枸杞子、虾米放入锅中煮开，加盐调味，最后放入苦瓜略煮即成。

（3）冬瓜海带排骨汤

材料：排骨2条，干海带40～50克，冬瓜300～400克，姜3～5片。

做法：干海带用清水洗净泡软（最好先浸泡6～12个小时），切成1厘米左右的细丝。冬瓜洗净，连皮切成大块。将已斩截的排骨放到烧开的水中略略烫下，捞起冲净。另起新锅，放入切好的海带丝、排骨、冬瓜块、姜片，加清水适量，大火烧开15分钟后，用文火再煲1个小时，快起锅时加盐及少许料酒即成。

（4）桂圆莲子鸡汤

材料：鸡腿2个，红枣5颗，枸杞子适量，莲子50g，桂圆30g。

做法：鸡腿去骨后洗净，切丁，下少许麻油把鸡肉煎至微金黄后起锅备用。桂圆、莲子、红枣洗净。起汤锅倒入适量水后放入桂圆、莲子、红枣、枸杞子，再放入煎好的鸡肉，大火烧至沸腾后换成小火继续煲30分钟，关火前加入盐、鸡精等调味即成。

（5）丝瓜鱼头汤

材料：丝瓜1根，胖头鱼头、红薯粉丝、橘皮、姜、香葱适量。

做法：鱼头洗净对开边，直边斩成4截备用。丝瓜去头尾后斜刀切大片，红薯粉丝泡发，姜切片，香葱切丝。锅中放一点点油，先放姜片爆香，下锅煎鱼头至两面金黄，点一点蚝油，倒入清水两碗，再放入红薯粉丝，加盖至水开，放入白糖、料酒及少量橘皮，再放入丝瓜煮2分钟，出锅前加鸡精、白醋、盐和香葱丝。

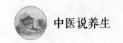

3. 秋季滋阴汤

（1）罗宋汤

材料：牛腩 300 克，番茄 2 个，洋葱 50 克，胡萝卜 50 克，圆白菜 50 克，蒜头适量。

做法：蒜头拍碎，番茄去皮后切丁，洋葱、胡萝卜洗净切片，圆白菜洗净切碎备用。牛腩切块，冷水下锅，开火至水沸腾后再煮 3 分钟后捞出，洗去血水。油锅烧热，爆香蒜头，加牛腩、洋葱、圆白菜、番茄略炒，加番茄酱拌匀后盛出。另起一锅，加入清水煮沸，将所有食材放入后大火煮沸（水必须盖过食材），再转小火煮至胡萝卜变软，加盐调味，最后加一碗水淀粉勾芡即成。

（2）玉竹乌鸡汤

材料：熟冬笋块 100 克，光乌鸡 1 只，玉竹、葱、姜适量。

做法：乌鸡入沸水锅焯水后洗净切块，葱切段，姜切片。油锅烧热，放入葱段、姜片稍煸炒，加入适量清水，放入乌鸡块、熟冬笋块、玉竹，加入黄酒，烧沸后撇去浮沫，加盖炖 1.5 小时至鸡肉熟烂，加入盐、味精调味，最后拣去葱段、姜片、玉竹即成。

（3）党参黄芪鸡汤

材料：老母鸡 1 只，党参、黄芪各 30 克，红枣 25 克，桂圆肉 15 克（或 10 颗去皮干桂圆）。

做法：鸡洗净，剁成块（也可整只或半只放入），放入凉水锅中煮开，捞出冲净沥干。红枣和桂圆肉用清水冲洗干净，党参和黄芪用清水浸泡 3 ～ 5 分钟，捞出冲净沥干。所有食材放入电压锅，注入清水 1.5 升，选择"煲汤"挡即可。食用前加盐调味。

（4）沙参玉竹猪肺汤

材料：猪肺 1 个，白菜干一小把，玉竹 30 克，陈皮 1 块，沙参 30 克，蜜枣 3 颗。

做法：把猪肺的喉管灌涨，然后把水挤出来，反复多次，直到将猪肺里的血污洗净为止，然后把猪肺切成适中的块状，余水捞起，沥干水，热锅（不用放油），倒入猪肺，把水炒干，盛起待用。白菜干用清水泡开，洗净，切段。沙参、玉竹、蜜枣洗净，陈皮用清水泡软，刮去白瓤。锅中加入清水煮沸，放入所有材料，用大火煮开，转中小火煲2个小时，加盐调味后即可品尝。

（5）花生桂圆红枣汤

材料：带膜花生300克，桂圆肉100克，红枣20颗。

做法：花生洗净，入水2小时后沥干，和洗净的红枣一起放入锅中，加5碗水以大火煮开，转小火慢炖40分钟。桂圆肉剥散，入锅续煮5分钟，加糖调味即成。

4. 冬季滋补汤

（1）莲藕山药老鸭汤

材料：老鸭1只，山药、莲藕、莲子、姜适量。

做法：把剁成小块的鸭肉洗净入开水锅，水里放几片切好的姜片，焯水后捞出冲净。山药去皮切段，莲藕切滚刀块。炒锅里放少许油，放几片姜炒出香味，放入焯好的鸭肉翻炒，加入料酒去腥。把鸭肉转入砂锅添高汤或水，放入山药、莲藕、莲子，大火烧开，再转小火慢炖，炖至鸭肉熟烂后加入少量盐调味即成。

（2）枸杞鲈鱼汤

材料：鲈鱼300克，枸杞子50克，葱、姜适量。

做法：鲜鲈鱼洗净，鱼身两侧划斜刀，抹10克料酒及少许盐，葱切段、姜切片后塞入鱼肚去腥。取一汤锅，加入适量清水，放入鲈鱼、枸杞子，大火烧开后换小火煮20分钟，加入盐、料酒调味即成。

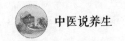

（3）当归鸡汤

材料：鸡肉 200g，当归 5 克，白萝卜 200 克，姜适量。

做法：鸡肉洗净切块，姜去皮切片，白萝卜洗净后去皮切块。把所有食材放入炖盅，加水，放在蒸锅上小火蒸 30 ～ 40 分钟即成。

（4）红枣海参汤

材料：水发海参 50 克，大枣 10 克，冰糖 10 克。

做法：锅中加清水，大火烧开后加入海参，转文火炖烂。加入大枣、冰糖，再炖 15 分钟即成。

第三节　粥

一、黄帝蒸饭煮粥

我们的祖先在学会了用火和食用熟食，并开始能够制作简单的炊具后，结束了"茹毛饮血"的自然饮食状态。

那么粥是如何来的？

随着烹制容器的不断发展，蒸饭煮粥逐渐成为一种流行的饮食方法。黄帝率领臣民刀耕火耨，发展原始农业。三国谯周《古史考》中记载道："黄帝始蒸谷为饭，烹谷为粥。"随着农业的发展，人们的饮食改为以饭食为主，辅以蔬菜，再加少量的肉食。这样的饮食结构一直延续到了现在。

二、四季养生粥

1. 春季养阳粥

（1）粳米韭菜粥

材料：粳米 100g，韭菜 550g。

做法：将洗净的粳米倒入锅内，加水煮沸。加入洗净切碎的韭菜，同煮作粥，适量食用。

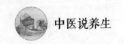

（2）银耳百合粳米粥

材料：银耳 10g，百合 10g，粳米 200g，冰糖适量。

做法：干百合提前泡发（先浸泡 15 分钟，然后洗净，再浸泡至泡发，第二次浸泡的水留用），鲜百合洗净即可。银耳提前泡发，将泡发银耳头部黄黄的老蒂去掉，去杂质，洗净切碎。粳米洗净放电炖锅内胆中，加入洗净的百合和切碎的银耳，倒入第二次浸泡百合的水，若不够再调入适量清水。慢炖 1 ～ 2 小时后即可食用。

（3）猪肝绿豆粥

材料：新鲜猪肝 100 克，绿豆 60 克，大米 100 克。

做法：将绿豆、大米洗净同煮，大火煮沸后改用小火慢熬，煮至八成熟。将切成片或条状的猪肝放入锅中同煮，熟后再加调味品调味即可。

（4）黑米粥

材料：黑米 80 克，大米 20 克，红枣 40 克，枸杞子 5 克。

做法：黑米淘洗干净，浸泡 5 小时。大米淘洗干净，浸泡 30 分钟。红枣洗净去核，枸杞子洗净。锅置火上，放入黑米、大米、红枣，加入适量清水，大火煮沸后转为小火熬煮成粥，再放入枸杞子煮 5 分钟，用白糖调味即可。

（5）玫瑰花粥

材料：白米 1 杯，新鲜玫瑰花、蜂蜜适量。

做法：白米洗净沥干，玫瑰花洗净剥瓣备用。锅中水煮沸，放入白米续煮至滚时稍稍搅拌，改中小火熬煮 30 分钟，放入玫瑰花瓣续煮 3 分钟。煮后取适量至碗中，加入适量蜂蜜，拌匀即可食用。

2. 夏季消暑祛湿粥

（1）绿豆百合粥

材料：大米 100 克，绿豆 100 克，百合 50 克，红糖适量。

做法：绿豆、大米分别淘洗干净。百合洗净，用清水浸泡备用。锅内加水烧沸，放入绿豆和大米同煮，待绿豆将熟时放入百合煮至黏稠，食用时加入适量红糖。

（2）荷叶粥

材料：白米1杯，干荷叶1/4张。

做法：把干荷叶放到冷水里浸软，或者用开水煮软，煮过的水不要倒掉，可以用作代茶饮。白米煲煮成粥，若用电压力锅则煮7分钟即可，若用普通的锅煮到米熟即可。打开锅盖，把已经浸软的荷叶铺到已经煮好的粥上，盖上锅盖，用锅内余热将荷叶和粥更好地融合在一起。捞出荷叶后即可食用。

（3）黄瓜大米粥

材料：大米1杯，黄瓜1根。

做法：锅中放入足量的水，大火烧至发出响声，水似开非开，大米用清水冲洗一遍后放入锅中。用勺子将大米搅拌几次，加入一滴食用油，大火熬煮至锅里的水再次烧开，表面有浮沫漂起，用勺子将浮沫撇净。用勺子将锅里的大米朝一个方向搅拌几次，转小火慢慢煮制，其间要间断用勺子再朝一个方向搅拌几次，直到锅里的大米煮至软烂。转中大火，用勺子朝一个方向搅拌粥体，熬煮约10分钟至粥体浓稠。黄瓜洗净，用削皮刀轻轻刮去外皮，把黄瓜先切成薄片再分切成细长条，然后切成小丁。将切好的黄瓜丁放入锅中，加入适量的食盐调味，用勺子搅拌1～2分钟关火即成。

（4）山药扁豆陈皮粥

材料：鲜山药200克，扁豆100克，陈皮5克，粳米100克。

做法：鲜山药去皮，洗净切块。扁豆洗净切段。将所有食材放入砂锅内，加适量水熬煮成粥即成。

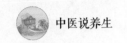

（5）苦瓜薏米粥

材料：苦瓜 15 克，薏米 60 克。

做法：薏米洗净后浸泡几个小时，苦瓜清理干净切块。将苦瓜和薏米一起放入高压锅煲 45 分钟，出锅前加入少许盐调味即可。

3. 秋季滋阴润肺粥

（1）薏米红豆粥

材料：生薏米 20 克，红豆 30 克。

做法：将生薏米、红豆洗净后浸约半日，沥干备用。薏米加水煮至半软后加入红豆煮熟，再加入冰糖，待冰糖溶解后关火即可食用。

（2）瑶柱白果粥

材料：大米 100g，瑶柱 20g，白果 10 粒，小葱、姜适量。

做法：大米淘洗干净，用清水浸泡 30 分钟。瑶柱用温水泡软，用手捏碎。葱切碎，姜切丝。白果用刀背轻轻拍裂，去壳，取出白果仁，放入沸水中浸泡 1 分钟，趁热剥掉褐色膜衣。锅中注入足量清水烧开，放入大米、白果、瑶柱、姜丝，大火煮开后转小火煲煮 30 分钟，直至米粒开花，米粥浓稠，加入盐、香油调味，撒上葱花即可。

（3）当归荸荠粥

材料：荸荠 7 个，当归 30g，大米、蜂蜜适量。

做法：当归洗净放入砂锅中，荸荠切小块备用。锅中加入足量的水炖煮 30 分钟，其间将大米洗净。将当归捞出，放入大米煮粥，快熟时放入荸荠块，继续煮 3 分钟左右即可食用。

（4）莲藕虾仁粥

材料：大米 80 克，鲜虾 80 克，莲藕 100 克，葱适量。

做法：将鲜虾去壳，挑出上下两条黑线，洗净后沥干水，放入 1 克左右盐和 2 克胡椒粉增味。将莲藕去皮，切成均匀薄片，葱洗净切成葱花备用。选用较深的砂锅（瓦煲），放入米、藕片，加入足量清水，大火煮滚后改文火煮，煮至大米呈米花样、粥体色白黏稠时，加入虾和适量盐，改大火煮 1 分钟左右后关火，撒上葱花、淋上麻油即可食用。

（5）冰糖雪梨银耳粥

材料：雪梨 1 个，银耳 2 朵，红枣几粒，冰糖适量。

做法：银耳提前泡发，去掉根部，清洗干净撕成小朵放进锅中，注入足量的纯净水，盖上盖子大火煮开，转小火煮 15 分钟。放入切好的雪梨块、红枣，再放入冰糖，继续煮 10 ～ 15 分钟后即可食用。

4. 冬季驱寒补肾粥

（1）红薯花生粥

材料：糯米 1 杯，红薯适量，花生 50g。

做法：将糯米洗净，红薯去皮切成小块，一同放入锅中，加入洗净的花生，倒入适量的水，煮 1 小时左右即可食用。

（2）鸡肉青菜粥

材料：大米 50g，鸡胸肉 100g，胡萝卜少许，生菜 2 片，姜 1 片。

做法：大米洗净后加水和几滴香油一起浸泡 1 个小时。鸡胸肉切成丁，胡萝卜、姜和生菜都切成丝，把鸡肉丁和姜丝放入碗中，加入生抽、料酒及少许盐搅拌均匀，腌制半个小时。腌制好后放入切好的胡萝卜丝、生菜丝，同浸泡后的大米一同煲成粥就可以了。

（3）山药羊肉粥

材料：山药 500 克，羊肉 100 克，大米 200 克，姜丝适量。

做法：将大米提前一晚洗净泡好。山药切丁，泡在清水中备用。羊肉切片后过水，变色后捞出，控干水分备用。将大米、羊肉放入汤锅中，配以食材 2 倍以上的水，烧开后加入盐、姜丝、料酒，然后转文火煲上 10 分钟。将山药放入锅中，继续以小火煲上 20 ～ 30 分钟即成。

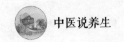

（4）茯苓大枣粥

材料：粳米 100 克，茯苓 30 克，大枣（干）30 克。

做法：将大枣洗净去核，与粳米一同放入砂锅内，文火煮烂。加茯苓粉再煮 10 分钟左右即可食用。

第四节　茶

一、神农发现茶解毒

　　每个人都听说过神农尝百草的故事，那么神农与茶又有什么渊源呢？
"神农尝百草，日遇七十二毒，得茶而解之"，这是民间广为流传的一句话，
很多专家、学者认为它出自约成书于汉代，甚至战国时期的《神农本草
经》，但未见于书中，多是口口相传。

　　传说，神农采集草药，亲自熬煎，为人治病。一日，他正准备煎药之
时，忽有树叶飘入锅中，只见汤色渐黄，清香四溢，随后饮之，其味略苦，
回味甘甜。当时神农正肚痛腹泻，便趁热喝了两大碗，结果肚子奇迹般地
不痛了，泻也止住了，精神也好了很多。后来，神农深入研究后发现这种
叶子果真具有解毒的功效，将之定名为"茶"。

二、四季养生茶

1. 春季清肝养颜茶

（1）菊花枸杞茶

材料：菊花、枸杞子各3克，花茶2克，蜂蜜适量。

做法：把菊花、枸杞子洗净，和花茶一起放进茶杯，用250毫升沸水

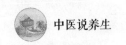

冲泡后加盖闷 5 分钟左右，然后根据口味加入蜂蜜调味即可饮用。

（2）五味蜜茶

材料：蜂蜜 25 克，五味子 5 克，花茶 3 克。

做法：五味子洗净、晾干后用干净铁锅炒焦，放入砂锅，加适量清水置火上煮沸，转小火再煎煮 15 ～ 20 分钟后离火澄出汤汁，趁热冲泡花茶，加适量蜂蜜调味即可饮用。

（3）杞子茉莉茶

材料：枸杞子 15 克，茉莉花 3 克。

做法：枸杞子洗净后和茉莉花一起放进茶杯，用沸水冲泡后加盖闷 5 ～ 8 分钟，趁热饮用。喜食甜者，可加适量蜂蜜调味。

（4）杞子花叶茶

材料：干荷叶 25 克，枸杞子 15 克，橘皮 10 克，玫瑰花、杭白菊、花茶各 6 克。

做法：干荷叶、枸杞子、橘皮、玫瑰花、杭白菊全部洗净，晾干，其中干荷叶、橘皮需剪成细条，然后将所有材料一起放入茶杯，用 300 毫升热水冲泡，加盖闷 10 ～ 15 分钟后即可饮用。

（5）玫瑰花茶

材料：干玫瑰花、蜂蜜适量。

做法：将干玫瑰花洗净后放入茶杯，用 300 毫升热水冲泡，加盖闷 10 ～ 15 分钟后即可饮用。

2. 夏季清凉消暑茶

（1）冰橘茶

材料：鲜金橘 5 个，鲜柠檬 1 个，绿茶 5 克，蜂蜜、冰块各适量。

做法：金橘、柠檬洗净并切片，并把 4/5 的金橘和柠檬一起榨成汁备用。绿茶用 350 毫升沸水冲泡，静置 10 分钟后澄出茶汁放凉备用。准备一只大玻璃碗或水瓶，将晾好的绿茶汁、果汁和蜂蜜、冰块一起放入并搅匀，最后把剩下的金橘片撒入即可。

（2）薄荷绿茶

材料：绿茶5克或绿茶包1个，鲜薄荷叶3克（约3片薄荷叶）。

做法：将绿茶放入茶壶，用400毫升沸水冲泡，然后将薄荷叶投入茶水中，加盖略闷5分钟，即可饮用。

（3）山楂茶

材料：干山楂片30克，绿茶5克，蜂蜜适量。

做法：山楂片洗净，和绿茶一起放进茶杯，倒入300毫升沸水冲泡，略闷片刻即可饮用，随喝随添水直至色浅味淡。怕酸者可适量添加蜂蜜调味。

（4）灵芝薄荷茶

材料：鲜薄荷叶、谷芽各5克，灵芝、绿茶2克，绵白糖25克。

做法：薄荷叶洗净剪成碎块，谷芽炒香后和灵芝一起放入砂锅，加250毫升清水上火煎煮，大火烧开后转小火继续煎煮并放入绵白糖，待汤汁煎煮至剩200毫升时下入薄荷叶，再煮5分钟左右关火，去渣澄出汤汁冲泡绿茶即可饮用。

（5）银花大枣茶

材料：金银花10克，干红枣肉、菊花、绿茶各5克。

做法：把金银花、干红枣肉、菊花洗净，和绿茶一起放入茶杯，用250毫升沸水冲泡后加盖略闷片刻即可饮用。

3. 秋季滋润茶

（1）姜苏茶

材料：姜、紫苏叶各3克。

做法：将生姜切成丝，紫苏叶清洗干净，放入杯中用开水冲泡10分钟

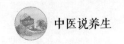

即可。每天两次，上、下午各饮一次。

（2）鲜橘茶

材料：新鲜橘皮20克，嫩姜10克，清茶5克，红糖适量。

做法：新鲜橘皮洗净，用刀刮去内层白膜，切细丝备用。嫩姜洗净切细丝备用。把姜丝放入砂锅，加250毫升清水后置火上，大火烧开后转小火，约煮5分钟，再放入橘皮煮1分钟后离火，澄出汤汁冲泡清茶即可饮用，可适量加入红糖调味。

（3）生姜薄荷茶

材料：生姜15克，薄荷叶、红糖各10克，清茶5克。

做法：薄荷叶洗净，剪碎。生姜洗净切片。将处理好的薄荷叶、生姜、清茶一起放入茶杯，用250毫升沸水冲泡，加盖闷10分钟后开盖，加入红糖搅匀即可饮用。

（4）玫瑰茉莉蜂蜜清茶

材料：茉莉花、玫瑰花各15克，清茶6克，蜂蜜适量。

做法：将茉莉花、玫瑰花洗净，和清茶一起放入茶杯，用300毫升沸水冲泡，加盖闷3分钟即可饮用。

（5）黄精茶

材料：黄精30克。

做法：将黄精切成薄片放入大点的杯子中，加入150毫升温开水浸泡，几分钟后再加入400毫升的温水，继续泡3分钟左右即可饮用。

4. 冬季滋补暖心茶

（1）桂圆红枣茶

材料：红枣100克，桂圆50克。

做法：将所有材料放入1000毫升的水中煮沸，关火，闷10分钟即成。

（2）参枣茶

材料：红枣 5 颗，西洋参 3 克。

做法：将红枣放入 350 毫升沸水中，小火煮 3 分钟，将参片放入杯中，注入红枣水，盖盖闷 10 分钟即成。

（3）玫瑰银耳茶

材料：玫瑰花 5 朵，银耳适量，枸杞子 10 粒，冰糖适量。

做法：将银耳洗净后放入锅中煮 10～20 分钟，然后放入玫瑰花与枸杞子，再煮 2～3 分钟后，盖上杯盖，闷 7～10 分钟后即可饮用。

（4）洋参麦冬茶

材料：麦冬 10 克，干红枣肉 6 克，西洋参、红茶各 5 克，五味子 3 克，冰糖适量。

做法：把麦冬、干红枣肉、西洋参、五味子洗净，一起放入砂锅，加 500 毫升清水置火上煎煮，大火烧开后转小火煎煮至剩 300 毫升时离火澄出汤汁，趁热冲泡红茶并加入冰糖调味后即可饮用。

（5）柠檬红茶

材料：鲜柠檬 50 克（约 1 个），红茶 10 克，蜂蜜适量。

做法：鲜柠檬洗净，带皮切成 3～4 毫米厚的片备用。将红茶放进茶壶，用 500 毫升热水冲泡，加盖闷 4～5 分钟后滤去茶叶澄出茶汁，然后把切好的柠檬片放入红茶汁中浸泡片刻即可饮用，饮用时可根据个人口味添加适量蜂蜜调味。

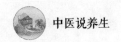

第五节　酒

一、解忧杜康酒

"何以解忧？唯有杜康。"一句耳熟能详的诗句把大家带进了酒的世界。说到酒，大家一定会联想到李白，他是一位伟大的诗人，是我国传统酒文化的代表之一。那么李白笔下的酒是怎样的呢？

酒为豪放之饮。《将进酒》中描述，李白与友人饮酒，喝到兴处，有感而发："人生得意须尽欢，莫使金樽空对月。"饮酒可促进人与人之间的情感交流。

酒可消愁。历代文人，或怀才不遇，或壮志未酬，多有不可解之愁，因而常借酒以排遣忧愁与苦闷。李白也是一样，他在《月下独酌》中写道："花间一壶酒，独酌无相亲。举杯邀明月，对影成三人。"

李白一生与酒为伴，被后世称为"酒仙"。随着酒文化的不断发展，饮养生酒的养生方式也在不断完善。需要特别注意的是，药酒不可过饮、乱饮，必须在专业医生的指导下饮用。

二、四季养生酒

1. 春季养肝滋阴酒

（1）天冬酒

材料：天冬1500克，糯米1000克，酒曲100克。

做法：天冬去心洗净，晾干，捣碎，和20升清水一起放进大号蒸锅，放在火上煎煮，大火催开后转小火，直至水量减半后关火，澄出药汁备用。糯米洗净后用清水浸泡1小时，然后沥干上锅蒸成糯米饭，取出晾至半温。把酒曲、药汁倒进半温的糯米饭中拌匀，再倒进一只干净的敞口瓷坛，密封好置于避光、恒温25～32℃的地方发酵，2～4天即可澄出酒液，装瓶即成。

（2）玫瑰花酒

材料：鲜玫瑰花瓣500克，蜂蜜300克，白酒1000毫升。

做法：精盐放到500毫升清水中调成淡盐水。玫瑰花瓣洗净后放到淡盐水中浸泡1小时后取出，沥干水分后用绵白糖、蜂蜜拌匀，放入密封容器腌渍24小时，然后和白酒一起放入干净的瓷坛或敞口玻璃瓶中，密封置于阴凉避光处，适时摇匀，1个月后即可开封饮用。

（3）樱桃酒

材料：鲜樱桃200克，白酒1000毫升。

做法：樱桃洗净、去柄，对剖成两半并去掉果核。把处理好的樱桃和白酒、白砂糖一起倒进干净的瓷瓶或玻璃瓶中，加盖密封，置于阴凉避光处，每3天摇匀一次，浸泡20～30天后即可饮用。

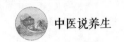

2. 夏季清热开胃酒

（1）杨梅酒

材料：鲜杨梅 500 克，白酒 1000 毫升，蜂蜜 100 克，冰糖适量。

做法：杨梅洗净，晾干表面水分备用。准备一只敞口大的玻璃瓶，洗净、擦干后倒入准备好的杨梅、蜂蜜和白酒，加盖密封置于阴凉避光处。第一周每天摇匀 1 次，第二周开始每周摇匀 1 次，3 个月之后即可启封饮用。喜欢甜味的人，可以在制作杨梅酒时依据个人口味添加适量冰糖。

（2）杜仲菊花酒

材料：菊花、杜仲各 500 克，茯苓 150 克，白酒 5000 毫升。

做法：把所有食材一起洗净、晾干后碾成粗末装入细纱布袋。把装药的布袋放入干净的瓷坛再倒入白酒，然后密封放在阴凉避光处，定时摇匀，1 个月后即可开封澄出酒液饮用。酒液澄出后，可再次添入等量白酒浸泡一次。

（3）桑椹酒

材料：桑椹 1.5 千克，冰糖适量，白酒 5000 毫升，枸杞子适量。

做法：精选桑椹洗净，晾干备用。将酒坛（建议选择玻璃酒坛）晾干，之后放入桑椹和冰糖，最好放一层桑椹后放一层冰糖，冰糖根据自己的口感喜好添加，可放入少量枸杞子作为点缀，封坛 1 个月即成。

（4）枸杞菊花酒

材料：枸杞子 500 克，甘菊花 20 克，麦冬 100 克，酒曲 250 克，糯米 7500 克。

做法：把三味药洗净、晾干、捣碎，和 4000 毫升清水一起放进大号蒸锅，上火煎煮，大火催开后转小火，直至水量减半后关火，澄出药汁备用。糯米洗净后用清水浸泡 1 小时，然后沥干上锅蒸成糯米饭，取出晾至半温。把酒曲、药汁倒进半温的糯米饭中拌匀，然后倒进一只干净的敞口瓷坛，密封好置于避光、恒温 25 ～ 32℃的环境发酵，2 ～ 4 天即可澄出酒液并装瓶饮用。

（5）莲子酒

材料：干莲子 100 克，白酒 700 毫升。

做法：将莲子去皮、去心，洗净，晾干，碾为粗末后装入细纱布袋中备用。将制备好的药袋和白酒一起放入一只干净的敞口瓷坛或玻璃瓶，密封置于阴凉避光处。第一周每天摇匀 1 次，第二周起每周摇匀 1 次，3 周后即可开封饮用。

3.秋季温阳固精酒

（1）雪梨酒

材料：雪花梨 500 克，白酒 1000 毫升，蜂蜜 100 克。

做法：雪花梨洗净，去皮剃核，切小块备用。准备一只敞口玻璃瓶，洗净、擦干后倒入准备好的雪花梨碎块、蜂蜜和白酒，加盖密封，置于阴凉避光处。第一周每天摇匀 1 次，第二周开始每周摇匀 1 次，1 个月之后即可启封饮用。

（2）黄精酒

材料：黄精 30 克，白酒 500 毫升。

做法：黄精洗净、晾干，碾为粗末后装入细纱布袋中备用。将制备好的药袋和白酒一起放入一只干净的敞口瓷坛或玻璃瓶，密封置于阴凉避光处。第一周每天摇匀 1 次，第二周起每周摇匀 1 次，1 个月后即可开封饮用。

（3）人参枸杞酒

材料：枸杞子 35 克，熟地黄 10 克，人参 3 克，冰糖 40 克，白酒 500 毫升。

做法：将所有药材洗净、晾干，碾为粗末后装入细纱布袋中，扎紧口备用。将制备好的药袋和白酒一起放入一只干净的敞口瓷坛或玻璃瓶，密

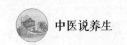

封置于阴凉避光处。第一周每天摇匀1次，第二周起每周摇匀1次，1个月后即可开封饮用。

（4）葡萄酒

材料：新鲜葡萄、白糖适量。

做法：把葡萄从贴近果蒂的地方剪下来，注意不要伤到果皮，把剪好的葡萄冲洗干净后用淡盐水浸泡10分钟左右，然后再用清水冲洗一遍，把水沥干。把葡萄倒在盆里用手捏碎，葡萄皮、葡萄籽和果肉全都留在盆里，加入白糖搅拌均匀，等白糖完全溶化以后装到洗干净的瓶子里，瓶子封得不要过严，要留有出气口，但应注意避免落入灰尘。25～30天后葡萄酒就酿好了，用勺子取出上层的葡萄皮，再用多层纱布滤出酒液，装瓶即成。

（5）淫羊藿酒

材料：淫羊藿200克，枸杞子100克，党参50克，白酒1500毫升。

做法：将各药放入酒瓶中，密封浸泡，每5天摇动一次，15天以后即可饮用。

4. 冬季滋补气血酒

（1）黄芪党参酒

材料：黄芪、党参、玉竹、枸杞子各15克，红花9克，白酒600毫升。

做法：将前3味药物切碎，与枸杞子、红花一同入布袋，置容器中，加入白酒，密封，浸泡30天后过滤去渣即成。

（2）杜仲酒

材料：杜仲200克，白酒1000毫升。

做法：将杜仲洗净、晾干、碾为粗末后装入细纱布袋中，扎紧口备用。将做好的杜仲药袋和白酒一起放入一只干净的敞口瓷坛或玻璃瓶，密封置于阴凉避光处。第一周每天摇匀1次，第二周起每周摇匀1次，1个月后即可开封饮用。

（3）黄精天冬酒

材料：黄精、天冬各 30 克，枸杞子 20 克，松针 15 克，苍术 12 克，白酒 1000 毫升。

做法：将所有药材一起洗净、晾干，碾为粗末后装入细纱布袋中备用。把做好的药袋和白酒一起放入一只干净的敞口瓷坛或玻璃瓶，密封置于阴凉避光处。每天摇匀 1 次，7 天后即可开封饮用。

（4）丹参酒

材料：丹参、赤芍、党参各 10 克，砂仁 5 克。

做法：将以上药共捣成粗末，加入 25 度白酒 500 毫升，浸泡 2 周，澄清去渣，以不见杂质为佳。

（5）三七灵芝酒

材料：三七粉、丹参各 10 克，灵芝 60 克，白酒 1000 毫升。

做法：将上药择净、切片，装入坛内，加入白酒 1000 毫升，盖上盖密封。每天搅拌 1 次，浸泡 15 天即可饮用。

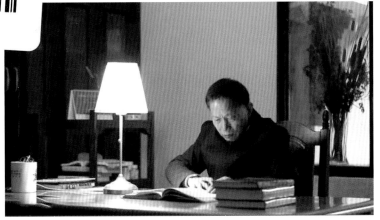

喻文球在学习

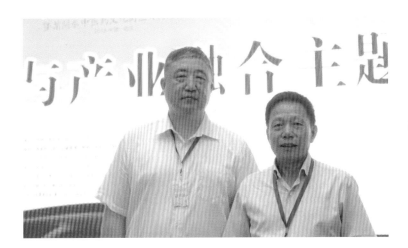

喻文球与裴晓华

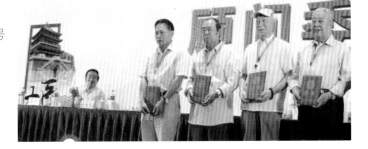

喻文球等被授予顾问称号

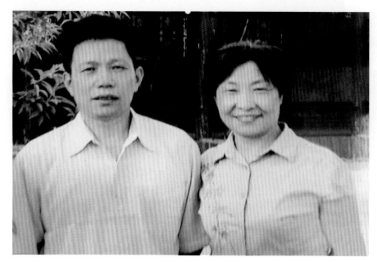

喻文球与夫人曾细妹

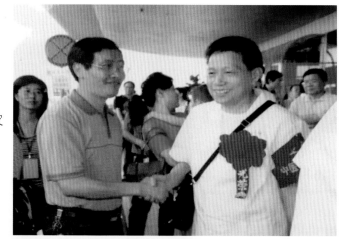

喻文球去四川彭州抗震救灾

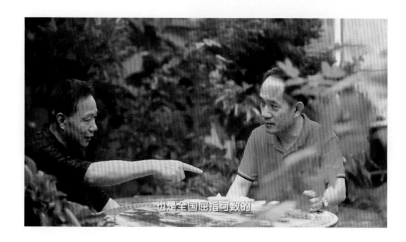

喻文球与王万春
讨论病例

喻文球
医论医话

主审　裴晓华

主编　喻文球　王万春　喻治达

中国健康传媒集团
中国医药科技出版社

内 容 提 要

本书精选中医皮外科名医喻文球 50 多年来在医疗、教学、科研工作中撰写的学术论文、临床医话、学术报告和讲稿,包括名医经验旨要、中医外科皮肤科研究与思考、常见体表肿块论治、常见外科疾病诊治举隅、部分学术观点 5 个部分,详细介绍了喻文球教授研读中医经典心得和临床实践体会,能启迪后学,适合中医工作者阅读参考。

图书在版编目(CIP)数据

喻文球医论医话 / 喻文球,王万春,喻治达主编 . — 北京:中国医药科技出版社,2023.3

ISBN 978-7-5214-3797-3

Ⅰ.①喻… Ⅱ.①喻…②王…③喻… Ⅲ.①中医外科学—文集 Ⅳ.① R26-53

中国国家版本馆 CIP 数据核字(2023)第 040274 号

美术编辑　陈君杞
版式设计　也　在

出版　**中国健康传媒集团** | 中国医药科技出版社

地址　北京市海淀区文慧园北路甲 22 号

邮编　100082

电话　发行:010-62227427　邮购:010-62236938

网址　www.cmstp.com

规格　710 × 1000mm $\frac{1}{16}$

印张　15 $\frac{3}{4}$

字数　294 千字

版次　2023 年 3 月第 1 版

印次　2023 年 3 月第 1 次印刷

印刷　三河市万龙印装有限公司

经销　全国各地新华书店

书号　ISBN 978-7-5214-3797-3

定价　48.00 元

获取新书信息、投稿、为图书纠错,请扫码联系我们。

编 委 会

主　审　裴晓华

主　编　喻文球　王万春　喻治达

副主编　吴允波　张全辉　沈丹丹　严张仁

编　者　（按姓氏笔画排序）

王　希　王万春　王淑华　李晓健

严张仁　吴允波　沈丹丹　张全辉

陈　卓　易浩然　周一多　贾明艳

喻文球　喻治达

喻文球主要成就简介

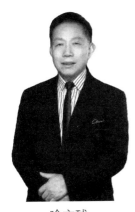

喻文球

喻文球，男，1950年10月生，江西临川人。中共党员，大学学历。江西中医药大学附属医院主任中医师、教授，国医名师，全国第三、五、六批老中医药专家学术经验继承工作指导老师，国家临床重点专科中医外科学术带头人，中华中医药学会外科学会顾问，中华中医药学会皮肤科学会顾问，江西中医药学会资深专家咨询委员会副主任委员。

获得主要荣誉如下：江西省科学技术进步二等奖（2022年6月27日，江西省人民政府）；2017年江西省首届国医名师；科学技术三等奖（2013年1月，中华中医药学会）；全国中医药系统创先争优活动先进个人（2012年9月，国家中医药管理局党组）；全省医药卫生系统创先争优活动先进个人（2012年8月，中国共产党江西省卫生系党组）；江西省科学技术进步三等奖（2011年7月20日，江西省人民政府）；全省卫生系统抗震救灾先进个人（2008年8月8日，江西省卫生厅）；全省"十五"期间中医工作先进个人（2006年3月，江西省卫生厅）；科学进步三等奖（1988年12月5日，南昌市人民政府）；江西省优秀产品奖（1987年，江西省经济委员会）。

主要学术著作：①全国高等中医药院校成人教育教材《中医外科学》（湖南科学技术出版社，2002年8月，主编）。②《中医皮肤病性病学》（中国医药科技出版社，2000年7月，主编）。③《脉管炎与静脉曲张》（江西科学技术出版社，1999年，独著）。④《当代中医皮肤科临床家——喻文球》（中国医药科技出版社，2014年10月，主审）。⑤《全国名老中医喻文球蛇伤临证治验》（中国中医药出版社，2021年2月，主审）。⑥《喻文球临床验案精选》（中国医药科技出版社，2022年3月，主编）。代表性论文：①《中医药干预综合疗法疗治蝮蛇咬伤300例》

（中医杂志，2011年6月第12期，第一作者）。②《逆病机疗法与肿块消散》（中国中医基础医学杂志，1999年3月第5卷第3期，独著）。

　　1984年以来，喻文球任江西中医药大学附属医院大外科主任，他领导的科室2011年成为国家临床重点专科外科。喻文球是国家中医药管理局"十一五""十二五""十三五"重点专科负责人、学术带头人。

序

  喻文球教授系江西省首届国医名师，全国第三、五、六批老中医药专家学术经验继承工作指导老师，国家临床重点专科中医外科学术带头人，是我敬重的中医外科老师。喻教授从事临床 50 多年，不间断地研习中医经典、接受新鲜事物、踏踏实实从事临床工作，勤奋笔耕，著作和论文颇丰，理论新颖、特色鲜明。

  本书在研读经典文献的基础上探索专业精髓，能启迪后学，开拓治疗新思路。本书创新了中医毒理学术观，提炼了学习中医外科、皮肤科的研究与思考，形成了不少病证治疗的新思路和方法。

  这部著作把中医外科、皮肤科与其他学科交叉结合，既有新颖的专科特色，又有整合医学的整体观，说明不同时期结合当代临床实际研究中医经典，会有不同的收获和提高，中医的守正创新永远在路上。

危北海

2022 年 7 月

前　言

　　医论，就是论述中医学的学术理论和临床实践问题，是传承中医学的重要手段。古代先哲前贤医论甚多，我们从前人那里学习到很多宝贵的经验，当今社会又给我们提供了很多实践机会，科技的发展也给我们中医学注入了新鲜的活力。我们肩负着时代的担当，承担着中医学的传承责任。

　　本书中医论大部分是作者的新近整理和写作，一部分是曾经在各类出版媒体上发表过而加以选辑编整的，可以说是作者长期研读经典、踏踏实实做临床、努力创新的成果。医论以中医外科、皮肤科为主，但也有不少交叉学科和基础学科的内容。我们都知道，外科疾病的发生发展与脏腑、气血、经络有重要关系，"有诸内必形诸外""治外必本诸内"，说明系统医学、整体医学在专科工作中的重要性。

　　医论要求主题鲜明、提出新颖问题、发现特色问题、解决现实问题。所以本书的主题是研究经典问题和思考临床问题。总之，本书旨在抛砖引玉，力求为学科发展作出微薄贡献。本书的编写得到了裴晓华教授和刘良猗博士的大力支持，在此表示感谢！

　　另外，为保持古方原貌，凡涉及国家禁用的中药，原则上不改，读者在临床应用时，应使用相关的代用品。由于编者水平有限，不少论述尚不太成熟，书中难免存在不足之处，敬请读者指正，以便今后进一步完善和提高。

编者

2022 年 8 月

目 录

第三部分　常见体表肿块论治

第四部分　常见外科疾病诊治举隅

第五部分　部分学术观点

附 录

第一部分　名医经验旨要

陈自明《外科精要》学术观点的启发

宋代陈自明（公元 1190—1270 年），江西临川人，三代祖传中医，精通妇科、外科、儿科及针灸，为江西省古代十大名医之一。撰写了《妇人大全良方》《外科精要》《管见大全良方》《诊脉要诀》等著作。

陈自明说："凡痈疽之疾，比他病最酷，圣人推为杂病之先……出意凶暴……把定脏腑，外施针灸，以泄毒气，详观方论。"陈氏把痈疽外科疾病提高到一切杂病之先，从整体观认识，注重排泄邪毒，使毒邪不致内攻或内陷脏腑。

一、陈氏《外科精要》的学术观点

1. 病机之体虚转化为病理之实证特色理论

陈自明说："盖邪之所凑，其气必虚，留而不去，其病乃实。"指出疮疡痈疽外科疾病是由于机体正气亏虚，不足以抵抗外邪，导致外邪侵入机体而发生。这就是外科的发病之正虚。而一旦疾病发生了，便经络阻塞、气血瘀滞、生湿化热、壅滞成毒，毒邪又可伤害机体肌肤和脏腑，发生疾病的实证、瘀滞证、热证、邪毒证等。这便是由致病之正气虚转化为邪毒实的病机。这一特色理论可帮助我们确立扶正祛邪的治疗大法。

2. 重视调理脾胃的正宗派学术渊源

陈自明《外科精要》是我国现存最早以"外科"命名的中医外科专著，开创了外科疾病辨证施治之先河。陈氏说："大凡痈疽，当调脾胃。"首创体虚背疽忌攻的学术观念。这本书"调节饮食当平胃气论第五十三"章节中说："大凡痈疽，当调脾胃。盖脾为仓廪之官，胃为水谷之海，主养四旁，须进饮食，以生气血。宜用茯苓开胃散、人参内补散、内补十宣散。"陈氏这一学术观是在《伤寒论》"胃气和则愈"思想基础上发展而来。后世朱丹溪《外科精要发挥》、熊守立《外科精要附遗》、薛己校《外科精要》、汪机《外科理例》都研究和应用其学说。明代薛己校此书说："虽以疮疡科名其书，而其治法，因多合外内之道，如'作渴''泄泻''灸法'等论。发内经之微旨，始亘古今所未尝及者，可传之万世而无弊也。"直至明·陈实功《外科正宗》再次强调"疮全赖脾土"，形成较为完善的正宗派学术思想。

至于调理脾胃如何具体应用，陈自明指出："若脾虚停痰，或寒邪内侵，或伤及脾胃，宜用六君子汤；若喉舌生疮，口干作渴，小便频数，宜用六味丸。大凡诸疮作呕，若饮冷便秘，是热毒也，黄连汤解之；饮冷便实，是胃火也，竹叶石膏汤清之；懒食饮汤，是胃虚也，补中益气汤补之；大便不实，喜饮热汤，是脾胃虚寒也，六君子加炮姜以理之。常见脾胃虚弱者，用前散反心膈阴冷致呕，而喉舌生疮，乃肾水枯涸、虚火上炎，其证甚恶，急用加减八味丸。"可见陈氏重视脏腑辨证，而调理脾胃又是治疗外科痈疽的关键所在。

3. 二便问题反映肝肾问题

陈自明认为"大肠秘结，果因血燥。胃气不虚，最宜神效麻仁丸；若精血枯涸，用八珍、桃仁、麻仁。其溃后发热，若因气虚，用四君、黄芪、当归；血虚用四物、白术、茯苓；气血俱虚，用八珍、黄芪。若大便秘、小便赤，用四物、麦冬、五味。若下后元气伤而发热，用六君、当归；胃气虚而发热，用补中益气汤"，论述了疮疡疾病伴二便变化的不同机制和治法方药。

关于二便问题的重要辨证治疗意义，陈自明进一步指出："大凡二便，肝肾主之。经云：肾主玉液，开窍于二阴。若津液滋润，大便通利；若津液不足，必因脾气亏损，当培养化源。"

二便问题反映肝肾问题，这是因为，肝肾司二便，肝肾的经络循行于二阴，肝肾的阴液可决定二便的生理和病理。这就是陈自明的二便与肝肾的重要理论。

4. 提倡骑竹马灸等特色灸法

陈自明非常重视灸法在外科的应用，在《外科精要·卷上·疗发背痈疽灸法用药》第一章节中指出"诸痛痒疮，皆属心火。宜先用内托散，次用五香连翘汤，更以骑竹马法，或隔蒜灸，并明灸足三里，以发泄其毒"。他又引陈无择治痈疽"初发并先于灸"，提倡骑竹马灸，认为"治一切疮疡，即用此法，无有不愈"。在本书"骑竹马灸法第四"，对此法的应用方法、操作技能及治疗原理作了详细论述。他说："此二穴（暂命名为骑竹马灸穴）心脉所过之处。凡痈疽皆心火留滞之毒，灸此则心火流通，而毒散矣。"此外陈自明又推出背"热腑穴"灸，以疏泄诸阳热气。前者灸之去脏毒，后者灸之去腑毒。该书有10余篇专论灸法，有直接灸、隔蒜灸、隔药饼灸、隔净土饼灸等等，并论述了根据病情、阶段、程度等分别施灸。

5. 创造远志酒和忍冬酒等特殊解毒酒

（1）远志酒 治一切痈疽，因忧怒气滞所致痈疽。远志为末，每服三钱，酒一盏调和澄清饮之，渣敷患处。陈自明认为，此酒有解郁消毒之功，而无托里补益之效，所以其对于痈疽（肝气郁滞证）最有效。若用于补益托毒则气机更郁滞。

（2）忍冬酒 治一切痈疽甚效。忍冬藤（生取150g），大甘草节（30g），上用水二碗煎一碗，入无灰好酒一碗，再煎数沸去渣，分三服，一昼夜用尽，病重昼夜两剂，至大便通利为度。忍冬藤又名内红消，陈自明认为建昌（江西南城）产者良。忍冬藤具有清热解毒、疏通经络的作用，加酒煎以助药力。此酒应为糙米水酒，不甜微有苦味，与忍冬藤同煎，使解毒作用倍增，并有通络化滞之功。

疮疡之证本应忌饮酒，但用酒与药同煎，助行药力，使解毒之功效增强。陈自明不拘于常理，敢于创新发明，创造了疮疡的药酒疗法。

6.外敷药有闭塞毛孔的弊端

古代不少医生及民间人士，十分重视和喜好外用外敷药治疗疮疡，并以"开刀敷"为能事，过分强调外用药直接施治患部直达病所的功能。陈自明指出"犹宜忌用敷贴之药闭其毛孔"。因为疮疡初起，其邪在腠理之间、血脉之上，宜用解表之汗法，使邪毒从毛孔排泄，此即《内经》所说"汗之则疮已"。这是排泄皮肤疮毒的最佳捷径。若有内热，需同时结合从二便泄毒，用大黄、承气之类或黄连内疏汤等。若毛孔为外敷药闭塞，则邪毒不得外出。故外用药外治法宜辨证辨病使用。

二、启发

中医外科的发展历史，就是一个不断从必然王国走向自由王国的发展历史，在这个历史过程中，任何学术、任何学说都不会完结，我们的认识也不会永远停止在一个水平上。

我们总是站在前人的肩膀上向上和向前探索，但我们不能老是停留在先哲前贤中医外科学术参天蔽地的树荫下，我们要走出树荫去开辟新的认知境界。停止的论点，悲观的论点，无所作为、骄傲自满的论点，都是错误的。先哲前贤的学说不能阻碍我们前进，相反地给予我们潜在的启示和巨大的创新力量。

1.将调理脾胃与解毒实践有机结合

我们强调调理脾胃论重要性，但是中医外科关键问题还是毒邪，无论是感染性的、变态反应性的、自身免疫性的、肿瘤性的外科疾病，其病理核心还是毒邪。我们要把调补论与解毒论有机地紧密地结合，创造丰富多彩的扶正解毒理论和实践，以适应中医外科临床。

2.对中医外科病机之虚与病理之实赋予新的内涵

研究中医外科新的发病学、病因学、体质学、证候学，也可适当联系现代分子医学，但必须保持中医特色，否则分子有了，中医丢了；学说创立了，临床距离中医远了。

3.建立中医外科毒理学

1990年10月我主持召开全国首届中医毒蛇咬伤研究学术会，尔后1992年10月又主持召开全国中医毒理研究学术会。目的是探索建立中医外科毒理学，即以中医治疗感染性、过敏性、赘生性外科疾病的解毒排毒、以毒攻毒的治法和方剂为治疗方法为研究对象，结合六淫学说、伤寒、温病学说的学术理论，汲取现代科学和中医治疗新理论，研究各种邪毒的性质、特点和致病规律，人体正气与邪毒相互斗争的关系（包括邪毒对机体的伤害和机体自身解毒排毒的功能），以及毒素和具有毒性及不良反应的药物对人体某些疾病的治疗作用。

中医外科、皮肤科的开拓者危亦林

　　元代名医危亦林，字达斋，生于元至元十四年（公元 1277 年），卒于元至正七年(公元 1347 年）。由鼻祖自抚州迁于南丰。曾任南丰州医学教授、官医副提领。危亦林汇集元代以前验方，采用病证方药相结合的模式，编撰了著名的临床全科实用著作《世医得效方》。本书自元至正三年（公元 1343 年）刊行后，历代流传甚广。在中世纪流传至日本和西方，对日本医学的发展起了很大的促进作用。

　　一般来说人们很注重危亦林在骨伤科方面的发明和创造，其实危亦林是一个优秀的全科大国医。本文着重整理和研究危亦林有关皮肤科的学术和经验。危氏皮肤科的特点是从人体不同部位研究，注重黏膜皮肤病的治疗，广泛地分析感染性皮肤病，涵盖细菌、真菌、病毒、寄生虫及烈性传染病。对变态反应性皮肤病处方用药具有特色，创立了清肌散、加味乌荆丸、曲木散、平血饮、荆防汤等特色方药。对妇人皮肤病、小儿皮肤病能分而论述，已认识到其与一般成人不同之处，发明了初生小儿拭秽法预防严重性皮肤病。对物理性皮肤病、色素性皮肤病、损容性皮肤病都有独特见解。早在元代危亦林就能如此广泛地认识和治疗皮肤病，在中医皮肤科发展史上，他代表旴江医学先声夺人，起到了引领和促进我国皮肤学科发展的积极作用。所以我们认为危亦林是我国皮肤科的奠基人和创建者，非常有必要进行深入的学习和研讨。

一、头面部皮肤病

　　在"面病"栏目中论述了"面上有热毒恶疮""面上肺风疮""指爪破面""粉刺"等。其中"热毒恶疮"大致指面部湿疹皮炎或皮肤结核等，治疗应用柏连散：胡粉（炒）、黄柏（炙）、黄连各等份为末，以面脂或猪脂调均匀外搽。"肺风""粉刺"为脂溢性皮炎和痤疮。其中粉刺用白矾少许酒调外搽，方法简单；肺风拟用硫黄膏，油脂性的用之尚可，干性则不宜使用。

　　其记载的"指爪破面，用生姜自然汁调轻粉敷破处，更无痕瑕"，该治疗方法值得试用。

其介绍玉盘散作为洗面药,用之可以洁肤增白。白及、白蔹、白芷、甘松、白术、藁本、川芎、细辛、零陵香、白檀香各15g,皂角500g(去皮称),干楮实250g,黄明胶250g,糯米粉500g,上为末令匀,相合成澡豆,以洗面不炽为度。是古人面部保健方。

应用滑石散作为干洗头药,药用白芷、零陵香、甘松、滑石四味,等份为末。掺发上梳篦,有去头皮屑、除污去油止痒之功效。此外"得法染须方"有含铅制剂,亦有无铅制剂,说明在古代已相当重视头发胡须的美容和保护。

本书对酒渣鼻的治疗做了较大篇幅的论述,应用白术丸洗面、大风油外搽、凌霄花散内服、白圆散外搽等法。凌霄花散治疗酒渣鼻,用凌霄花、山栀子各等份为末,每服6g,食后茶调下,日进二服。危亦林已认识到以清热凉血消斑为治疗法则。酒渣鼻为难治之证。一般热证服下凌霄花散后,红斑会消些,但彻底治好尚是难题。本书还介绍了"服之即除根本"之方:何首乌50g,防风、黑豆(去皮)、荆芥穗、地骨皮各30g,桑白皮、天仙藤、苦参、赤土各15g。上为末,炼蜜丸如梧子大,每服30丸,食后茶清下。本方养血祛风、清热泻肺、通络解毒,更用赤土健脾、滋补肝肾,综合治理调节而疗效显著,值得推广。"赤土"是赭红色优质黏土,20世纪60年代以前,人们常用作脱谷壳的"砻",其富含矿物质和各种微量元素。"赤土"应用于治疗皮肤病是旴江医学皮肤科一大特色。

大风油外搽酒渣鼻等,应用草乌、大风子油、麝香,先将草乌为末,入麝香研匀,次用大风子油调匀,先以生姜擦患处,次用此药擦之,1日2~3次。更为简单的外治法是用白盐常擦,久之有效。

二、口唇及口腔疾病

危亦林说:"口为身之门,舌为心之官……热则口苦,寒则口咸,虚则口淡,脾冷则口甜,宿食则酸,烦躁则涩,乃口之津液,通乎五脏,脏气偏胜,则味应乎口。或劳郁则口臭,凝滞则生疮,生疮者夜不可失睡,昼不可就寝,违此必甚。唇乃全属于脾,唇有病则多宜随证以治脾也。"

以上论述说明危亦林深刻地认识到应用整体观指导口唇及口腔病变的治疗。

1. 口病

(1)治心脾有热之口疮,应用甘露饮内服。枇杷叶、生地黄、熟地、天冬、茵陈、枳壳、石斛、甘草、黄芩、麦冬,上等份,研末。每服6g,食后、临卧温服。本方重养阴清火、泻肺、行气、理湿。

(2)治虚热上壅口疮,用秘传降气汤。治上热下虚,脾胃损伤,耗损肾元,水火交攻，阴阳关隔，气不升降，口舌生疮。五加皮、枳壳、地骨皮、柯子、甘草、半夏、生姜、草果、紫苏叶适量，煎水内服。

（3）治口舌生疮，伴咽喉肿痛，用升麻散。升麻、赤芍、人参、桔梗、干葛、甘草，适量煎水内服。

（4）外用药有龙石散、绿云散、碧雪散、换金散、青黛散、远志散等。

碧雪散，治咽喉闭肿，不能咽物，口舌生疮。蒲黄、青黛、硼砂、焰硝、甘草各等份，为末，掺患部，或呷少许冷水送下。

换金散，治毒热口疮，或下虚邪热。干姜、黄连为末，掺疮上。

赴筵散，治口疮。黄柏、滑石、五倍子为末，每服1.5g，并干掺疮上。奇效。

青黛散，治口疮。臭气瘀烂，久不瘥者。黄柏25g、青黛5g为末。临卧安舌下。

远志散，治口疮，立效。五倍子、远志等份研末，掺疮上。

独胜散，治口疮。缩砂壳火煅存性为末，掺疮上，即安。

（5）贴足方，茱萸散。地龙、吴茱萸等份研末，米醋调涂敷足心。小儿不肯服药最宜。亦可单独应用吴茱萸研末调服。

2. 唇病

"治疗脾肺气虚、忧思过度、荣卫不和，唇裂沉紧或口吻生疮。"应用菊花丸。甘菊花、肉苁蓉、枸杞子、巴戟天，各等份为末，炼蜜丸梧桐子大。每服三五十丸，米汤下。此方着重补肾阳和肝阴，肝肾得补以助脾肺，以利口和唇，加之菊花祛上部之风邪而共同获效。

"治风热蕴于脾经，唇燥沉裂、无色"，用泻黄饮子。白芷、升麻、枳壳、黄芩、防风、半夏、石斛各15g，甘草1g，共研末，每服12g，生姜5片共煎水一碗送服。此方与上面的菊花丸比较，以治疗外感风热蕴滞口唇为主方证。其甘草用量很少，为调和之用。

"治风肿在脾，唇口𥊮动，或生结核，或为浮肿"，药用薏苡仁、防己、赤小豆、甘草各1g，共研末，煎法同上。本方证偏于除湿、祛风、消肿。

上述3个方证形成治疗唇病的3个证型，可以包括临床大部分唇病。唇病为常见皮肤病，包括口周皮炎、唇炎、过敏性唇炎、单纯血管神经性水肿、唇裂、唇癌等等。笔者曾经治疗一个女医生，时年48岁，患下唇癌，在上海确诊并接受治疗。时下唇肿胀肥厚，结痂并有白水渗出，颌下淋巴结肿大，张口不利。由某市第六医院院长介绍来诊治。大致应用此三方综合加减，加僵蚕、淡竹叶、生地黄、木通等。经月余治疗，完全治愈，各种检查都正常。至今已20多年，随访健康。

外治法，橄榄散，治唇紧燥裂生疮。橄榄烧灰为末，以猪脂和涂患处。此方简便易行，无明显不良反应，可以推行应用。

灸法的应用，也是旴江医学皮肤科危亦林大医师的重要手段。用于治疗紧唇不能开合，灸虎口，男左女右，又灸承浆三壮。承浆为足阳明胃经之穴，虎口（合谷）为治头面部疾病常用之穴。

3. 舌病

中医学所说"口舌生疮"是指口舌溃疡，包括炎症、肿瘤、白塞综合征等。

升麻柴胡汤，"治心脾虚热上攻，舌生疮，舌本强，颊两边肿痛"。柴胡、升麻、芍药、栀子仁、木通各30g，黄芩、大青叶、杏仁各1g，煅石膏50g，共研末，每次用12g与生姜5片同煎，食后服。方中栀子、木通可泻心脾之火，黄芩泻肺火，赤芍凉血活血，煅石膏有收敛生肌作用，其余多为祛风清热之药，因风邪犯上。本方配伍没有考虑应用补心脾之阴液药物，以祛邪为主，邪去则正安。

五福化毒丹，治唇舌肿破生疮，烦渴。五福化毒丹亦名青黛丸。人参15g，玄参50g，茯苓30g、青黛、甘草各15g，桔梗30g，牙硝（枯）15g，麝香、冰片各1.5g。上为末，蜜丸，每30g作12丸。1岁儿1丸分4次服（2日量），用薄荷汤下；成人1次1丸，日2服。本方重用玄参养阴泻火、解毒止渴除烦；人参、茯苓、桔梗、甘草补气、升提津液至口；青黛、牙硝、麝香、冰片清热收敛、解毒化毒。本方亦可用于发热、狂躁、疮疹余毒、头面疮疖、赤眼等热毒证。

另外治舌肿胀，用硼砂为末，用薄片生姜蘸药揩肿处，可消肿。

治失音，槐花置新瓦上炒香熟，泡茶饮。

三、感染性皮肤病

1. 软疖

猪头散，治软疖愈而再作。用野蜂房一二个（烧灰存性），以巴豆三七粒（去壳），煎清油三二沸，去巴豆，以油调药敷，立效。白矾枯为末，清油调敷，亦效。此药有验，人以猪头为谢，遂名之。

又方，治软疖屡安再作。用桑螵蛸烧灰存性，为末，入轻粉少许，清油调敷。此法方便易行。

2. 癣疮

胡粉散，治一切癣，神效。胡粉0.3g，砒霜0.15g，大草乌1个（生用），硫黄0.3g，另研蝎梢7枚、雄黄0.3g、斑蝥1个、麝香少许，上为末。先以羊蹄根蘸醋擦动，次用药少许擦患处。此方应用小剂量重金属有毒药等。治疗顽癣、干燥性无渗出糜烂癣病，若水疱型可用茶水调涂。亦可治疗肥厚性神经性皮炎等。笔者认为对于糜烂型癣，可用本品少许加入青蛤散中，其比例为1:9，麻油调搽。

癣方，水银 0.3g、胡粉 0.6g 同研。湿癣疮方，用蛇床子为末，先以韭菜根煎汤洗，次用腊月猪脂调药敷之。此癣方应用汞、铝制剂杀真菌，掺于蛇床子粉末和猪脂调，可治糜烂型癣疾。应用猪脂作为赋型剂并缓和刺激。

遍身牛皮癣方，川乌、草乌（去皮尖）、何首乌、白芷、苏木各等份，切小片，腊月猪脂煮焦，候冷，入盐少许，瓷器收，时常挑一匙，空心酒调下。此治全身泛发性体癣内服验方，可试用。

现代治癣内服司皮林诺，须服 1 个月。但抗真菌内服均应考虑肝损问题，故都应在治疗前后、治疗中定期检查血液和肝肾功能。

3. 秃疮

秃疮相当于头癣，危亦林亦有介绍。苦楝膏，治大人小儿疮秃及恶疮，苦楝皮烧灰，以猪脂调敷，此敷宜厚敷或包封疗法。

4. 疥疮

杀疥药，"水银淬研细，腊猪脂膏蘸，遍身擦上，立效"。水银渣经升炼虽然毒性没有纯汞剂毒，但仍属有毒药，大面积小剂量短时间使用尚可，长期使用不宜。

神异膏，治一切疥疮。全蝎 7 个（去毒），皂角一挺（锉碎），巴豆 7 粒（去壳），蛇床子 10g，清油 40ml，黄蜡 20g，轻粉 0.5g，雄黄（另研）10g。上先用皂角、全蝎、巴豆煎油黄色。去上三味，入黄蜡化开，取出，冷后入雄黄、蛇床末、轻粉，和匀成膏。先用苦参汤温洗，后用药擦疥上，神效。此方如法制膏应用尚为安全，是快速治疥的良方。

5. 蛇缠疮

蛇缠疮即蛇串疮，系带状疱疹，为嗜神经病毒所致。外用醋调雄黄外搽，并应用黄酒调少许雄黄（参考量为每次 0.05g，1 日 2 次）内服。为危亦林治疗带状疱疹验方。此法亦可治疗蛇伤、毒虫咬伤、疯狗咬伤等。

6. 风气风疠疮及一切恶疮

五香连翘汤合增益四物汤：川芎、当归、生地黄、甘草、白芍各等份，防风、荆芥、凤尾草酌量加入，升麻、大黄、独活、木通、乳香适量。上锉散，每服15g，水一盏半煎服。忌食冷物，服后小水必通。恶疮和疠疮系指麻风类。古代治麻风主要应用砷剂治疗，危亦林应用活血祛风、通络疏表、通利小便，是一种较为安全的方法。

7. 疣目

疣目疮方，"治遍身如鱼目，无脓，又名征房疮"。川升麻锉散，煎百一沸，入蜜一二匙，以瓷器盛，鹅翎蘸，拭疮上。这里讲的疣目可能是扁平疣类或疣病。升麻具有疏风解表、发散解毒的作用。本法简便易行可以试用。

四、瘾疹（荨麻疹）

危氏治瘾疹分为二大类：风寒暑湿类、风热类。

1. 风寒暑湿类

清肌散，"治风寒暑湿外搏肌肤发为瘾疹。遍身瘙痒，或赤或白，口苦咽干，或作寒热"。败毒散（应理解为荆防败毒散）50g，加天麻、薄荷各10g，蝉蜕3g，生姜3片，煎服（温服）。

加味羌活散，"治风寒暑湿外搏肌肤发为瘾疹。憎寒壮热，遍体瘙痒，随脏气虚实，或赤或白，心神闷乱，口苦咽干"。羌活、前胡各30g，人参、桔梗、甘草、枳壳、川芎、天麻、茯苓各15g，蝉蜕3g，薄荷3g。上锉散，每服10g，水一盏半，生姜3片煎服。

上二方证主治风寒湿证，亦有化热倾向，但不用清热、凉血之药。这是治疗的一大特点。已有化热主要通过解表透邪外出。个人认为如应用清热凉血剂，不利于风寒湿邪的化解和外达。

加味乌荆丸，"治瘾疹上攻。头面赤肿瘙痒，搔之皮便脱落，作疮作痒而痛，淫液走注，有如虫行"。川乌（汤洗浸3~5次，去皮、尖，焙干秤）、荆芥穗各250g，薄荷150g，当归（水浸3日，焙干秤）500g。上为末，好醋煮米粉糊丸，梧桐子大。每服50丸，温酒下。

曲术散，"治因浴出腠风冷。遍身瘾疹，搔之随手肿突，及眩晕呕哕"。白术30g，神曲60g，甘草3g。上为末，每服6g，米饮调下。

此二方系危氏经验方。药味精干，主要功效为散风寒、和血、健脾，可以试用。

2. 风热类

消风散，治瘾疹瘙痒，神效。

茶调散（川芎茶调散）治风热瘾疹。

胡麻散，治风气夹热，瘾疹瘙痒。胡麻子150g，苦参、荆芥、何首乌各60g，威灵仙、防风、石菖蒲、牛蒡子（炒）、菊花、蔓荆子、蒺藜（炒，去刺）、炙甘草各45g。上为末，每服6g，食后，薄荷汤或好茶清下。

消风散、川芎茶调散是古今治疗风热证荨麻疹的常用方。胡麻散养血祛风、润肤止痒，其用药符合风热型偏慢性或亚急性者。

"治通身瘾疹，疼痛成疮"。白僵蚕30g，炒黄色为末，分四次酒调服。

3. 外用方

敷药，"明矾、朴硝为末，井水调，鸡羽扫敷"。

又方,"赤小豆、荆芥穗晒为末,鸡子清调,薄敷"。

洗方,"蚕沙,以新水煎,密室温洗"。

此类验方、单方及外用药均有一定疗效,值得推广使用。

五、诸疮(湿疹皮炎类)

平血饮,"治遍身生疮,脓血臃肿,极痛且痒"。干葛、赤芍、升麻各30g,甘草15g,加天麻、蝉蜕。上锉散,与人参败毒散合,生姜、薄荷、生地黄、麦冬(去心)煎,不拘时候,大效。本方治湿热型湿偏重兼有风热之湿疹皮炎类皮肤病,重在疏风祛毒、祛邪扶正。平血饮是危亦林《世医得效方》中的著名方剂。方中基本不用苦寒清热药,着重从表而解。

荆黄汤,"治恶疮生背、胁、头脑、四肢要害处,连进一二服,得利即效,未利再服"。荆芥120g,生大黄30g,共锉散。每次10g,水一盏半煎,空心服。治风热结滞之湿疹皮炎。风热之邪蕴于肌肤,化热结滞于阳明大肠,大便干结或不通利。是方重用荆芥祛风解表散邪,佐以大黄通泄脏腑、疏导邪热外出,表里双解、内外分消。

连翘饮,"治诸恶疮红赤,痛痒不定,心烦口干,及妇人血风,红斑圆点,溃烂成疮,痒痛流黄水汁"。连翘、赤芍、当归、荆芥、防风、牛蒡子、川芎、栀子、黄芩、瞿麦、木通、生地黄、天花粉、麦冬、甘草各等份,上锉散。每服12g,水一盏半,灯心二十茎煎服。此方证为风湿热毒蕴滞热偏重,故应用了凉血活血、苦寒清热泻火、祛风解毒、通利小便排毒等药物。

当归饮,"治心血凝滞,内蕴风热,发于皮肤,遍身疮疥,或肿或痒,或脓水浸淫,或发赤疹瘖癗"。当归(去芦)、白芍、川芎、生地黄、蒺藜、防风、荆芥穗各30g,何首乌、黄芪、炙甘草各15g,上锉散。每服12g,水一盏半,生姜5片煎,不以时温服。此方以四物汤加何首乌养阴祛风,治风先治血;加生黄芪益气解毒,气行血亦行,又气血双补;辅以祛风之药。适用于气血双亏之慢性湿疹皮炎。

上述几个治疗湿疹皮炎的方证,与现代临床需要基本符合,说明早在元代盛行的旴江医学皮肤科能应用中医较为科学地对湿疹皮炎进行分型证治。

六、月蚀疮、肾脏风痒疮(特殊部位湿疹)

1. 月蚀疮

胡粉散,"胡粉(炒微黄)、白矾(煅)、黄丹(煅)、黄连(净)、轻粉各二钱,胭脂一钱,麝香少许,上为末,先以温浆水入盐洗拭,后掺药。干则用清油调"。

从组方看含铅、锌、汞药物居多，加清热收敛之药。糜烂掺干粉，干燥则用油调改油剂外搽，有治疗效果。

2. 肾脏风痒疮

活血祛风散，治肝肾虚为风毒所入之肾脏风痒疮，即慢性阴囊湿疹。当归（去尾）、川芎、白芷、细辛、蒺藜（炒，去刺）、桃仁（浸，去皮、尖，焙）、白芍、法半夏、五灵脂、甘草各 10g，苍术（炒）、杜仲（去粗皮）、肉桂、天麻、薏苡仁、橘红、槟榔、厚朴、枳壳各 12g，上锉散。每服 10g，水一盏半，生姜 5 片，枣 2 枚，煎去渣，入乳香末少许，以佐心气，使心肾相交。夹热，去桂、乳香，加黑豆煎服。此方活血行气、化湿、祛风、通络；更用细辛入少阴肾经，入络搜风，除寒湿之邪根；又入乳香佐心气，使心肾相交。阴囊中医学称"外肾之囊"，故拟少阴肾经之细辛及佐心气之乳香。

小牛黄丸，"治肾虚夹热，阴囊痒痛多疮"。为心肺积热、肾脏风毒，瘙痒难忍，时出黄水。玄参、荆芥各 120g，苦参 250g，大川乌、黄连各 30g，真牛黄 5g，上为末，水糊丸，梧桐子大，每服 30 丸，茶水清下。方用玄参泻肾火滋肾水，荆芥祛风解毒止痒，苦参、黄连燥湿清热止痒，牛黄清心经和肾经火毒，制川乌祛风通络、除湿解毒。

川乌与荆芥配方又名乌荆丸，危亦林用之治疗皮肤瘙痒、血风疮、浑身痒，还可治疗诸风缓纵、手足不遂、口眼歪斜、言语謇涩、头晕脑闷、筋脉拘急、不得屈伸、浑身麻痹、百节疼痛之中风及风湿痹证。久服，令人颜色和悦、力强轻健、须发不白。川乌（去皮，炮）30g，荆芥穗 60g，上为末，醋面糊丸，梧桐子大，每服 20 丸，就或热水任下，日三四服。

外肾疳疮，用抱鸡卵壳、黄连、轻粉各等份为末，清油调涂。香附子、白芷、五倍子煎水洗。

七、妇人阴部皮肤病

治阴疮方，黄丹、枯白矾、萹蓄、藁本各 30g，硫黄 15g，白蛇皮 1 条（烧灰）、荆芥、蛇床子各 15g，研为末。另以荆芥、蛇床子煎汤温洗，软帛挹干，清油调涂，湿则干掺。

又方，真平胃散加贯众末，每用 6g，熟煮猪肝拌药，入阴户内，数日可安。

治疳疮方，月后便行房，致成湛浊，伏流阴道，疳疮遂生，瘙痒无时。先用胡椒、葱白作汤，一日两三度淋洗，并服后方药。赤石脂、龙骨、黑牵牛（炒）、菟丝（酒浸、蒸）、黄芪、沙苑、蒺藜（炒），上为末，蜜丸梧子大。每服 20 丸。

治阴中生疮，如虫咬痛，可生捣桃叶，棉裹纳阴中，日三四易。

黄芩散，治阴门生疮。用黄芩、当归、川芎、白矾、黄连锉散，煮水熏洗，即安。

阴疮包含外阴湿疹、真菌性念珠菌性外阴皮炎、白塞综合征、梅毒性病等。变态反应性、免疫性、真菌感染性、性病等不同性质的疾病，但有皮炎、溃烂、渗出、腥臭、瘙痒等共同特点，也有不同的具体征象。上述治疗方法可供参考。

八、小儿胎毒

胎毒疮方，"治一岁二岁内，满头延及遍身生疮。皆因在胎中父母恣情交合所致，名曰胎蛆，经久不瘥"。先用化毒丹（五福化毒丹，方见前）、消毒饮（大黄15g煨，牛蒡子1g炒，甘草1g，荆芥15g。上锉散，每用9g，水煎温服），"却用父母小便，以鹅翎刷洗疮上，青黛为细末，干掺效"。

此胎毒包括小儿异位性皮炎、胎传梅毒等。古人已认识到其与父母遗传有关。五福化毒丹、消毒饮清泄胎毒有良好效果，可以试用。父母尿液外用当有存疑，但青黛末有清热收敛的作用。

九、小儿初生拭秽法

拭秽法，"婴儿在胎，口中有恶物，才生不候声出，疾用软帛或绵裹手指，蘸黄连、甘草汁，拭口恶汁。稍定，更以蜜少许调朱砂末一字抹入口中，镇心安神，解恶物之毒，一生免疮豆之患。妊娠临月预办之"。此方法预防以后患皮肤病及痘疹，在盱江流域民间流传甚广，是一个有效的预防方法。

奇方，"治初生下遍体无皮，但是红肉，宜速以白早米粉干扑，候生皮方止"。此系新生儿红皮症，亦为胎毒或过敏所致。早米又曰粳米，健脾益肺。干扑有退红生皮、保护作用。

十、小儿疹疮护眼

神应膏，"治疹疮正发时，可用以防痘花（水痘病毒）入眼生翳"。黄柏30g、真绿豆粉45g、甘草120g、红花60g，上为末，清油调涂两眼四畔，用之疮痘面上亦少，或用干胭脂涂抹亦可。对水痘、带状疱疹，防止病毒入眼具有预防和治疗作用。

十一、小儿发不生

苁蓉丸，"治禀受血气不足，不能荣于发"。当归（去尾）、生地黄、肉苁蓉（酒洗，炙）、白芍各30g，胡粉10g。上为末，炼蜜丸如黍米大。每服10粒，煎黑豆汤下；兼磨化涂抹头上。应用补肝肾方法内服外用，促进头发生长。本方不仅可应用于新生儿不长头发，成人斑秃不长头发或生长缓慢亦可应用。

十二、物理性皮肤病

1. 痱子

痱子滑石粉，绿豆粉 60g、软滑石 30g 共研为末，和匀，以绵扑子蘸扑。

痱子痒痛方，援新汲井水，挪青蒿汁调蛤粉敷之，雪水尤妙。

应用粉剂外扑治疗科学意义很大，盱江皮肤科前辈已知道痱子与皮肤散热有关，应用粉剂增加皮肤散热面积并导热外出，加之药物的清凉解毒作用共同奏效。

应用青蒿汁治痱子，说明已认识到痱子与热辐射及光毒有关，而青蒿具有抗光毒及热辐射的解毒清热作用。

2. 冻疮

以茄子根浓煎汤洗，并以雀儿脑髓涂之。

又方，治足上冻烂生疮，黄丹为末，用猪脂调敷。

茄子根和黄丹等有促进体表微循环作用，对于改善冻疮有显著作用。雀儿脑髓（用猪骨髓代）、猪脂有防冻、阻止热量耗散的作用，故二药结合是治疗冻疮的良药。

3. 汤火疮

刘寄奴不以多少，为末，先以糯米浆鸡羽扫伤处，然后掺药，并不痛，亦无痕。大凡汤者，急以醋调茶、盐末涂之，护肉不坏，然后用别药敷之，至妙。

又方，黄连、黄柏、轻粉各等份，朴硝少许，上为末，入清油用合子合住，饭上蒸，调涂，立愈。

汤泼火烧，细研山栀子，浓调鸡子清，鹅毛轻拂上，立冷愈。

上述治疗烫伤烧伤诸方，刘寄奴活血化瘀、解毒消肿止痛；糯米浆护肤疗创，先扫涂伤处，把保护与治疗结合起来。第二方黄连、黄柏清热泻火毒为君，辅以轻粉止痛，合朴硝少许预防感染，用清油调并经蒸熟，加强润滑、保护皮肤创伤的功能。第三方以鸡子清调山栀子粉，此法为盱江医学皮肤病民间常用疗法。1970年我在临川县医院工作，治疗大面积烧伤应用过鸡蛋清调药，可调栀子粉、地榆粉、虎杖粉、杉木炭粉。由于鸡蛋清有良好的黏附性能及覆盖保护功能，做赋形剂很理想。

十三、手足皲破

白及膏，治断跟皲。用头发一大握，桐油一碗，于瓦器内熬，候油沸，头发熔烂，入川白芷、白及、松脂末，出火摊冷，以瓦器收贮，不容灰入。每用百沸汤泡洗皲裂令软，拭干，敷其上即安，或加少水粉。

秘方，五倍子为末，用牛骨髓调填缝内即愈。

黄蜡膏，治冬月手足拆裂。清油半两，盏内慢火煎沸，入黄蜡一块同煎，候熔，入五倍子末少许，熬令稠，紫色为度。先以热汤洗，火上烘干，即用药敷，薄纸贴之。

手足皲裂，有因寒冷冻裂，有因长途行走开裂，很多疾病致手足皮肤弹力纤维、胶原纤维功能障碍等都可导致。发病机制比较复杂。局部外治应与全身治疗结合起来，局部保护性、恢复性治疗非常重要。

危亦林在盱江上游南丰县的长期医疗工作中，吸收民间经验结合中医药特点配方用药。白及膏，白及、松脂黏合性强，白芷止痛，头发生肌，共奏功效。五倍子膏，五倍子收敛，牛骨髓合而生肌长皮。黄蜡膏，吸收了民间无蜡不生肌的经验，加五倍子收敛而制成膏。

十四、白癜风

何首乌散，治肌肉顽麻、紫癜、白癜风。荆芥穗、蔓荆子（去皮）、蚵蚾草（去土）、威灵仙（洗）、何首乌、防风（去节）、甘草（炙）各等份。上为末，每服6g，食后温酒调下。

如圣膏，治癜风。诗曰：紫癜白癜两般风，附子硫黄最有功，姜汁凋匀茄蒂蘸，擦来两度更无踪。先以布擦其疮令损，却用茄蒂蘸药汁擦之。一说：白癜风用白茄蒂，紫癜风用紫茄蒂。

癜风包括白癜风、紫癜风，大致指汗斑，如伴有肌肤麻木应排除麻风病。其治疗方法可作为白癜风的治疗参考。何首乌散养血祛风、胜湿解毒，应加浮萍、天麻、羌活、自然铜等更加完善。外用至圣膏刺激局部血液循环和色素细胞生长，着色剂应用也有一定意义。茄蒂汁是否有感光作用值得研究。

十五、灭瘢

灭瘢散，治痘疱愈后，疱茄虽落，其瘢尤暗，或凹或凸，用此。绍粉（即水粉）30g，轻粉30g。上同研匀，猪脂油调涂。

又方，白蜜不以多少，涂于疮上，其痂易落，且无瘢痕，亦不臭秽。或用升麻同蜜煎，摩痕上，并数食之。

这里虽然是指治疗痘疮后的瘢痕，但也可作为皮肤病之瘢痕应用。灭瘢散应用铝锌制剂，以猪油调缓和刺激，理论上应有效果，可以试用。应用白蜜为预防性治疗，可以推广。

陈实功《外科正宗》选读

陈实功，江苏南通人，《外科正宗》成书于明，1617 年刊世。其主要学术观点：《外科正宗》崇笃经旨，致力创新，在病因上提出"百病由火而生"，认为"七情是耗人一身正气之萌孽"；治疗上重视固中州、调气血，提出"疮全赖脾土"的观点；外治上倡导引流、刀针、腐蚀药并用。共论述疾病 140 多个，列证最详，论治最精。《外科正宗》通篇研精探奥，理论与实践悉备，形成独特外科特点，被后人崇为正宗派。

一、痈疽

本卷论述了外科疾病的发病机制、辨证、治法和调护等方面，是本书的概论部分。

1. 痈疽原委

【原文】痈疽[1]发背[2]为何生，好好身躯出此形。

【词解】

[1]痈疽：①张雷山说："痈者，壅也，疽者，沮也。"本气血壅遏不得行之意，是外疡笼统的名词。②痈者为阳，疽者为阴，泛指两类阴阳性质不同、深浅部位不同的外科疾病。③痈疽是外科疾病代名词。

[2]发背：发于背部的化脓性外科疾病。"发"，一为毒气外发，皮肉溃烂；二为病情发展变化快。

【释义】一个完好的身躯为什么会发生各种各样的外科疾病呢？这必须从以下几个方面来加以理解：

（1）"水升火降、精秘血盈" 是维持人体正常健康生态的重要内因。肾水不断上济心火，使心火不亢；心火不断下济肾水，使肾水不寒。此为"心肾相交，水火既济"。人体精、气、血、津液充盈，才能生生不息，维持正常新陈代谢。

（2）"痈疽原由火毒生" 火炼烁成痰成毒，壅遏气血，经络阻塞，气血凝滞，腐肌烂肉。

（3）火毒形成的原理 重要的内因仍是肾水不足，由于不正常的情志活动、疾病、房劳等诸因素消耗肾水，阴的物质不足、阳的物质亢盛，产生火毒。

【原文】内被七情干脏腑，忧愁思虑总关心。

【释义】人的精神活动必须以精气为物质基础，亢奋的情志活动，势必损耗精气，故曰"七情六欲者，盗人元气之贼也"。精气亏损，阴阳失调，气血逆乱，故"诸病诸疮，尽皆出于此等之情欲也"。

【原文】外又六淫伤气血，风寒暑湿火相临。

【释义】六淫外邪是外科疾病的外因，外因引起外科疾病，或从毫毛而发外疡，或客于脏腑、经络、关节，引起脏腑功能失调。

【原文】故将五脏多乖变[1]，自然六腑不调匀。

【词解】

[1] 五脏乖变：为五脏相反相克。

【释义】"盖痈疽必出于脏腑乖变，开窍不得宣通而发也。"辨证外科疾病的病变应用脏腑生态理论为指导。例如，脾主肌肉，气血凝滞，肌肉疽肿，土壅反侮木，肝木郁滞，再克脾土，临证有红肿，还有疼痛。治则：疏土，应用活血消肿解毒之品；解郁，应用疏肝行气之品。六腑不调匀也会发生和加重外科疾病，例如阳明热结，可形成里热实证，出现高热、便秘、口渴等症。

【原文】发于心[1]上多危险，五脏相干[2]事可明。

【词解】

[1] 心：本文之心指：①背部 4、5、6 胸椎部位，名曰"对心发"。②胸腹部"膻中"穴。

[2] 五脏相干：指五脏之间相互关系。

【释义】明确五脏之间的关系非常重要。从部位所属讲，心、肝、脾、肺四脏都在胸背部位置，只独有双肾在腰部。心、肝、脾、肺四脏都依靠肾脏的精气来荣养，才有本身的正常功能；四脏产生的火（此火为代谢产物），只有依靠肾水来接济，才不致于形成病理的要素。"四脏之火全赖一脏肾水"，为壮水制火论。凡是外科疾病都是由于脏腑功能损伤以后而发生，我们应该牢固树立脏腑辨证的基本概念，尤其是发生在心俞对心部位的外科疾病。因为心为君主之官，岂容毒邪相犯，君主受病，全身则受到严重的侵害，故为危险。即"君主受病，全身动摇"。

因为四脏系背，也可以说五脏的根本都在背部，所以背部发生疮疡，对相应脏腑都有影响。背部从经络而言，为太阳和督脉所主，太阳为六经之首，督脉总统十二经络，太阳虽为寒水之腑，但却司卫气而主表，督脉总督一身之阳气，所以背部有阴有阳，辨证时不可不详察。

尽管如此复杂，但是抓住脏腑之间的相互关系及其各自生理病理特点，对脏腑相干之事一概明了，那么临床上就不会盲目。

【原文】腰间肾俞[1]发难生。

【词解】

[1]肾俞：两腰内肾陷肉之间。

【释义】这是因为内肾为性命的根本，具有藏精、藏气、藏神的功能，是先天之本，天癸之源皆出于肾，所以这个部位发生疮疡是很危险的。

为什么这个部位会发生外科疾病呢？这是因为房室劳损以致气竭精伤，"欲火伤阴，外阳煽惑"，真水真阴耗散，而诸火诸邪乘虚而入形成疮疡。

我们已经知道了肾俞发是因为真阴不足而发生的，那么在治疗上就可以应用"壮水之主以制阳光"的理论，即"真阴制火"，药用滋肾之剂。

小结：作者重视脏腑理论，认为外科疾病的发生皆出于"脏腑乖变"，而脏腑之变，作者又认为应该是以肾为主导，因为"四脏之火，全赖一脏之水济之"，假若肾水充足，则不发生火毒害。因此作者提出：①"水升火降、精秘血盈"是维持健康的重要因素。②"百病由火而生"、情欲致病等病因病机独特理论。在辨证上强调五脏相干，即五脏的生克乘侮关系，同时把六淫致病也结合考虑。③在治疗上，重视"真阴制火"、水升火降、脏腑气血等理论。④在预测疾病转归方面也有鲜明的见解，例如心、肾部位发生疮疡比较危险等等。

思考题：

①为什么说"百病由火而生"？

②为什么"七情六欲者，盗人元气之贼也"？

③"发于心上"为什么危险？

④为什么"四脏之火全赖一脏肾水"？

⑤背部解剖特点及发病特色有哪些？

⑥肾俞发发生的关键原因是什么？

2. 痈疽治法总论

【原文】痈疽发背怎生医，不论阴阳先灸之，不痛灸至痛，疼灸不疼时。

【释义】对于各种化脓性外科疾病，作者主张用火灸。作者认为通过火灸，轻者可以使毒气随火灸而向外发散，即使是较严重的疮疡，应用火灸也可以拔引郁毒，使火毒外发。为什么应用火灸可以治疗阳证化脓性疾病呢？因为灸火能引领邪毒外出，并使热毒蛋白质凝固，起到灭毒减毒作用。阴证用灸可使阴转为阳，而阴毒之邪随灸消散。痛灸至不痛为阳热邪毒消散，不痛灸至痛为阴证转为阳证。

【原文】内服蟾酥丸一服，外将神火照三枝。

【释义】蟾酥丸具有发汗驱毒之功，毒气随汗而散，是为表解法，是一种理想的治疗方法。如果内服蟾酥丸不出汗，这是因为表里闭密的原因，另外说明寒毒较重，这时便可加用神灯照法，达到解毒活血、消肿散瘀之功效。

【原文】用膏贴顶上，敷药四边围。

【释义】疮疡用太乙膏盖贴疮顶上，功效在于拔毒、提脓。若已溃破用膏盖则又可以遮风护肉，防止风寒邪气侵入，且又有生肌长肉的功效。疮脚四周肿胀，要应用药膏围敷，起到收束疮毒、拔毒消肿、止痛等作用。膏贴疮顶与围敷四周两者相结合，把拔毒消肿与箍围束毒结合起来，才是治疗疮肿的正确方法。

【原文】高肿起者，忌用攻利之药，以伤正气；平塌漫者，宜投补托之剂，以益其虚。

【释义】作者认为疮疡肿势高突者，属阳证，属于内脏无毒而毒在体表，可应用托里法，促使成脓外出，而不要应用攻伐之药，以免伤害脾气，反而使脓难成。这一观点虽然有一定的道理，但是如果尚未成脓，则不一定用托里透脓法，而应该应用解表、和营、清热等内消方法，这是因为"以消为贵"。作者认为疮疡平塌散漫者，这是元气虚、气血不足，应该用补托之法，以托毒外出。实证和虚证都主张用托法：①益气托毒，托里消毒散；②养阴托毒，竹叶黄芪汤；③清热托毒，四妙散；④温阳托毒，神功内托散；⑤透脓散。

是应用消法还是应用托法，不能截然分之。比如仙方活命饮，方中包含以上多种疗法。

【原文】频将汤洗，切忌风吹。

【释义】外用消毒液未问世之前，作者能够应用外洗法来消毒，是难能可贵的。作者认为疮肿未溃之前，可用葱艾汤，每日淋洗疮上一次或二次，目的是使气血疏通，易于溃散。溃破以后，脓血大泄，正气亏虚，邪毒易于侵入，所以应该避免风吹及疮口污染，以免二重感染。对大的溃疡，使之快速生肌长肉的方法，是应用猪蹄汤淋洗疮面，使瘀滞通畅、腐脱新生，这与现代大溃疡应用鲜血纱布外敷来营养疮面使之长肉是一个道理。猪蹄汤含有大量的蛋白质、微量元素及多种人体所需的氨基酸，对于促进疮面愈合大有裨益。

【原文】治当大补，得全收效之功；切忌寒凉，致取变生之局。

【释义】这里是指疮疡溃后，应该应用补法。这是因为疮疡溃脓后，"五脏亏损，气血大虚，外形虽似有余，而内脏真实不足"，应用多种补益气血的方剂，也就是托里和补托法可以使气血旺盛，脾胃功能恢复正常，这样正气可以托毒外出而脓秽自解、毒随脓排；脾胃功能正常，气血化生有源，自然生肌收口。如果在溃疡期应用寒凉，则有可能损伤正气，使真气虚而益虚；寒凉凝滞，使邪毒难于排出而内蕴，导致邪气实而益实，因而形成严重的后果。

【原文】盖疮全赖脾土，调理必要端详。

【释义】作者认为疮疡的治疗、饮食和护理都必须考虑到脾胃的功能，因为疮疡的发生、发展、结局多与脾胃有关系，这是为什么呢？下面为笔者的看法：

（1）脾主肌肉，脾不主肌肉则肌肉易病。

（2）脾胃为气血生化之源，气血在外科疾病发生、发展及结局方面意义重大。

（3）脾主运化，对于局部毒素的灭活、代谢等有重要作用。

（4）口服药物能否起作用，还取决于脾的运化功能，所谓"脾胃一败，百药难施"就是这个道理。

【原文】饮食何须戒口，冷硬腻物休餐。

【释义】关于外科疾病的饮食戒口，诸说纷纭。作者认为饮食是人赖以生存的基本条件，必须适其时而食之。他认为患者在生病过程之中，自然伤害胃气，而不思饮食，一旦溃后，胃气恢复，才思饮食，这是胃气恢复的佳象，应该让患者进所喜之饮食，以"接补脾胃"，如不让患者吃东西，反而"逆其胃气"，其结果反伤脾胃。所以不需要过分戒口。但作者并不主张一概不戒口，他认为生冷、肥腻之物，不仅难消化，而且滑肠，都可伤败脾胃，应属戒口之列。这条原文进一步说明作者重视脾胃学术观。

【原文】药必求标本[1]，功莫别于先医后医，若一概之攻补，恐两途之误用。

【词解】

[1] 药必求标本：辨证用药的时候应先考虑标本。

【释义】在辨证施治的时候，首先必须辨清标本缓急。对待任何一个患者，不论他是否以前进行过治疗，都要本着对患者负责的态度，而不要把治疗的功劳，归于先医或后医。治疗疾病要从标本考虑，不能一概或攻或补，这样就有可能既抓不到本也抓不到标。

关于标本分区，作者认为，①以身体标本而言，以五脏为本，以六腑为标，而痈属阳属腑，疽属阴属脏，五脏主里主血，六腑属表属气；②以疾病标本而言，先以初病为本，后以传病为标；③以治元气为本，治病气为标。作者鲜明地提出："凡治病者，必先治其本，后治其标。若先治其标，后治其本，使邪气滋甚，其病益增。"故治疗外科疾病应首先考虑疾病最先出现的症状,结合脏腑气血及病种特点加以考虑,而始终抓住脏腑气血这个根本。

作者认为所谓"急则治其标,缓则治其本",从外科的角度理解,若先出现外科疾病是本,次出现全身严重兼症是标,这时标是主要矛盾,影响着生理功能,故为急则治标,待标平定之后,才应该治疗疮疡这个本病。分清标本缓急,才能正确地制订出是攻还是补的治疗方法。

【原文】又说阳变为阴,内外被寒凉克伐。

【释义】疮疡的阳证为什么会转变成阴证呢?主要原因是:①在疮疡发生过程之中,不求早治,反而又受风寒或饮食生冷;②医生在治疗过程中滥用苦寒清热解毒,外用凉药围敷。上述两个原因使疮疡内外被寒凉克伐,气血冰凝,脾胃伤败,疮毒不得外泄,则阳证变阴证。

关于疮疡的变化问题,作者根据自己的临床经验,总结两个方面:①疮变在十一日未出脓之前,若出现不痛不热、疮疡流清稀水、身不热、脉细、神昏等症状,为疮毒陷入,宜用温中健脾之剂,如无效则非常危险;②疮变在十五日之后已出脓时,因饮食生冷而转为阴证,宜托里温中,待疮热作痛、脓出身温,才从阴转为阳证了。

小结:在外科疾病治疗上,作者创造了火引毒邪的灸法、内服蟾酥丸的发汗驱毒法及膏贴加围敷法。在内服药方面,强调脾胃观点,反对滥用苦寒清热,提出"疮全赖脾土"学说。对于戒口的看法,认为只需戒生冷硬腻等不消化的食物。作者还主张应用外洗法来疏通气血、生肌长肉。在辨证施治方面重视标本研究,强调治本,特别告诫我们要避免阳证转为阴证,并叙述了阴转为阳的治疗方法。

思考题:

①痈疽发背应用灸法治疗的意义是什么?

②膏贴与围敷结合的目的是什么?

③疮肿已成应如何使用托里法?

④猪蹄汤外治的功效是什么?

⑤为什么说"疮全赖脾土"?

⑥外科阳证为什么会转变成阴证?如何处理?

3. 治病则例

【原文】外科之疮有治例,说与君家须切记,病端百出别根因,方法一囊岂同类。热与寒,通与秘,其中消息知端的。通多不足秘多余,热实寒虚分证治。阳似阴,阴似阳,似中妙理要推详。不分表里一例治,轻变重而重变亡。

医者贵乎多应变，不可偏执用其方。

【释义】外科疾病有严格的治疗原则，这是因为外科疾病的病因很多，病机相对复杂，治疗的方法必须根据病因病机来制订。其中八纲辨证是外科辨证的总纲，分清寒热虚实极为重要。一般来说热证多实，寒证多虚，通证多不足，而秘证多为有余（泄泻、下利为脏腑之气外泄，秘结为脏腑蕴热）。

就辨阴阳而言也不简单，不仅阴中有阳、阳中有阴，还有真阴假阳、真阳假阴，而且阴阳又可相互转化，这其中的深奥理论应该细心研究。诸如上述情况，作为一个外科医生应该精通医理，而且要善于分析病情变化，临证时知常达变，不可偏执地固守一法一方。

【原文】且如表证恶寒，宜用荆防败毒散；里证发热，可将内疏黄连汤。疮势已成，托里消毒散诚为正法；内脓将溃，十全大补汤最得相当。

【释义】疮疡初起，症状以恶寒为主，属风寒表证，寒毒闭阻肌表，可用荆防败毒散解表散寒、发汗驱毒，使毒随汗解。疮疡若出现里热秘结实证，为热毒壅结阳明，应该通里泄热、泻火解毒，用内疏黄连汤。

若疮疡已形成，不能消散，则不能再用消法，而应用托法，以托里消毒散加减。疮疡溃脓期，因脓疡已成，气血消耗，故应用补法，方用十全大补汤化裁。

【原文】古法治痈疽，称述仙方活命饮；今时医发背，还期神授卫生汤[1]。蟾酥丸[2]在外科称为独品，护心散[3]解内毒号曰无双。讵知蜡矾丸[4]护膜、护心，可羡淡中有味；还赞玉红膏生肌、生肉，堪夸坏里呈祥。

【词解】

[1]神授卫生汤：羌活、防风、白芷、山甲、沉香、红花、连翘、石决明、金银花、皂角刺、当归尾、甘草、天花粉、乳香、大黄。功能为疏热散风、行瘀活血、解毒消肿、疏通脏腑。组方与仙方活命饮有所相同，而加重止痛活血之品，另用大黄通腑泄毒。

[2]蟾酥丸：蟾酥（酒化）、轻粉、枯矾、寒水石、铜绿、乳香、没药、胆矾、麝香、雄黄、蜗牛、朱砂。本方具有发汗、散寒、驱毒的功效。

[3]护心散：绿豆粉、乳香、朱砂、甘草。本方具有清心解毒护心之功效。

[4]蜡矾丸：白矾、黄蜡、雄黄、琥珀、朱砂、蜂蜜。本方具有解毒护心的功效。

【释义】这一段叙述的是作者惯用的治疗方药，仙方活命饮、神授卫生汤都具有解毒和营、托毒提脓、止痛等功效；蟾酥丸发汗驱毒功效强；护心散、蜡矾丸可预防毒邪攻心；生肌玉红膏在生肌收口方面是必用药。

【原文】痔漏、瘿瘤、疔毒，古夸三品锭[1]；痈疽、流注、诸风，今美万灵丹[2]。

【词解】

[1]三品锭：由明矾、白砒、雄黄、乳香四味药组成，是外科祛赘蚀瘤的外用药。

[2]万灵丹：由茅术、全蝎、石斛、天麻、当归、甘草、川芎、羌活、荆芥、防风、麻黄、细辛、川乌、草乌、雄黄等组成方剂，能行气搜风、通行经络、发散疮毒。

【释义】三品一条枪（三品锭）是外科常用的腐蚀漏管、平蚀赘生的外用方剂。近人应用治疗宫颈癌等有效，但是瘿病是否能外用三品应当存疑。万灵丹发散疮毒、搜风通络，用于疮疡早期，内消功效较强，因应用不少温热药物，故又含"发表不远热"的学术观。

小结：治疗外科疾病，首先必须熟悉八纲辨证，临证要知常达变。作者对外科疾病常用方剂，荆防败毒散、内疏黄连汤、神授卫生汤、蟾酥丸、护心散、万灵丹、三品锭，临床心得体会颇深，认为是外科的通用方，对外科疾病的变证、兼证也全都有方有药。论述以歌诀形式，易读易记，对于从事中医外科工作的医师来说，实在是一则必读经典。

思考题：

①为什么说通多不足、秘必有余？

②为什么说热证多实、寒证多虚？

③何谓"内毒"？

④神授卫生汤的功效如何？

二、上部疽毒门

本节对脑疽、疔疮、脱疽、瘰疬、时毒、瘿瘤等进行包括症状、病因病机、治疗方法、方药及调护等方面详细论述。

1.脑疽

【原文】夫脑疽者，俗称对口是也……项后虽属督脉，又主太阳寒水司行之道。所有侵袭，气血必凝，凝则后必为肿，此从外感受者……所有五脏蕴结而成者重，其源有五。

【释义】脑疽因为发生在后项部与口相对应的部位，故又名对口。项后虽然有督脉贯脊而行，但其两旁又为太阳膀胱经所循行。太阳为寒水之腑，若为邪毒侵袭，则可导致气血凝滞，而成痈肿，这是脑疽形成的外因。如果是由于五脏蕴毒引起的脑疽，则症状较重，其病因有5个方面。

【原文】盖心主血，故心绪烦扰、煽动不宁，以致火旺而沸腾，行于项间与寒水交滞而为肿者，一也。

【释义】如果心火旺盛，与心血循行到项间，心火与寒水交滞形成脑疽，必然有心烦不宁、心火旺之证。

【原文】肝统筋，故恼怒伤肝，项乃三阳统筋之所，肝伤则血脉不潮，筋无荣养凝结为肿。故项紧急强痛、不能转侧，其患未溃前肉色紫暗、坚硬漫肿、破流血水、木痛无脓。此等之症皆肝气受伤者，二也。

【释义】项部总统三阳筋，肝主筋，若肝血不足发生脑疽，则会出现项紧急强痛及破流血水、木痛无脓等症。

【原文】脾主肌肉，故思虑伤脾，脾气日损，又或膏粱损胃，胃汁干枯，以致中脘痞塞，气不运行，逆于肉里，乃生壅肿。其患外皮虽腐而内坚不溃，口燥舌干，饮食不进，根脚走散，脓秽色败。此等之症皆脾气受伤者，三也。

【释义】脑疽者若兼有脾胃受损，而不能主肌肉；脾土壅滞，而疮疡外皮虽腐而内坚不溃、根脚散漫、脓秽色败。

【原文】肺主皮毛，故忧郁伤肺，肺伤则毛窍闭塞，腠理不通，气不舒畅，纵横经络，结而为肿。其形疮多平陷、色淡不华、皮腐脂流、形如汤泼，气粗短促，鼻霉鼻燋，碌碌生痰，殷殷发嗽。此等之症皆肺气受伤者，四也。

【释义】由肺气郁结、不主皮毛，致毛窍闭塞、腠理不通，发生脑疽。因肺气郁闭，故疮形平塌，肺郁则气短喘咳、鼻扇。此证相当于现代酸中毒。

【原文】肾主骨髓，故恣欲伤肾，肾伤则真阴之气败矣，真阴一败，相火自生，此火最能自升自降，或动或静，煎熬脏腑，消烁津液……疮形紫黑，脉数乖度……此等之症皆肾气受伤者，五也。

【释义】由肾阴不足引起的有头疽，因为阴虚相火生，致生内热，煎熬脏腑，重伤津液，而出现了肾亏不足的系列症状。

小结：脑疽病因中外因是邪毒侵犯太阳，致寒水凝结；内因干系五脏。各脏功能失调产生的脑疽，各具本脏病理的临床特点，临证辨证时应当分明，针对所伤脏腑而治之。

思考题：

①脑疽的外因是什么？

②五脏病变引起的脑疽各有何临床特点？

2. 疔疮

【原文】如毒气发于心经者，生为火焰疔[1]。其患多生唇口、手掌、指节间……毒气发于肝经者，生为紫燕疔[2]。其患多生手足、腰胁、筋骨之间……毒气发于脾经者，生为黄鼓疔[3]……初生口角、腮颧、眼胞上下及太阳正面之处……毒气发于肺经者，生为白刃疔[4]……毒气发于肾经者，生为黑靥疔[5]。其患多生耳窍、胸腹、腰肾偏僻软肉之间……以上五疔，相应五脏。

【词解】

[1] 火焰疔：初生一点红黄小疱，痛痒相兼，伴麻木、寒热交争、烦躁、神昏。

[2] 紫燕疔：初生紫疱，破流血水，溃烂，伴目赤、指甲纯青、舌强神昏、惊悸。

[3] 黄鼓疔：初生黄疱，麻痒，绷硬，伴寒热、烦渴。

[4] 白刃疔：初生白疱，痒痛，易腐易陷，伴咳嗽气喘、鼻煽气急。

[5] 黑靥疔：初生黑斑紫疱，顽硬，疼痛彻骨，软陷孔深，惊悸沉困。

【释义】这条原文说明疔疮应该应用脏腑辨证，疔疮虽生于外，但部位、形色及症状则为辨证提供了素材，如心主赤，色红属热属火属心，烦躁属热毒扰心等。

【原文】七星剑，治十三种疔疮。初起憎寒作热，恶心呕吐，肢体麻木，痒痛非常，心烦作躁，甚者昏愦，宜急服之。野菊、苍耳头、豨莶草、半枝莲、地丁草各三钱，麻黄一钱，草河车二钱。用好酒一斤，煎至一碗，滤清热服。被盖出汗为度。

【释义】七星剑汤具有解毒发汗之功。应用七星剑汤治疗疔疮是陈实功一大特色。一般医家认为，疔疮为火热毒邪引起，外感火毒，内因心肝胃热上冲，两阳相搏，结于颜面。又颜面为诸阳之首，所以治疗疔疮以清热解毒为主。究考《外科正宗》治疗疔疮，首方为蟾酥丸、立马回疔丹、七星剑汤，三方全有不少的发表散寒发汗之药，这是为什么呢？我认为从以下几个方面理解：

（1）疔疮具备恶寒症，因头面居上，风邪易犯，风邪常夹寒邪、热邪为犯，形成风寒热邪共蕴之证。

（2）热毒炽盛，热极生寒之时，可因其寒而发散之。

（3）清热解毒注重内消，而解毒发散注重毒随汗解。这两种学术观点都有理论依据，但是鉴于生理及病理特点，一般还是应用清热解毒。应用发散疗法，应掌握适应证，严格辨证使用。

疔疮治法，"发热恶寒，身体拘急，六脉紧数，都在表，宜汗散之。身体发热，口燥咽干，脉实有力，二便秘涩，宜下之"。

小结：疔疮是外科的危险之证，尽管发病原因很多，但仍应抓住脏腑辨证。应用发散药物治疗疔疮，意在毒随汗解，但应严格掌握适应证，否则易导致生命危险。

思考题：

①什么情况下疔疮不能用发散法，发散后果如何？

②什么情况疔疮可用发汗解表的散法，其原理如何？

3.脱疽

【原文】夫脱疽者……多生于手足，故手足乃五脏枝干，疮之初生，形如粟米，头便一点黄疱，其皮犹如煮熟红枣，黑气侵漫，相传五指……故谓血死心败，筋死肝败，肉死脾败，皮死肺败，骨死肾败。

【释义】脱疽为何生于手足，因为手足为诸阳之末，脏腑精气灌溉之末端，本身由于精气灌溉相对不足，加之由于各种病因导致气竭精伤，外邪更易感染。一旦感染，则阳精煽惑、淫火猖狂。本病的特点是疮之初生之时，有一粟米样丘疱疹，内含黄色液体，随之患部皮肤就像煮熟的红枣一样，再则发黑，并迅速传播五指或向上蔓延。这种病是西医学的湿性或干性坏死，与真正的血栓闭塞性脉管炎不完全一样，但也包括脉管炎的坏死症状，主要表现皮肤肌肉坏死，随之一节节地脱落，故命名为脱疽。

心主血脉，出现恶寒横流，说明心脏功能衰败，为邪毒侵犯心血所致。肝主筋，出现筋脉坏死溃断，则为邪毒侵犯肝经，使之不能主筋。脾主肌肉，出现肌肉大面积溃烂坏死，则为邪毒犯脾。如果皮肤大面积坏死则为肺脏衰败。骨骼坏死则为肾脏衰败。

【原文】随用蟾酥饼，放原起粟米头上，加艾灸至肉枯疮死为度。次日本指尽黑，方用利刀寻至本节缝中，将患指徐顺取下，血流不住，用金刀如圣散止之，余肿以妙贴散敷之。次日倘有黑气未尽，单用蟾酥锭研末掺之膏盖，黑气自退。

【释义】陈氏创造应用隔蟾酥饼灸治疗急性坏疽，原理有三：其一，蟾酥饼（丸）具有散寒解毒发汗的功效，特别对严重毒邪所致的更具有针对性，陈氏认为蟾酥饼具有"回生之功，乃恶疮中至宝丹也"；其二，应用火灸具有火引毒邪外出之功效，拔引郁毒，使火毒外发；其三，以火灭火，"热因热用"，并属中医反治法则。

如何要灸至肉枯疮死呢？因为疮已致肌肤坏死，而且有传染性和传播性，灸至疮死，一方面邪毒被火所灭，另一方面坏死肌肉与正常组织可以分离，而避免受传播。现代医学认为这是通过应用火灸使蛋白质凝固，包括细菌的毒素凝固，而不致于吸收传播至全身。

如果黑气未尽，说明尚有毒邪，这时单用蟾酥锭研末掺就可以了。

小结：脱疽以其皮肉溃烂、肢端脱落为主症，内治应用脏腑辨证，外治宜用火灸、蟾酥饼等特殊疗法，有待临床进一步验证。

思考题：

①《外科正宗》的脱疽指的是什么病证？

②脱疽如何救治，其原理如何？

4. 瘰疬

【原文】予常治初起成核，服前药未效者，用针刺核内深入三四分，用冰蛳散拈成条子插入核内，糊纸封上；待至二七后，核子自然落出，随用红、黑二膏搽贴；内服补剂，不久便愈。

【释义】这是作者治疗瘰疬所用的拔核疗法，拔核法是应用具有腐蚀作用的药物，来腐蚀结核，直至脱落。但其缺点是溃烂时间较久，难以生肌收口，经常有液体分泌，处理不当容易成疮漏。其优点是应用内消法不能消除，手术对组织破坏较大，而本法患者少有恐惧感，组织相对破坏不大。

冰蛳散：大田螺 5 枚（去壳，晒干）、白砒 3.6g（面裹煨熟）、冰片 0.3g、硇砂 0.6g，共研为末。先用艾炷灸核上七壮，次后灸疮起疱，以小针挑破，将前药用一二厘津唾调成饼，贴灸顶上，用绵纸以浓糊封贴核上，勿动泄气，7 天后四边裂缝，再 7 天其核自落。

这种腐蚀疗法仅用于结核性或单纯性炎性淋巴结炎，而失荣等恶证忌用。

小结：原书论述瘰疬理论甚多，但一些理论及方药于临床意义不大，兹录外治拔核法，便于大家继承发扬。

思考题：瘰疬如何使用拔核疗法，其方剂及功效如何？

三、下部痈毒

本卷对流注、乳痈、骨髓炎、性病等各种疑难病进行了分析和论述。

1. 流注

【原文】夫流注者，流者行也，乃气血之壮，自无停息之机；注者住也，因气血之衰，是以凝滞之患。

【释义】"流注"从字面上来解释，"流"是气血旺盛，周流不息；"注"是住的意思，也就是气血凝滞。《内经》中亦有流注二字，其意义是说气血运行，流动不息地向下灌注。

本书之流注是一个病的名字，这是一种邪毒随着气血运行，流注到最虚之处而形成的化脓性感染。具有流动性、多发性，一般注发于肌肉深部和下部。

【原文】初因风寒相中，表证发散未尽者，人参败毒散散之。房欲之后，体虚寒气外侵者，五积散加附子温之。劳伤郁怒，思虑伤脾而成者，归脾汤加香附、青皮散之。跌仆伤损，瘀血凝滞而成者，复元活血汤逐之。产后恶露未尽，流注经络而成，木香流气饮导之。

【释义】从上列方剂来看全是温补活血行气之剂。如果是寒性脓肿，促进消散吸收是用之妥当的，而当今之多发性脓肿，热证偏多，且有脓毒血症一证，就不能应用这些方剂，而应用清热解毒凉血的方药。

【原文】如服前药不得内消者，法当大养气血、培助脾胃、温暖经络、通行关节，木香流气饮、十全大补汤俱加熟附子、香附培助根本……若误用寒凉克伐、内消等药，终致不救者多矣。

【释义】陈实功所论的流注仅指寒性脓疡和虚寒症状的化脓性感染，治疗的目的主要是内消，如内消不效，应加熟附子、香附等温阳行气之品，而不应该应用苦寒之品，否则转成恶逆之证。

【原文】一男子平素怯弱，腰后微肿一块，饮食少思，口干发热，此得之肾伤之病也……彼以口干发热内火之故，欲投清凉之剂解之，予辞不敢治。请内医视之，以退热为主，投药三剂，腹痛作泻。又以猪苓、泽泻、厚朴泄气等药，大热发作，形体更变。复请予治。予曰：死之速矣。

【释义】患者平素怯弱，说明素体精气亏损；肿块在腰间，肾藏精，乃先天之本，说明内肾受伤；饮食少思为脾虚不纳；口干为肾水不足不能上承津液；发热为肾阴不足、水不制火也。本该法补脾胃，但医误用苦寒退热之剂，伤败微阳，故脾阳受损，而腹痛作泻；继以渗利重伤体液，致真阴益亏，而形体更变。证属虚而误用一派寒凉，造成恶逆之证，所以就很难治疗了。

【原文】黄芪六一汤，治流注溃后，脓水出多、口干作渴、烦躁不宁服之。

黄芪半生、半蜜水炒,六钱,甘草半生、半炙,一钱五分,人参一钱。水二钟,煎八分,食远服。

【释义】生黄芪益气固表御邪、托毒排脓,又可鼓舞津液上行以滋口渴,与甘草相配可解毒泻火、益气生津,与人参三位相伍,更益补气生津之功,故又可除烦。

小结:流注属寒性脓肿,应用散寒行气、温经通络、解毒活血之品,对于消散寒毒之脓疡具有较好疗效。

思考题:

①本节流注指现代医学的哪些疾病?

②本节流注治疗病例发热用退热剂为何出现恶逆之证?

2. 乳痈

【原文】乳子之母,不能调养,以致胃汁浊[1]而壅滞为脓。又有忧郁伤肝、肝气滞而结肿。

【词解】

[1]胃汁浊:这里指乳汁厚浊。

【释义】哺乳的妇人,不注意调摄而引起乳痈疾病。失于调摄主要为两个方面:第一,嗜食肥甘厚腻、辛辣炙煿之品,以致阳明胃热及脾湿产生。乳汁属胃汁派生,阳明胃热所产生的胃汁为厚浊的胃汁,循经注于乳房产生乳汁,也就是厚浊的乳汁,这种乳汁最容易造成乳络不通,引起乳房气血壅滞,而化热腐肉为脓;第二,产妇生理上肝血相对不足,因为妊娠聚血养胎、生育失血、哺乳耗血,因此肝失荣养,易造成肝气不舒。乳房属足阳明胃,乳头属足厥阴肝,肝胃同亏,故乳病产生。

【原文】忧郁伤肝,思虑伤脾,积想在心,所愿不得志者,致经络痞涩,聚结成核……渐渐溃烂,深者如岩穴,凸者若泛莲……名曰乳岩。

【释义】由于忧郁思虑等过亢的情志活动以致肝脾心受伤,伤肝气郁,伤脾生湿,伤心生火,火热煎熬湿邪,终致郁气、郁火、郁湿、郁痰交凝,随经注入乳房,经络痞涩,凝结成乳部的结核肿块,日久溃腐。由于气血亏损、五脏俱衰,所以脓少流血,疮面状如岩穴,这就是乳岩。

【原文】又男子乳节与妇人微异,女损肝胃,男损肝肾,盖怒火房欲过度,以此肝虚血燥[1]、肾虚精怯[2],血脉不得上行,肝经无以[3]荣养,遂结肿痛。

【词解】

[1]肝虚血燥：肝藏血，肝脏亏损，致肝血不足，身体得不到肝血荣养，故表现为燥证。

[2]肾虚精怯：肾藏精，肾虚故精少，表现为抵抗力低、精神状态疲劳等。

[3]无以：没有、缺乏之义。

【释义】男人与女人的生理病理特点有所不同。妇女体阴用阳，一生之中耗血最多，上为乳汁，下为经血，妊娠聚血养胎。胃为水谷之海、气血化生之源，肝藏血，所以妇女容易肝胃受伤。

男人从事体力劳动较多，特别是房劳过度的人，消耗精气较为突出。肾藏精，肝藏血，肝肾同源，所以男人易损伤肝肾。

不管男人还是妇人，如果不节制情志和性欲，势必损伤肝肾。肾精亏损，卫气化生乏源，则抗邪能力不足；肾为先天之精，肾精亏损，则其四脏精气亦亏，以致脏腑衰败；肝血亏损，经脉失于荣养，是产生燥证和失荣的病理机制。陆平一说："凡人只知实则气滞血凝，而虚则气不足运动其血，亦可致瘀致滞。"精气虚则气不足运动其血，肝血虚则血流不畅，皆可形成气血瘀滞，只不过这种气血瘀滞为因虚致瘀而已。临床施治方法就应益气补血、化瘀行滞了。

【原文】怀孕之妇乳疾曰内吹。因胎气旺而上冲，致阳明乳房作肿。

【释义】怀孕的妇女患乳房疾病称为内吹乳痈，它的病因病机是什么呢？这是胎气旺盛上冲的缘故。为什么会胎气旺盛？妊娠时的生理是这样的：①聚血养胎，肝血相对不足；②胎儿阻隔，影响肝气疏泄；③恣食辛辣炙煿，以致胃热蕴滞。三者构成旺盛的胎气，循经上冲乳房而成内吹。

小结：这里的乳痈，实际包括化脓性和赘生性两大类乳房疾病。乳房疾病的病因病机与肝、胃、肾三脏腑最密切。乳房疾病气血瘀滞有因胃汁浊引起的实证，也有肝肾不足所致的虚证。本节作者还提出了男损肝肾、女损肝胃的学术观点。

思考题：

①为什么说男损肝肾、女损肝胃？

②化脓性、良性增生、恶性赘生性三种乳病病机上有何不同？

③胎气旺的原因有哪些？

3.脏毒与痔疮

【原文】夫脏毒者，醇酒厚味、勤劳辛苦，蕴毒流注肛门结成肿块……破必成漏，沥尽气血必亡。

【释义】脏毒这个病是由于平素嗜食醇酒厚味以及劳累过度，不注意肛门的卫生，以致湿热火毒侵袭结于肛门的周围，而发生肛门周围脓肿的一种化脓性疾病。因为壅滞化热腐肌烂肉，可以形成肛漏，其瘘管一端在直肠内，一端在肛门周围皮肤外。瘘管内有粪便及血液漏出，久之耗散气血，造成虚损，形成严重的病证。

【原文】一男子患痔六年。每遇酒色劳役，痔则发肿，坚硬疼苦，十余日方得稍可。彼欲断其根，以枯痔散上至七日外，其痔渐黑裂缝，至十六日痔枯脱落，孔若鸡心，以生肌散逐日用之，内补养血健脾药而愈。

【释义】"遇酒色劳役，痔则发肿"，说明发病与精气亏损有关，内治当大补。

枯痔散（砒霜30g、白矾60g、轻粉12g、蟾酥6g、天灵盖12g）为腐蚀要药。当痔疮脱落之后，再用生肌疗法。应用保守疗法加外用药治疗痔疮应该继续合理发扬。

【原文】一男子患痔，焮肿作痛，大便结燥，脉数有力。以内疏黄连汤二服，便行痛止。又以四物汤加芩、连、枳壳、天花粉，数剂而肿消。更以脏连丸一料而不复发。

【释义】湿热下注之实证痔疮，先服内疏黄连汤治标，次服四物汤加味治本，再以脏连丸安脏抚肠。

【原文】一男子患痔，凡遇劳发肿作痛，以枳壳汤熏洗，内服防风秦艽汤，数服肿痛俱减。令彼常洗前汤，每月五六次，内与六味地黄丸加黄柏、知母服之不发。

【释义】枳壳汤熏洗，枳壳60g、癞虾蟆草（荔枝草）适量水煎外洗，具有疏通气血、解毒消肿的功效。

防风秦艽汤（防风、秦艽、当归、川芎、生地黄、白芍、赤茯苓、连翘各3g，甘草、栀子、地榆、枳壳、槐角、白芷、苍术各1.8g）具有活血祛风、解毒消肿的功效，治肠风下血及痔疮肿痛。

小结：痔漏是常见的外科疾病，今时众多的医家多用挂线法及注射疗法为主，《外科正宗》主张内服、外用、外洗等方法，具有痛苦少、疗效明显的优点，当今临床应当发扬、提高。

思考题：痔疮的保守疗法步骤、方药如何？

4. 下疳、鱼口、便毒

【原文】下疳[1]者，邪淫欲火郁滞而成。其来有三：一由男子欲念萌动，阳物兴举，淫火猖狂而未经发泄者，以致败精浊血流滞中途，结而为肿者，一也；二由妇人阴器瘀精浊气未净，接与交媾，以致淫精传袭而成者，二也；三由……热药……多致火郁未发而成者，三也。

【词解】

[1] 下疳：由软下疳链杆菌经性交传染而引起的外生殖器化脓性溃疡。不仅表现为阴器、口唇等溃疡性皮损，而且有腹股沟淋巴结肿大。中医学称为"横痃"。

【释义】下疳病是由于不正常的性交及性交不洁而引起的。病理机制有3个方面：第一，男性在性交时阴茎已勃起，正值射精，但忍精不射，以致败精浊血在腹股沟处瘀滞，形成肿块，名曰"横痃"，又有称呼"左为鱼口，右为便毒"；第二，由妇人阴器不洁，为该病菌的带菌者，男子与之性交后传染发病；第三，由于口服壮阳药（雄黄、阳起石、巴戟天等）致欲火亢旺，火邪郁结、腐肌烂肉而发病。

【原文】夫鱼便者，左为鱼口[1]，右为便毒[2]。总皆精血交错，生于两胯合缝之间结肿是也。近之生于小腹之下、阴毛之傍结肿，名曰横痃[3]，又名外疝是也。得之入房忍精、强固不泄，或欲念已萌、停而不遂，以致精血走动凝滞结而为肿。

【词解】

[1][2][3] 鱼口、便毒、横痃：分别为左、右腹股沟及耻骨联合处的肿块。本文指的是性病淋巴肉芽肿。发炎的淋巴结至腹股沟韧带处形成一凹槽状沟槽征，是本病的特征之一。久之溃破可形成瘘管、会阴部及下肢象皮肿等。

【释义】发生于腹股沟的淋巴结肉芽肿，是性病的一种，其病因病机为性交忍精，以致精血凝滞而致。

小结：下疳、鱼口、便毒都属性病。下疳以生殖器糜烂溃疡为主，而鱼口、便毒则以腹股沟淋巴结肉芽肿为主要症状。本节对性病的病因病机认识比较明确，治疗多以清肝泻火、利湿解毒为大法。

思考题：

①下疳的成因有哪些？

②鱼口、便毒相当于现代何病，有何临床特点？

四、杂疮毒门

本卷主要论述了皮肤病及外科其他杂病的病因病机和治疗方法。

【原文】塌痒汤：苦参、威灵仙、蛇床子、当归尾、狼毒各五钱，鹤虱草一两。用河水十碗煎数滚，滤清贮盆内，乘热先熏，待温后洗。临洗和入公猪胆汁二三枚同洗更妙。

【释义】塌痒汤具有祛风解毒、杀虫止痒之功效，用于真菌性或其他病原微生物所致的皮肤病，特别是女性外阴瘙痒。

【原文】滋阴除湿汤：川芎、当归、白芍、生地黄各一钱，柴胡、黄芩、陈皮、知母、贝母各八分，泽泻、地骨皮、甘草各五分。水两钟，姜三片，煎八分，食前服。

【释义】这是一个治疗阴血不足而又感染的代表方。四物加知母、地骨皮补益阴血；柴胡、黄芩清肝经之热，阴血不足、热入肝肾之故；陈皮补而不滞；川贝母化热痰；泽泻利湿；甘草协同泻火。

【原文】大麻风证，乃天地间异证也……初起麻木不仁、肌肉未死者，宜万灵丹洗浴发汗，以散凝滞之风；后服神应养真丹加白花蛇等份，久服自愈。年久肌破肉死者，先用必胜散疏通脏腑；次服万灵丹，每日酒化一丸，通适血脉；服至一月，换服苦参丸，轻者半年，重者一载渐愈。

【释义】麻风属皮外科范畴，古代治疗麻风病的一些疗法，不仅当今治麻风可以应用，而且对肢体麻木症及久溃不收口等症可以发挥性应用。

古人认为"麻木不仁"是皮死，故应用发汗解表，疏散皮表邪毒，随后用神应养真丹，进一步养血祛风，又合"血虚则麻""血瘀则木"之说。

年久肌破肉死，先用必胜散疏通脏腑（必胜散：大黄、槟榔、白牵牛3g，粉霜1.5g），必胜散治血热秘结、脏腑不通，通过此方疏通脏腑、活血散瘀、祛腐陈挫，腐去才好生新，而没有必要拘泥于"先大补之"。再服万灵丹解表，服苦参丸活血祛风。陈实功治疗大麻风不仅有法有方，而且能把治疗的有序性与目的性紧密结合起来。

【原文】破伤风，因皮肉受损，复被外风袭入经络，渐传入里……当用万灵丹发汗，令风邪反出，次以玉真散患上贴之，得脓为效。

【释义】作者对破伤风的认识非常深刻，一有破伤史；二有毒邪从伤口传入。治疗上当用万灵丹发汗散风外出，再以玉真散患上贴之，使之发疱溃烂，亦是局部排毒抗毒之法。

【原文】玉真散：南星、防风、白芷、天麻、羌活、白附子各等份。上为末，每服二钱……若治疯犬咬伤，更用漱口水洗净，搽伤处亦效。

【释义】此条为临床治疗疯犬咬伤提供的另一方法，作者认为疯犬毒亦为风毒，而玉真散具有祛风镇痛作用，故内服外用以治之。

【原文】血箭出于心经火盛，逼血从毛窍出也；血痣由于肝经怒火郁结，其形初起色红如痣……治血箭以桃花散凉水调敷，或金墨涂搽自止……血热甚者，内服凉血地黄汤，兼戒口味始瘥。

【释义】血箭系海棉状血管瘤，应用桃花散外敷止血，加服凉血地黄汤清心血之热。桃花散，石灰半升同大黄45g同炒，石灰变红去大黄，研石灰过筛即成。

【原文】土大黄膏：硫黄八两，生矾四两，点红川椒二两。上各为末，用土大黄根捣汁，和前药调成膏，碗贮。新癣，抓损擦之；多年顽癣，加醋和擦……牛皮癣，用穿山甲抓损擦之妙。

【释义】本方灼热刺激性强，祛除老皮之功较强，故皮损肥厚者可以用之。

【原文】铁布衫丸：治情不由己，事出不虞受害，一身重刑难免，当预服之，受刑不痛，亦且保命。自然铜（煅红，醋浸七次），当归（酒洗，捣膏），无名异（洗去浮土），木鳖子（香油搽壳上，灰焙用肉），乳香，没药，地龙（去土，晒干），苏木。上八味，各等份为细末，炼蜜丸如鸡头实大。每服三丸，预用白汤送下。

【释义】此方药源丰富，制作简便，可为临床跌打损伤常用之剂。

【原文】痞癖皆缘内伤过度，气血横逆结聚而生。初起腹中觉有小块举动牵引作疼，久则渐大成形……内服阿魏化痞散，外贴乾坤一气膏，祛邪养正气，攻补自全安。

阿魏化痞散：川芎、当归、白术、赤茯苓、红花、阿魏、鳖甲尖各一钱，大黄八钱，荞麦面一两。上共为末，每服三钱，空心好酒一茶钟调稀服。三日后腹痛、便出脓血为验。

乾坤一气膏：此膏专治痞疾，毋论新久立效。又治诸风瘫痪，湿痰流注，各样恶疮，百般怪症，男子夜梦遗精，妇人赤白带下；又男女精寒血冷、久无嗣息者并贴之。当归、白附子、赤芍、白芍、白芷、生地黄、熟地、川山甲、木鳖肉、巴豆仁、蓖麻仁、三棱、蓬术、五灵脂、续断、肉桂、玄参各一两，乳香、没药各一两二钱，麝香三钱，真阿魏二两。

【释义】乾坤一气膏诸药熬成广丹膏药，贴肿处；贴丹田（男女科）；诸风瘫痪，贴肾俞穴。此二方剂，一者内服，一者外用，对于外科肿块及一些疑难症是一种治疗方法，其疗效需在应用实践中摸索。

【原文】诸疮一扫光：苦参、黄柏各一斤，烟胶一升，木鳖肉、蛇床子、点红椒、明矾、枯矾、硫黄、枫子肉、樟冰、水银、轻粉各二两，白砒五钱。共为细末，熟猪油二斤四两，化开，入药搅匀，作丸龙眼大，瓷瓶收贮。用时搽擦患上，二次即愈。

【释义】此方是瘙痒性皮肤病外用通用方剂，经古人应用成剂型，当加以总结提高。

【原文】体气，一名狐气……内用蒜肚时常作馔食之。

蒜肚方，用公猪肚一具，入大蒜囊四十九枚去壳入肚内，以线扎口，水煮极烂，用盐、醋蘸肚随便食之。气味甚者，用癞虾蟆一个入内同煮，肚烂去虾蟆、大蒜，用热酒食之。洗浴发汗。避风三日，其气顿改。

【释义】腋臭是常见外科疾病，应用蒜肚方可能会改变大汗腺的分泌，而达到疗效，临床实践中可以试一试。

【原文】人中黄治小儿诸胎毒、痘疹，黑陷内收，唇焦口干，风热斑疹，赤游丹毒，兼治大人伤寒阳证发狂，或诸恶疮毒气入里，口燥咽干、烦渴闷乱，中诸砒毒、河豚等毒，诸般急病，无有不效。

用毛竹一段，两头留节，一头钻一孔，用甘草磨为细末，从孔灌满，以木条塞紧孔眼，用砖扎之，沉入大粪池内，半年取起，长流水浸一日，带竹风干，瓷罐收贮。大人每服二钱，小儿每服三四分。

【释义】甘草泻火解毒，在大便池半年以后，由于粪汁渗入变成人中黄，其解毒泻火作用更强。

【原文】取金汁法：用大毛竹一连二节，用刀劈去外青一半，用砖扎节中，沉入粪池内，一年后取起，以长流水浸一日，钻开节孔，内蓄粪清，瓷罐收贮。凡遇中砒毒、河豚、伤寒、阳毒、发狂、疔疮瘰证，毒气入里，烦躁口干、渴饮水、脉大有力者，并宜此药。

【释义】金汁可能有解毒抗毒作用，有护肝、护心肾、对抗毒素对血液和神经侵害、退热止痉多种功效，故能治急症。

【原文】仙方活命饮今古不同论：古人朴实，其七情干涉者少，而从风、寒、暑、湿外感凝滞者多。故设仙方活命饮攻散所滞之肿，服此得效者十常八九，乃患者五脏不虚耳。今人穿凿太过，七情烦扰之甚，而内脏无有不伤，每见此症曾服过此药，其疮必不起发，脾胃再无不损。若疮不起发，脾胃伤败，患者岂有得生……今之治法，不论首尾标本，先必固脾胃，次行托药，谓本立而道生，病无不治。予见如此，幸同道者察焉。

【释义】仙方活命饮是一个清热和营解毒、消肿止痛治实证的方剂。临床上虚证谨用。特别是皂角刺、穿山甲穿透性较强，易使毒邪扩散。阴虚者更应慎用。作者强调调补脾胃的重要性，这是因为"疮全赖脾土"。

仙方活命饮中乳香、没药易碍胃，其中寒凉药对脾胃亦有影响，因此应该引起注意。临床上疮疡实证可以应用仙方活命饮。

思考题：

①塌痒汤为何能塌痒？

②滋阴除湿汤为什么可以治热入肝肾之阴血亏损兼湿热毒邪证？

③皮肤麻木不仁的治疗方法及顺序如何？

④久溃不愈的治疗方法及顺序如何？

⑤久溃不愈为何先疏脏腑？

⑥破伤风的治疗如何达到"令风邪反出"？

⑦玉真散不内服而反外用有何机制？

⑧血箭的内外疗法有哪些？

⑨铁布衫丸功效如何？

⑩乾坤一气膏有何功用？

⑪为什么诸疮一扫光是一个外搽常备方？

⑫外科解毒急救方有哪些？

⑬仙方活命饮的使用应注意哪些问题？

龚廷贤外科皮肤科学术观

龚廷贤，江西金溪县人，明代著名的医学家。明朝万历十五年（公元 1587 年）著《万病回春》一书，又于明朝万历四十三年（公元 1615 年）著成《寿世保元》一书。

龚廷贤是一个全科中医大师，其对皮肤科贡献也很大。他的这二部著作对斑疹、体气、须发、各部位皮肤病、癣疥、癫风、瘟疹、麻疹、诸疮都有详细的论述。尤其对须发疾病、茧唇、下疳、杨梅、疬风等有精辟的论述。下面节选他在这些皮肤外科病方面的治疗认识和体验，作出分析和学习。

一、须发疾病

1. 须发的生理病理

"人须发眉虽皆毛类，而所主五脏各异……发属于心，禀火气，故上生；须属于肾，禀水气，故下生；眉属于肝，故侧生。男子肾气外行，上为须，下为势。

故女子、宦人无势，则亦无须，而眉发无异于男子，则知不属肾也明矣……岐伯曰：妇人之生，有余于气，不足于血，冲任之脉不荣唇口，故须不生。"

人体的毛发生理与五脏关系密切，多与心、肝、肾关系密切，治疗上多调补脏腑气血和阴精。

2. 天下第一乌须方

五倍子 500g，入锅内炒至粟壳色，以青布包之，以脚踏成饼，晒干为末，锡罐盛贮筑实封口，勿进空气，听用。红铜末 250g，淘尽见清水令干，入铁锅内炒大热，倾入酸醋少半碗，拌匀，湿透再炒，入醋七次，研为末，筛过，以绵纸另包，听用。白矾 120g 为末另包，皂矾 120g 为末另包，白及 120g 切片焙干，研为细末，纸包。

染须发时，五倍子 27g，铜末 6g，白矾、白及、皂矾各 3g，再加食盐 3g，共于碗内再研极细，入小铜勺内，以浓茶卤调如稀糊，放于火炭上徐徐熬之，搅匀，熬成稠糊为度。须先用肥皂水洗发待干，挑药乘热涂须发上，用油纸兜住，外用油布包头，睡至第二日天明，去药。先 1 个月染上 4 次，后半个月染 1 次，永不露白。

此方法无铅锌汞制剂，应属安全，可以试用。

3. 青云独步丹

乌须黑发，延年益寿。赤、白何首乌共 500g，黑豆 3.5L 煮汁浸何首乌一昼夜，去汁水，将豆拌何首乌，木甑内蒸浸 5 次；赤茯苓 250g，用牛奶浸过，煮干；白茯苓 250g，用人乳浸过，煮干；菟丝子 250g，酒浸，蒸，制成饼，焙干；当归身 90g，酒洗；补骨脂 120g，盐、酒炒；枸杞子 90g，酒浸，焙；怀牛膝 120g，用甘草水泡；怀生地黄黄酒浸，入砂仁 9g 同蒸干为末；真没药 45g，去砂土。忌铁器，晒干为末，炼蜜为丸，如梧桐子大。每服三十丸，空心酒下，午间姜汤下，临卧盐汤下。

何首乌和黑豆均有滋补肝肾的功效，茯苓健脾益气，菟丝子、当归、枸杞子、怀牛膝、生地黄调补肝肾精气血，精血充足，则养发乌发。

4. 造酒乌须方

怀生地黄 120g、真生姜汁 120g、赤白何首乌各 500g、小红枣肉 90g、当归 60g、麦冬（去心）90g、枸杞子 60g、胡桃肉 90g、莲肉 90g、土蜜 90g。将何首乌、生地黄水煮，候干，再用姜汁水煨干为度，将何首乌、生地黄捣烂。糯米 2000g，与其他药打粉同蒸，加入酒曲，酿出美酒。每次饮服适量，1 日 2~3 次，具有强身健体、乌发黑发的功效。

二、茧唇

茧唇即唇癌，龚廷贤对本病有较详尽的认识和研究，在病机、症状和治法等方面有成体系的论述。

1. 定义

"唇肿起白皮，皱裂如蚕茧，名曰茧唇。"指口唇赘生肥厚，炎性浸润肿胀，开裂，粗糙，剥脱如蚕茧。

2. 病因病机

《内经》云："脾气通于口。"脾之荣在于唇。"燥则干，热则胀，风则肿，寒则揭。或因七情动火伤血，或因心火传授脾经，或因厚味炽热伤脾。"本病因内为脾胃之变，气血亏损，失于滋润脾土，加之外感六淫、饮食不节、七情损伤等多因素而致病。

3. 治则

"审本病，察兼症。补脾气，生脾血，则燥自调、火自除、风自息、肿自消。若患者忽略，治者不察，妄用清热消毒之药，或用药线揭去皮，反为翻花败证。"要认真审察本病证，以补脾胃、气血津液为主，兼以祛邪。不宜滥用清热消毒之药，以免苦寒败胃或寒凉冰凝气血，亦不能过度外治，避免发生翻花病变。

4. 辨证论治

（1）肝经怒火，风热传脾

症状：口唇肿裂或赘生肥厚。

治法：疏肝清热，养血凉血，祛风解毒。

方药：柴胡清肝散。

柴胡、黄芩各 3g，黄连 5g，山栀子 2g，当归 5g，川芎 2g，生地黄 6g，升麻 7g，牡丹皮 5g，甘草 1g。水煎服，食后频服。若脾胃虚弱，去芩、连，加白术、茯苓。

（2）阴虚火动

症状：唇燥裂如茧。

治法：滋阴清火，调补肝脾肾。

方药：济阴地黄丸。

熟地黄 12g、山茱萸 6g、怀山药 9g、五味子 1.2g、麦冬 10g、当归 9g、肉苁蓉 6g、枸杞子 9g、菊花 9g、巴戟天 9g。上为细末，炼蜜为丸，如梧桐子大，每服百丸，空心白汤送下。

此方滋补肝脾肾之精气血，把补阴与扶阳结合起来，促进精气血相互滋生和阴阳的相互生长，调节机体内环境的平衡，达到以平为期的目的。本方以滋补为主体，而不用苦寒及寒凉清热解毒之品，仅用菊花轻轻地疏风散邪。

（3）中气伤损（中气不足，中气下溜，火气上乘）

症状：唇口生疮，或齿牙作痛，或恶寒发热，肢体倦怠，食少自汗。

治法：升提中气，甘温除热。

方药：补中益气汤。

人参、黄芪、甘草各5g，白术、当归、橘红各3g，柴胡、升麻各1.5g。姜、枣同煎服。

外治：用橄榄烧灰为末，以猪油调涂患处。唇干出血，用桃仁捣烂，猪油调涂患口。

以上三方可以看出，龚廷坚治疗茧唇以调补为主、少用苦寒或寒凉解毒为重要特点。

三、下疳

龚廷贤说："下疳疮，乃男子玉茎生疮。因所欲不遂，或交接不洁，以致邪毒浸渍，发为疮毒。日久不愈，或成便毒，或损烂阳物，多致危笃。又鱼口疮、妒精疮，皆其类也。俗云疳疮未已，便毒复来生也。"

下疳疮大多为性病，为杨梅疮发于阴茎及阴部，阴茎及周边肿块溃烂等病变。有些阴茎结核、阴茎癌及其他阴茎肿块溃疡也含在下疳之内。

至于妇女杨梅疮之生殖器病变肿块硬结或溃疡，又称为妒精疮。无论男女患本病，双侧少腹部腹股沟肿块，或叫淋巴结梅毒性反应，左侧发生称"鱼口"，右侧称"便毒"。本病的发生当时已认识到与性交有关并且有传染性。

1. 消疳败毒散

专治下疳。

防风2g、独活2g、柴胡5g、连翘2g、荆芥2g、黄柏2.5g、知母2g、黄连2g、赤芍3g、苍术2g、赤茯苓3g、木通3g、龙胆草3g、甘草1g。加灯心少许，水煎，空心服。如便结可加大黄5g同煎。

此方把祛风除湿解表与清热燥湿解毒相结合，并以灯心为饮又利小便排毒，用药轻轻，化解大毒。

2. 外治

（1）治下疳痛不可忍　官粉（煨）15g、冰片1g、水银1g，共研细末，掺疮上。如神。

（2）治下疳溃烂　珍珠（烧存性）、冰片各0.3g，人手指甲、足指甲（均烧成灰）

各 0.3g，血余（烧成灰）0.6g，共为细末，掺患处。

（3）熏下疳方　皮硝一碗，乳香、雄黄、儿茶各 1.5g，上药共入砂锅内，烧火加热，热气熏蒸患部。以心口凉为度。

四、杨梅疮

杨梅疮即当今之梅毒，系性传播疾病。龚廷贤创造托里解毒汤、通仙五宝丹等内服，千里光明汤外洗，治疗本病。

1. 托里解毒汤

当归 5g、川芎 5g、赤芍 15g、生地黄 3g、连翘 3g、黄芩 3g、黄连 3g、防风 3g、荆芥穗 2g、苦参 6g、羌活 3g、薏苡仁 6g、皂角 10g、防己 3g、木瓜 1.5g、生甘草 1g、土茯苓 60g。水两碗，煎服。虚弱者加人参 3g；自生者，加黄柏 3g、川牛膝 3g、川独活 3g。宜服 20 剂，每剂煎 3 次，1 日服 1 剂。

方用四物汤养血活血以化毒，黄连解毒汤清热燥湿化毒，配以祛风通络、解表散毒、利湿药化湿解毒，重用土茯苓抗梅毒。

2. 千里光明汤

青木香、黄连、黄柏、黄芪、防风、荆芥、防风、苦参、苍耳子、蛇床子、羌活、升麻、麻黄、甘草各 15g，鸡肠草、冬青叶各 30g。用布包水煮。于无风处服下前药（托里解毒汤），即以此汤浴洗，微汗拭干。（注：鸡肠草即千里光明草）

3. 经验方

汉防己 21g、槐花 6g、五倍子 12g。上三味为末，用土茯苓 250g 研烂，猪肉半斤切碎，共作一服，用酒煮熟，连渣并肉通服。

此方防己助土茯苓化湿解毒，槐花祛风凉血解毒，五倍子收涩解毒，加猪肉炖益脾胃助气血，扶正而解毒。

4. 通仙五宝丹

钟乳粉 1g、大朱砂 0.3g、琥珀 0.5g、冰片 0.5g、珍珠 0.5g。上为细末，用白飞面（面粉）3g，共分 12 剂，每日 1 剂。土茯苓 250g，煎浓汤 500ml，清晨土茯苓汤 250ml 送服 1 剂药粉，留一半药液 250ml 夜晚服。有不尽剂而愈者，有终剂而愈者，如病重未愈须再服一料。忌食鸡、鹅、鱼、牛、羊发物及房劳。

此治疗方无大毒，考药性解毒护心，有小毒，可以试用。服用药前先做血常规、尿常规和肝肾功能检查，服 5 日后再行检查 1 次，若有不良反应则停服。

五、疠风（麻风病）

1. 病因病机

"疠风者，天地杀物之风，燥金之气也。故令疮而不脓，燥而不湿。燥金之体涩，故一客于人则营卫之行滞，令人不仁而麻木也。毛落眉脱者，燥风伐其荣卫，而表气不固也。遍身癫疹者，上气下血俱病也。诸痛属实，诸痒属虚。疠风之痒，固多有虫，而卫之虚不可诬也。"

疠风之毒，是天地自然界一种极具破坏性的毒风。这种风邪化燥伤肺金阴津，故只有疮疡而少有脓液；燥涩之气令人体荣卫瘀阻，故肌肤麻木不仁；燥疠之风克伐营卫伤及气血，故头发和汗毛、眉毛脱落；营卫伤，卫表不固，故全身癫疮。虽然疠风之痒有虫引起，但同时又是气血营卫虚弱所致。

2. 治则

调营卫气血，疏风解毒通络。

3. 方药

（1）补气泄荣汤

黄芪1g、人参1g、当归1g、生地黄1.5g、黄连1g、黄芩1g、连翘2g、升麻1.5g、桔梗1.5g、甘草5g、全蝎1g、地龙1g、桃仁2个、苏木1g、梧桐泪1g、虻虫1个、水蛭3条、麝香少许。上锉1剂，水煎温服。

此方补益气血，滋养荣卫，清火疏风，化瘀通络，通达荣卫，解毒祛邪。可治疠风，手足麻木，毛落眉脱，满身癫疹。

（2）愈风换肌丹

白花蛇1条、苦参120g、皂角2500g（去皮、弦，酒浸一宿，取出以水熬膏）。上为末，以皂角膏和丸，如梧桐子大，每服七十丸，以防风通圣散送下。

白花蛇气血之属也，用气血之属以疏风，直达疠风毒舍之处。皂角之性，善于洁身，则亦可洁病。苦参善于清热亦可祛风。以防风通圣散汗下和通便排毒，内外分消。

（3）苦参酒

苦参2500g，好酒7500ml，浸1个月。每次服用50ml，1日3次。

苦参善于清热祛风，借助酒力，相得益彰。

（4）如圣丹

全蝎45g、天麻45g、僵蚕30g、蝉蜕30g、苦参30g、防风45g、荆芥30g、羌活30g、细辛30g、白芷30g、川芎30g、当归30g、白芍30g、人参15g、白术30g、枳壳30g、桔梗30g、黄连15g、黄柏30g、大黄30g、芒硝15g、麻黄30g、石膏30g、滑石30g、皂角刺30g、郁金15g、山栀子30g、连翘30g、大枫子(去壳)1个、独活15g。

上三十味药为细末，用红米糊为丸，如梧子大，每服七十丸，1日3次，半月即愈。切不可食羊、鸡、鹅、猪头与蹄、鲤鱼、生冷。如肯食满，百日全愈。如疱破裂，只用大枫子壳汤洗。

此方补益气血、活血祛风，益气托毒外出，祛邪从表疏表发表，通便利尿。细辛入络搜风外出，祛风通络化滞，开郁滞而化瘀毒。

喻嘉言痘疹论

我国明末清初著名医学家喻嘉言先生，不仅创立了"风伤卫，寒伤营""风寒两伤、营卫两伤"的伤寒三纲学说；还创立了"冬伤于寒，春必温病；冬不藏精，春必病温；冬既伤于寒又冬不藏精，春必病温"的伏气温病三纲学说。在中医病毒性皮肤病方面，写下了《(痘疹)生民切要》，给我们留下了研究中医病毒性皮肤病的宝贵著作。

痘疹包括了天花、水痘等传染性很强的疾病，现代有些疾病虽然消失了，但水痘、单纯性疱疹亦不少见。喻嘉言所论痘疹属疫疠之毒范畴，研究本病证对防疫抗毒有重要的现实意义和深远的历史意义。此外，喻氏关于痘疹发病机制、皮疹辨证、诊疗和预防，特别是伏气学说对于其他皮肤病的发病学、诊断学、治疗学都有重要意义。

一、痘疹原委

喻嘉言说："夫小儿痘疹，乃五脏六腑，胎养秽液之毒，留于命门之内，发于肌肉之间，人生无不种者。痘未出之时，证类伤寒……伤寒由表入里，痘疹从里出表，归重脾肺二经。"

喻嘉言重视伏气学说，认为胎毒之邪留命门之内。而胎毒如何来的，一则父母之邪毒遗传，另则胎儿解毒化毒功能障碍。至于"人生无不种者"之说，已成为过去，现代由于疫苗的应用及体质的改善，很多痘疹都基本不发生了。说明调整父母体质优生优育的重要性，以及清除胎热邪毒的必要性。痘疹从里出表，里实热证表现明显，初起亦有伤寒证见，而伤寒是由表入里，具有六经传变的模式。"痘疹从里出表，归重脾肺二经"，为何？因为脾主肌肉，肺主皮毛，而痘疹发于皮肤肌肉故归属病位为脾肺二经。

依据痘疹病位为脾肺二经，治法宜滋养气血，使脾不虚、肺不寒，从而痘毒不致内陷脾脏和肺脏，达到表里和中，托透痘毒外出，使之自然靥好。这也是中医学治未病的学说。

喻嘉言认为："凡痘初起之时，有因伤寒而得，有因时气传染而得，有因伤食发热呕吐而得，有因跌仆惊恐蓄血而得。是以一人受病，传及其余。"上文讲到痘疹的内因是"胎养秽液之毒，留于命门之内"，本条指外因有伤寒外感、疫疠时气传染、饮食、跌仆等。虽然外因通过内因起作用，但是因疫疠时气传染毒力过强，超过了人体的抵抗能力也会发病，说明此病毒传染性极强，所以应积极做好预防和抗击治疗的准备。

二、预防调理

（1）保持人体免疫力 喻嘉言认为，"痘疹一事，人生未有或免，调理亦宜预防。一遇乡邻有种痘，而值天时不正，即宜避风寒、节饮食、戒嗜欲……古人所以调于未种之先，幼幼之心为至切矣。"说明痘疹流行之时，应进行预防。避风寒、节饮食、戒嗜欲等都是为了保持免疫力，保持内环境平衡。

（2）油饮子 "治痘未种之先。用麻油一斤，将铁锅熬成膏，瓷罐盛贮。每早用百沸汤一盏，化一匙，温服。"自古以来人们都用这个方法防治痘疹病毒和温疫。

（3）不换正气散 "治天时不正。厚朴、藿香、甘草、半夏、苍术、陈皮、川芎、白芷、防风各等份，生姜三片，枣一枚，水煎服。"此方系平胃散合藿朴夏苓汤加减化裁，为健脾燥湿芳香避邪而设定。"天时不正"泛指各类疫疠流行。

（4）辟秽丹 "苍术、细辛、川芎、甘松、乳香、没药、真降香。共为细末，痘未种之时备之，既种之时焚之。"喻嘉言认为疫疠大多经空气及接触或饮食传染，应用本方焚烟进行空气及环境减毒灭邪。疫疠为腥秽之邪，遇芳香而化解或消减。

（5）喻嘉言首创预防汤 此方经临床应用，获效颇多，录示同志。"预防汤治痘未出时，痘疫乡里盛行。宜一日一服。神效。"山楂、生地黄为君，归、通、蒡、苓为佐。方如下：防风、荆芥穗、连翘、白芷、陈皮、甘草各1g，当归、木通、茯苓各0.5g，白芍0.6g，白术、川芎、升麻各1g，山楂、牛蒡子各0.3g，生地黄3g，金银花1.5g。加灯心，水煎服。此方有祛风疏表、养血活血、健脾渗湿之功效。痘疹发于肌肤之脾肺二经，用此方滋养气血、补益脾肺、疏表渗湿解毒，达到表里中和，未发病能预防，即使发病服之亦能缓解症状、缩短疗程，减少毒性及不良反应，达到预防和治疗的双重目的。

三、治法精选

（1）"初起，水痘、水疱、红疹、红斑，无汗或自汗，苔白干，舌质红。宜四圣散、十神汤，加地骨皮，汗透为度。"

十神汤：当归、生地黄、紫苏叶各3g，川芎、白芍、升麻、干葛、白芷、香附、陈皮、甘草各1g。四物养血活血，以滋汗源，升麻、干葛、白芷、紫苏叶解毒发汗透邪。唯恐发汗不达，故以四物资之汗源，汗之则疮已，毒随汗解。

（2）"汗后壮热不除，光肿不散，服透肌散。"

透肌散：牛蒡子6g，荆芥穗、木通各3g，山楂、白芍各2g，陈皮、甘草各1g。灯心一撮，姜3片，水煎服。此方把疏表发散、收敛、通利、消导结合起来，"透肌"关乎肺、脾、膀胱，共疏表和中。

（3）"如热不退，人事不明，乱言乱语，用犀角地黄汤。"

犀角地黄汤清心凉血散血，化斑解毒。

（4）"不效，用水调六一散一两，作三次服。"

六一散将心火邪毒导热从小便而出。

（5）"又不效，用解肌化毒汤，一二服，热退水生，乃可治。"

解肌化毒汤：防风、荆芥、栀子、连翘、柴胡、前胡、羌活、独活、升麻、牡丹皮、干葛、白芷、麦冬、赤芍、黄芩、地骨皮。心烦加犀角、黄连。此方为荆防败毒散加减，加重疏表透热，清热解表、凉血活血、寒温并用。寒温统一辨证施治，在表之邪宜透，在里之邪宜清泄、凉血。

（6）"如至二三日，大热不除，痘已见苗，并热难退，即复投以保元汤，人参、黄芪之剂。"

保元汤：即六一散加人参、黄芪。六一散渗利排毒清热；人参、黄芪益气健补脾肺，补益脾肺使脾不虚、肺不寒，能主皮毛肌肉，能托毒外出。

以上六个方面论述的是痘疹起发病证及治疗转归，反映了治疗的阶段性及预案的方药不同，依据病机而变化。但总的方面是透邪外出、清热解毒、渗利排毒、凉血调血活血、补益脾肺等等。

（7）"凡七八日，痘疹色转黄，疱顶略皱，表虚而作痒者，宜大补药，既收而疱破者，宜二白散。"

二白散：白术（土炒），白芍（酒炒），等份为末。酒调，时温服之。其以白术健脾、白芍补肝敛阴。此时再用攻伐，则多有伤正留邪的后果。

（8）"凡八九日将收，色宜褐，若色红，甚㷀肿者，此毒气太盛，宜栀子麦冬汤加甘桔服之。"

栀子麦冬汤：人参、麦冬、干姜、升麻、甘草、栀子。水煎服。此方益气生津与温补脾阳结合，加之疏表散邪和内清热邪，则补而不闭门留邪、祛邪而不伤正。

（9）"凡痘出稠密者，用人参败毒散、犀角地黄汤。稀则毒少，稠则毒多，宜以清凉之剂解之，酒炒黄连，多服亦无妨也。"

对于痘疹皮疹发得多的为毒多，发得少的为毒少，宜用清凉甘寒之药清解发透外出。若用苦寒之芩连，用量太过，则伤败脾胃；用清凉甘寒，则苦寒败胃之弊可以减轻，发挥解毒散邪作用。用酒炒黄连，可减少其苦寒之弊，增强其解毒、清热、散邪、透邪的功效。

（10）"痘干者宜退火，用清凉之剂，薄荷、荆芥、升麻、干葛之类；湿者，肌表之间有湿气，宜白芍、防风、白芷之类，盖风药亦能胜湿也。"

治湿不用利湿之剂，而改用风药，祛风药亦能够化湿，使湿邪随祛风而化散。这是喻嘉言治湿的重要特点。

（11）"痘痒塌者，于形色脉上分虚实，实则脉有力，气壮；虚则脉无力，气怯。痒则用实表之药。如大便不通，以大黄等寒凉之剂，少少泻之，下其结粪；轻则用淡蜜水调滑石末，以鹅翎刷上润之。"

如果是因虚致痒，则用补益气血实表之药，固表才能御邪止痒。通利大便应用大黄。一般痘疹可以用蜜调滑石粉外用，以收敛和保护。

（12）"痘当分虚实，气虚者，用人参、白术加解毒药；血虚者，用四物汤加酒炒黄连，名解痘毒是也。"

痘疹之病有虚实之分，凡虚证可用四君子加解毒药，当然加清凉解毒药；血虚都用四物汤加苦寒解毒药，苦寒药酒炒后减少败胃和化燥等不良反应。方法虽有不同，实际都从不同角度和不同体质方面进行解痘毒，以有效地起到解毒作用。

（13）"痘分气血虚实，大抵于气血药中分轻重为用，以平为期。有犯外邪而实者，加防风表药，治法当活血调气、安表和中，轻清温凉之剂，兼而治之。温以当归、黄芪、白术、木香，凉以前胡、升麻、干葛，佐以川芎、白芷、白芍、枳壳、桔梗、羌活、木通、紫苏、忍冬、甘草之类，可以调适矣。"

这段话是说痘疹的补法是以平为期，不必过补。同时补益合用祛邪、解毒、活血、调气，外平息痘疹之肌肤表皮损伤，内以调和脾胃、气血、脏腑。

四、辨证要药

（1）"（痘疹）紫黑者，内毒已成，升提以泄其壮热；光泽者，内养完固，养调以保其太和。升则升麻、葛根为宗，调养则以川芎、当归为要。"

痘毒已成，何以应用升提之升葛疏表散邪？因邪毒在表，表散最为捷径。痘疹光泽者为单一明亮色彩，一则邪毒被限制在一定范围内，另则机体抗邪有力，故应用四物汤化裁调养气血，因为痘疱之液为气血所化，会消耗气血，气血旺则抗邪有力，毒随痘散。

（2）"凡观表里之间，必察经纬之内。心经本乎胸前，肺纬原乎背后；心经实而心窝疏，肺纬虚而背后密。心混心家热，咳嗽肺生痰，咬牙脾土弱，恍惚肾水枯。虚乃脾土发生，无肾水则枯，无肝木不茂，无肺金不生。肾水枯而心火炽，是以肺金受伤。肺金伤，栀子麦冬汤加二陈主之。"

心经不虚致心窝和前胸长痘疹疏稀；若肺经气血亏虚，则背后发生密集之皮损。心肝肺脾肾等五脏亏损各有症见。脾为后天之本，肾为先天之本。脾虚则卫气虚、气血弱，痘疹皮损发生与脾土关系密切；若肾水真阴不足，痘疱易干枯；若肝血不足，则痘疹不红活不光泽；肺主皮毛，肺气不旺，痘疹亦出之不顺。须知出痘即排毒，所以五脏精气充足则痘疹易生发和收敛。再则肾水枯而不能上济心火，故心火炽盛，并可耗伤肺金。故拟栀子麦冬汤加二陈汤养阴清火、理湿解毒。

（3）"五体密而胸背疏，纵重何妨？四肢多而头面少，虽险可治。虚处多而实处少，独防虚弱难收；虚处少而实处多，善加调养易好。面肿胀而身不肿者，毒上凝而不散；面起泛而身不起者，症已败而命终。"

本段讲述了人体体表虚处实处、头面、四肢发生痘疹皮损。虚实即预后之辨证。至于痘疹面部长得太多而躯干部不出者，预后很不好，为何？因为头面之毒易内吸，头面为诸阳之会，火毒炽盛易于内陷脏腑。

（4）"长完浆灌，须察是水是脓；灌足浆收，须见有痂有靥。长泛是水，皮薄者难收；灌满是脓，皮厚者易敛。不结痂，如疔靥贴肉不美，谓之假塌阳收。靥边赤色，如死血染皮甚凶，谓之干红火疱。睛清则脏腑无毒，皮赤则表里有伤。面部收完，目开一线，黑白分明，则知内毒已尽。"

从痘疹的浆灌至收敛，进行预后判定。浆灌是水，为脾虚，并难以收敛；浆灌是脓，为气血相对充足，气也有余，并易收敛。至于不结痂只是疱干贴在皮肉上，为假塌阳收，毒气尚重。关于干红火疱，热毒仍盛，尚须解毒透邪。眼睛亮，说明脏腑无毒，内毒已尽。

（5）"幼儿气冲皮薄，十日收完，不为太急；老人气衰皮厚，十日而长，岂是迟延。面赤眼红，心经多受热；咳嗽咽痛，肺上定生痰。既收而出黄水，乃是余毒未除；若收而生水疱，亦是热气未散。半浆水疱起于胸背，青黑水疱发于四肢。人事清爽、饮食加进者，不必药，此气有余而血不足，宜少与四物汤和之。"

痘疹皮损的发生和收敛与年龄及皮肤的厚薄有一定关系。收敛后又出黄水，或收后再出水疱，都是热毒未清，有继续透邪解毒的必要。有的在胸背部发生，或四肢发生浑浊颜色的水疱，多为毒气和郁气滞结及津血不足，宜用四物汤补血，以助疱成毒化。

五、辨发斑

何谓斑，喻嘉言说："夫斑者，有色点而无头粒者是也。"指皮肤颜色红而无丘疹。包括斑点、斑块等。

斑的病因病机，喻嘉言认为痘斑的产生，"源于饮食过多，伤于足太阴之脾土，热积于手太阳之心火，入于手太阴之肺金，故放点而斑生……先贤曰：胃烂成斑。又曰：内伤外斑。一身之火，游行于外。色红而小者，用通圣散以散之，或玄参升麻汤、猪心龙脑膏治之。宿食未消，壮热不除，四顺清凉饮子下之。若斑紫黑，身壮热，斑出自下而上，及脐者不治，至领者死"。

病由饮食不节，湿热伤脾胃，化生湿毒热邪随气血运行至肺、小肠、心等，外发于皮肤。

"胃烂成斑"，一由饮食不节而生毒热，二由食物中毒致胃火热毒。"内伤外斑"，乃脏腑精气阴津亏损，无水制火。上述皆可致火毒游行于肌肤体表而发斑。

小的而相对轻证的斑，可用通圣散或玄参升麻汤内收。若伴壮热不除，用四顺清凉饮子下之。

通圣散，治痘发斑。麻黄、大黄各 1.5g，朴硝 0.5g，水煎服。麻黄疏散透表，大黄、朴硝通泄里实热邪，内外分消。

玄参升麻汤，治内伤外斑，"一身之火，游行于外。色红而小者"。大青叶、玄参、升麻、干葛、羌活、独活、当归、黄芩、茵陈、石斛各等份，水煎温服。应用玄参、当归、石斛养阴和血、生津、清火；升、葛、羌、独疏散风热邪毒；大青叶、黄芩、茵陈清热解毒。

四顺清凉饮子，治"宿食未消，壮热不除"成斑。当归、白芍各 3g，甘草 1.5g，生大黄 5g。胸高满加厚朴 3g、枳壳 3g、生姜 5 片水煎服。归、芍、草养血柔肝缓急；大黄若合厚朴、枳壳为小承气汤，通泄内热、祛除毒滞、排泄邪毒。

六、辨火论

（1）"人具五行，各一其性。心为君火，又有相火，现寄于肝肾之间。相火易起，煎熬真阴，阴虚则病，阴绝则死。夫痘疹一证系于心肝脾肺四脏之火。《内经》所谓五火相煽是也。一发为斑烂，世以伤寒一类治之，惟丹溪主寒热表里虚实之论。"

心为君火，心主火，助一身之火，"诸痛痒疮皆属于心"。相火寄于肝肾之间，俗称肝肾之虚火。当过度消耗阴津阴液和精血，则诱动相火，复煎熬和耗伤阴液。阴液为人体生命活动的物质基础，阴阳互根，故阴虚则阳病，阴绝阳也耗散，终致阴阳两竭。

痘疹既有水疱、红疹及红斑等皮肤损害，又有脏腑气血之蕴毒及邪毒侵袭之症见，实是脏腑之火毒外泛或内扰。《内经》曰"五火相煽"，不仅有脏腑五种火的危害，而且还互相鼓动、互为因果地促使火毒炽盛。发于体表可为水痘和红斑、溃烂等，医家多按伤寒规律和原则去辨证治疗，但它与伤寒不同，伤寒是邪从外感，而痘疹皮损多是脏腑蕴毒，复诱外邪疫毒内侵。朱丹溪先生是故应用八纲辨证之寒热表里虚实分析病情，但也不能完全探究病因和有效地治疗。

（2）"予知气盛血壮者属火，出而斑烂；气衰血少者为寒，出而稀少，此寒食轻重之分也。夫轻者不药而愈，重者岂可束手待毙？"

喻嘉言认为，痘疹患者若机体气血相对充足，其发病多出现火毒之证，外泛肌肤而引起水疱、红疹、红斑、溃烂之皮损。若患者气血虚弱，表现多为寒毒之证，发生之皮损比较稀少，症状比较轻微。有的多有自限性，可以不药而愈。对于重症患者则应该及时正确地治疗。

（3）"近岁火毒流行，热证十常八九，寒凉间有一二，必当升阳散火以清肌肤，此扶阴抑阳之义。盖火不可豁遏，必轻清和解，是以用四物十神汤取汗，以行疏利之法，利用升麻升阳散火解肌，而毒出首。汗后火不息，仍前壮热，兼以面色皎白、痘小而空壳，此火郁于内，毒不能出而反入……俟其火发而有微汗，遂用透肌散以清之。"

喻嘉言说，近年来，社会上火毒病流行，其特点是热证百分之八九十，而寒证才百分之一二十。他倡导应用扶阴抑阳的四物十神汤。方用四物汤养血和血；升麻、葛根、白芷、紫苏、麻黄等疏表解肌，发散郁热邪毒从肌表而出。或加牡丹皮、地骨皮凉血清热；陈皮、甘草、生姜、葛根、香附等健脾行滞化毒，白芍合甘草养肝柔肝缓急，使脾不虚、肺不寒，表里中和。

如汗后仍有发热，而痘疹小或空壳，为火毒不能出而反陷于里，火郁于内，应用透肌散，透邪毒外出。以牛蒡子、荆芥解表透肌泄热；木通、甘草、灯心淡渗利热毒从小溲而出；山楂、陈皮、生姜健脾开胃、消导滞热；白芍、甘草柔肝缓急。火毒内蕴为何不用清火败毒或苦寒或寒凉解毒呢？喻嘉言认为"盖火不可豁遏，必轻清和解"。

七、辨表证

1.辨表实

"表者，外也。痘疹从内出外，寒在表，热在里。红活凸绽为表实，不必药。初起之时，外感风寒，内受郁热，毒气不能发散，由是凝结于皮肤，无汗而光、睡卧不宁，此表实而热也，宜四物十神汤汗透以肌表，用透肌散以和气。不然黑陷水枯、干红之症，不治矣。"

虽然表证是在表面不在里之证，但痘疹之邪毒是从内而外的发病模式。如若患者有畏寒之症为邪在表，"有一分恶寒，便有一分表证"，而热毒之证一般都属里证。若痘疹红活凸绽多为表实，气血旺盛有自限性，可以不必用药。而寒毒之证，外感风寒、内受郁热，毒凝滞皮肤，内结化热，为表实而热，宜用四物十神汤，否则水痘可能干枯发黑而皮红，为热毒和痘毒内陷成为难治之症。故以解表透肌从汗而解为治疗原则。

2.辨表虚

喻嘉言认为，表虚是由气血不足所致，痘毒"不起、面白唇红……此气血不足……宜人参养荣汤，倍加参、芪以实表，自然靥也。人参养荣汤，治痘疹六七日表虚色白，食少寒战，陷顶泄泻"。

人参养荣汤，人参 6g，黄芪、当归、白芍、白术各 3g，熟地黄 1.5g，川芎、茯苓各 1.5g，桂心、陈皮、远志、五味子、炙甘草各 1g。此系纯补而不用解表透邪之药，以免重伤虚表。

八、辨里证

1.辨里实

"里，内也。痘乃从内出外，能食不泻吐为里实，不必药。初起饮食不节，外感风寒，内受郁热，舌黑唇焦、目翻气促、言语不清、壮热烦渴，此里实热，急宜服四物十神汤，大汗以泄其热；解肌化毒汤此解其毒；水调六一散以通其滞。"

喻嘉言此系列清泄里实热邪，和前面全身与局部辨证施治基本相同。

2.辨里虚

若出痘疹合并腹痛、呕逆、泄泻、不食、烦躁不渴，为里虚而寒，宜用藿香正气散和中安胃。

九、辨血不足而有余

喻嘉言认为，"痘以气血为主，先血疱而后水疱而后脓疱，次第而来。血为痘之根本，心主血，清心养血为主"，此为顺证。若"为风邪所折，遂致热毒内攻、血热妄行……宜透肌散以清表，解肌化毒汤以清热，则血居原位，而痘自出矣……若面色皎白、根窝欠红活、光泽、瘙痒者，为血不足也，宜芎归汤（川芎、当归、紫草、白芍、红花。编者注）、生熟四物汤（当归、生地黄、熟地黄、川芎、白芍。编者注）、活血散（四物汤加红花、紫草。编者注）之类主之"。

此论痘之皮疹，可指导皮肤病丘疹、水疱、脓疱的辨证治疗，可充实现皮肤病教科书的某些不足。

十、辨气不足而有余

"凡痘初起泛，赖气以行血，血无气不行，肺主皮毛而气出焉。若自汗身不起，痘顶陷不红活者，气不足也，宜十奇散（当归、人参各 6g，黄芪、桔梗、厚朴各 3g，桂心 1g，防风、甘草、白芷、紫苏叶各等份。编者注）、四君子汤主之。"此为补气托毒透邪。

十一、辨气血两虚

"凡痘六七日，不起泛，不红活，不醒浆，皮薄……饮食少思，二便或利，盖肺金寒、脾土湿，宜十全大补汤主之。"

说明若气血双亏、皮疹不红活，且脾肺损伤，宜气血双补、化毒托毒。

十二、辨诸痒

"惟起三四日，遍身痒如虫延，此毒发于肌肉间，证之至顺，不必药。"

"至七八日，灰白色，陷顶而痒者，表虚也，宜十全大补汤，百花膏涂其面。"

"面上痒甚不可忍者，宜解肌化毒汤，连进以消其毒。"

说明痒虽说属虚，但亦有实证，解肌化毒汤则治由寒湿热毒蕴滞导致的本证。

十三、小儿麻疹

"凡小儿麻疹，原于六腑蕴积热毒所成。有甫生半月而种，号曰胎麻。症与痘证、伤寒相似。或为时气传染，发于皮肤之间。"此类分胎毒麻疹和外感时毒麻疹。

"治法与痘证不同。痘证原于五脏属阴，麻疹原于六腑属阳，阴宜补而阳宜泄。切忌丁香、肉桂、豆蔻、附子辛燥之剂。"

"痘宜汗以行疏利之法，四物十神汤之类。麻宜轻清和解，升麻、干葛、白芷之类……初起用升麻葛根汤，麻见亦可用。咳嗽甚者，用参苏饮，或防风通圣散主之。麻略具苗而泄者，五苓散加薄荷叶治之。热甚者，去桂用四苓散，调六一散同服。麻不见出、身热腹膨，用白虎汤加人参最当。烦渴不止、壮热不除，化班汤宜速进数服，热退渴止为度。热壮谵语烦躁，宜黄连解毒汤，加大黄、枳壳、甘草、花粉主之。"

"麻疹非寒，为热所协，以致谷食不化，宜用消毒汤。热火熏膈，咽喉肿痛，宜甘桔汤加玄参、大力子以治之。或声哑发喘，宜小陷胸汤。若无他症，但余热不除，宜黄连解毒汤，调六一散以摄之。"

"治麻之要，大率先解表而后清肌，万无一失。其证未愈，不宜补……收后虚弱，方滋养气血、温补脾土为当。"

"麻证发热之时，憎寒壮热，鼻流清涕，身体疼痛，咳嗽泄泻，疑似未定，服葛根汤，去砂仁、陈皮，取微汗。轻清和解，则皮肤通畅、腠理开豁，而麻易出。不可重汗，恐致亡阳，必以葱白汤时时饮之。"

"治麻疹与治痘不同，痘证辨寒热，热证固宜清，寒证用补药，不外参、芪、丁、桂峻热之品。麻证多热，专用石膏、升麻、葛根、黄连、黄芩、栀子、桔梗之类，且补药止于四物汤用之耳，桂、术、参、芪百无一二。"

麻疹初起，病邪较浅，可用发散和通泄法。

在麻疹的诊治中，应与痘疹疾病进行鉴别。麻疹与痘疹的区别见表1。

表1 麻疹与痘疹的区别

	麻疹	痘疹
病因	麻疹时气	时气疫毒
病机	六腑蕴毒，属阳证	五脏蕴毒，属阴证
辨证	麻证多热	痘证多寒热
治法	可用泄热，少用补法	可应用补法
用药	轻清和解，忌香燥药	宜补以行疏利，可用香燥药

十四、痘疹虚证禁用药性

"蝉蜕能开通肌窍，恐成表虚，耗泄元气。鼠粘子通肌滑窍，外致表虚，内动中气，恐成泄脱。人牙性烈，发表太过，内动中气，外增溃烂。紫草性寒，误用溏便。白术多用，恐能燥湿，使润下之气不行，则痘浆难成。茯苓、猪苓，燥湿渗泄，能令水气下行。多用只恐津液耗散，外不行浆，内防发渴。诃子、龙骨、枯矾，皆能阻塞肌窍，气虚之证用此，毒愈不能进前，虽能涩泄，甚不可施治，虚证之泄泻，只以补益为善。车前、滑石性猛，利水极速，易伤脾胃，脾土一伤，则中气必败，而塌陷继之。山栀性寒降火，虚证便赤，必非实热。大黄荡涤污秽，耗削胃气，性寒滑下，虽热渴便实，皆不可用。生地黄性寒凉血，亦能润肠。枳壳下气宽肠，多用则泻。干葛疗表热，性凉，外防表虚，内恐伤胃，况太凉则痘不长。乌梅酸收，砂仁散气，山楂散血解结，多用则内虚。半夏性悍，多用则消渴。麻黄开窍走泄，恐成表虚气脱。"说明痘疹临床用药禁忌。

十五、麻疹辨疑赋

"麻虽胎毒，多带时行。气候暄热，传染而成。其发也，与痘相类；其变也，比痘匪轻。先起于阳，后归于阴。毒盛于脾，热流于心；脏腑之伤，肺则尤甚；始终之变，肾则无症。初则发热，有类伤寒。眼胞困倦而难起，鼻涕清涕而不干，乌轮火拌，遍身俱热，惟耳独寒，咳嗽少食，烦渴难安，邪目视之，隐隐皮肤下，以手摸之，磊磊肌肉之间。其形若疥，其色若丹，出见三日，渐没为安；随出随没，喘急须防。根窠若肿兮，疹而兼瘰；皮肤如赤兮，疹尤夹斑。似锦而明兮，不药而愈；如煤而黑兮，百无一瘥。麻疹既出，调理甚难。坐卧欲暖，饮食宜淡，咳嗽涎沫，不禁酸咸。忽生喘急，肺受风寒；心脾火灼，口舌生疮；肺胃蕴热，津液常干。有此变症，治法不同。微汗毒解，热势少凶，二便清调，气行无滞。腠理怫郁兮，即当发散；肠胃秘结兮，急与疏通。鼻衄者不必忧治，邪从衄解；自利者不必处止，毒以利松。麻后多痢兮，热毒移于大肠；咳嗽喉痛兮，痰热滞于心胸；口渴心烦，法在生津养血；饮食减少，治宜调胃和中。余症无常，临期变通。此则麻之大旨，妙在乎神通。"

虽说麻疹初起病邪尚浅，但易化热入里、麻毒传肺、麻毒入于营血。临床上应把握其传变，及时正确地施治。

附：伏气学说

在外感温病学形成之前，喻嘉言先生已经认识到温热病的发病机制，以及治疗方法必须另辟新径，以满足临床治疗发热病的迫切需要。大国医喻嘉言先生根据《内经》"冬伤于寒，春必温病""冬不藏精，春必温病"的要旨，创造了伏气温病学说。他在《尚论后篇》中重点论述"伏气温病"，确立了"冬伤于寒，春必温病冬不藏精，春必温病；冬既伤于寒又不藏精，春必温病"伏气温病三纲学说，喻嘉言先生在《尚论篇》论述《伤寒论》，他认为"风伤于卫，寒伤营""风寒两伤，营卫两伤"，提出了卫分和营分的辩证观念，为外感温病卫气营血辨证打下了坚实的基础。

然而，外感温病派采取了某些偏执的态度，批评和否定伏气温病学说，致使我国伏气温病学发展滞缓。

无数实践证明，伏气温病学说对临床巨大的指导意义。所以，发展伏气温病学说是中医学的一大重要学术任务。而要发展，首先必须全面认识学习领会继承，方能发现其中奥妙，找出伏气温病学说的亮点和突破点。

一、冬伤于寒，春必温病

1. 病机

冬天伤于寒邪，蕴于肌肤，感受春天温热而诱导发生温热病。

肌肤为阳明胃经所主，阳明经中久郁寒化为热，外发达于太阳之表，而发温热。

此温热主要为伏邪化热，也有外感引发。

2. 病位

太阳、阳明二经，是伏邪燔踞之地。

在太阳寒伤营证，可见表证。

在阳明化热，则谵语、发斑、衄血、蓄血、发黄、脾约等里热证。

本证是由阳明→太阳，不是顺传模式的太阳→阳明→少阳。

3. 病证

（1）略恶寒而发热者。

（2）大热而不寒者。

（3）表未除而里先实者。

（4）邪久住太阳经者。

（5）从阳明而外达太阳者。

（6）从太阳复传阳明不传他经者。

（7）有三阴传入胃腑者。

（8）有从太阳循经返传三阴者。

4. 冬伤于寒之温病特殊规律

（1）一般的外感温病

①先见表证，而后见里证。风伤卫，卫虚则恶风；寒伤营，营虚则恶寒。

②病机：温热自内外达，热郁腠理，不得外泄，遂复返里。

③用攻法：伤寒从表而始，误攻生变。本证从表始，攻之不为大变。郁热必从外泄为易，误攻而引邪深入。

（2）本病证

①表证间见，里证居多，以渴与不渴区别。

②治里为主，解肌兼之；或治里而表自解。

5. 治则

（1）解肌法　桂枝汤，桂枝加葛根汤，升麻葛根汤，葛根黄芩黄连汤，人参败毒散，参苏饮。

（2）清热法　白虎汤，白虎加人参汤，白虎加苍术汤，白虎加桂枝汤，竹叶石膏汤。

（3）和解法　小柴胡汤，小柴胡加桂枝汤。

（4）解毒法　黄连解毒汤，黄连泻心汤，黄连阿胶汤。

二、冬不藏精，春必温病

1. 病机

人身至冬月，阳气潜藏于至阴之中。盖以精动则关开而气泄，则寒风得入之。关屡开，气屡泄，则寒风屡入之。

2. 病位

寒邪藏于少阴，又消耗肾精和阳气，春风诱动，伏邪化热。然而邪入既深，不能逐出，其发热在骨髓之间，自觉热极，但扪而不灼手。

3. 病证

表散汗出而邪不出，伤津液。

张仲景《伤寒论》："发汗已，身灼热者，名曰风温。风温为病，脉阴阳俱浮，自汗出，身重多睡眠……语言难出。"这是少阴之本证，亦是冬不藏精之温证。

4. 治则

（1）温经散邪　麻黄附子细辛汤、四逆汤。

（2）温阳法　白通汤（葱白、干姜、附子），通脉四逆汤（四逆加干姜、葱白）。

（3）和营法　黄连阿胶汤。黄连除热；鸡子黄、阿胶、芍药和血生血，补不足之阴。

三、冬伤于寒，又冬不藏精

1. 病机

冬伤于寒，阳分受邪，太阳膀胱经主之。

冬不藏精，阴分受邪，少阴肾经主之。

外感温热病之太少两感，寒邪从外而入，由浅入深。

伏气温病，自内达外，欲从太阳之户牖而出，不得外出；不能传遍他经，表里只在此二经为恒。

2. 病位

全似半表半里之证，而用半表半里之药，病不得出而反增，何以？

太阳少阴互为标本，与少阳半表半里，绝然不同。喻嘉言说："然，随经用药，个中之妙，难以言传。"

3. 治则

治太阳遗少阴，以羌活、柴胡、葛根，屡表合病不除？

太少两经俱病，太阳汗之则动少阴之血；少阴温之则助太阳之邪。

张仲景认为，其二经感于寒者，必不免于死（难治）。

太阳与少阴互为标本，以桂枝汤和营卫而解肌，用芍药以益阴和阳，营卫得芍药之酸收，则不为甘温发散所迫。喻昌桂枝必加生地黄以佐芍药，甚则麻黄、附子用之，贵在倍加阴药辅之，如芍药、生地黄是也。

（1）桂枝领邪法　桂枝加生地黄汤。

（2）清表温中法　桂枝加人参汤。

（3）清阳泻火法　桂枝加大黄汤。

（4）先温后表法　先四逆汤，后桂枝汤。

（5）温经止汗法　桂枝加附子汤。

四、学术特点

1. 寒温统一观

喻嘉言学术通篇贯彻"寒温统一"，万友生先生深谙喻嘉言学术提出了"寒温统一论"，把伤寒和温病合为一本"中医热病学"。寒温对立统一，可相互转化、进退、消长。应用"寒温统一"说明病机、病证、治则、方剂、药物及其基本规律和特殊规律，还有很多研究工作要做。

2. 伏邪化热外传观、返传观

伏邪如何进入人体，潜藏何处，其潜伏病理机制、转归、化热机制如何？外传为何不得出去？为何称为"返传"而不"反传"？为何不传厥阴？等等都值得深刻思考。

3. 伏邪三纲观

对"冬伤于寒，冬不藏精，冬既伤于寒又不藏精"发生温热病的机制深化研究，对发病的系统性理论基础、发病的物质基础、证候学、治疗学、方剂与药物学作全面探索研究。应如何在伏邪阶段就发现，通过治未病而免于发生"病温"。

4. 核心是伤寒、伤精观

我们研究的"冬伤于寒""冬不藏精",看上去都是发生在冬天里的事,其实不然。我们学习中医最不应该的就是"拘泥",而应举一反三,努力扩展与发扬先人的学术思想,抓住"伤寒""伤精"的要领,把理论用好用活。

小结

清代大国医喻嘉言,先儒而禅,禅而后医。饱读经书,造旨精微,满腹仁恩,悬壶济世。喻嘉言所处的时代,战争与灾祸连年不断,人们流离失所,温热病、瘟疫病大量流行。中医学界此时不但对"伤寒论"研究蓬勃发展,同时温病学说也顺应时代而产生。喻嘉言肩负时代担当,潜心研究《伤寒论》并发展温病学说和瘟疫理论与防治技能。

喻嘉言创立"风伤于卫,寒伤于营,风寒二伤则营卫二伤"的伤寒三纲学说,又创立了"冬伤于寒,春必病温;冬不藏精,春必病温;冬既伤于寒又不藏精,春必病温"的温病三纲学说,创新和丰富发展了伤寒温病学说。在治疗当时严重危及人们生命安全的温热病方面,医技领先,疗效独特。

针对《内经》"病机十九条"独遗燥证,喻嘉言补遗填缺,并开拓了燥证研究先河。"治燥病者,补肾水阴寒之虚,而治心火阳热之实;除肠中燥热之甚,济胃中津液之衰,使道路散而不结、津液生而不枯、气血利而不涩。"创造了著名的"清燥救肺汤""滋燥养营丸"等治燥方剂。

面对瘟疫天花病毒肆虐流行,喻嘉言创立了油饮子、不换正气散、辟秽丹、四圣十神汤、透肌散、解肌化毒汤等方剂,建立了行之有效的预防和治疗体系。喻嘉言是我国防治瘟疫天花病毒疾病的伟大先驱。

吴谦《医宗金鉴·外科心法要诀》选读

【原文】痈疽原是火毒生,经络阻隔气血凝。

【释义】外科疾病的病因虽然很多,但归根到底是由于火热毒邪引起的。主要有如下因素:①火毒热毒感染最为多见;②六淫外感壅久可以化热化火;③饮食不节,湿热火毒内生;④情志化火;⑤阴血不足,虚火内生。外科疾病的病因,关键是火毒。热盛则肉腐,肉腐则为脓,外科疾病外在现象也呈现出火毒症状。

各种原因引起外科疾病,一般都是邪毒侵犯引起经络阻塞,气血运行不畅,则气血凝滞。气不通则痛,血不通则肿,先肿后痛伤乎血,先痛后肿伤乎气,肿痛并作，为气血并伤。

局部的经络阻塞、气血凝滞，产生的病理病变也是复杂的。一般来说气血凝滞，凝滞化热，腐肌烂肉。此外，经络阻塞、气血凝滞，还可以导致人体健康的组织缺血或瘀血，如脉管炎或冻疮。不同程度的阻塞，则使这些组织器官灌注不足，产生功能上的障碍，久之亦可变异。

经络阻塞最常见的症状还可以出现肿、痛、酸胀、麻木，因为气血瘀滞则肿，不通则痛，血虚者麻，血瘀者木，酸胀也是由于不通压迫神经所致。

经络阻塞，代谢产物不能排除外出，瘀血、浊气、痰湿交凝也可引起慢性赘生，产生肿块性外科疾病。

【原文】外因六淫八风感，内因六欲共七情，饮食起居不内外，负挑跌仆损身形。

【释义】外科疾病的外因，包括气候致病、气候夹邪毒致病。内因为七情六欲等不正常的情志活动，过分地消耗了人的精气，因为任何情志活动都是以精气为物质基础的，故七情六欲者，盗人元气之贼也。精气亏损则肝肾不足，"四脏之火，全赖一脏之水济之"，肾亏则脏腑根本动摇，故为发病的内因。

饮食和居住的不妥当，也是诱发外科疾病的一个原因，如食物过敏性外科疾病与腥发物有关、居住潮湿可引起关节炎等。此外机体意外损伤及过于繁重的体力劳动都不仅消烁肌肉，而且损伤精气。

【原文】膏粱之变营卫过，藜藿之亏气血穷。

【释义】过食膏粱厚味之品，可变成内生湿热，其取气受汁，变化为营卫，这种含有湿热的营卫则是不正常的，一般出现营卫不和、气血不畅、火毒壅结的病理。由于营养不良可以导致胃气不足、荣卫虚弱、气血亏少，而容易患外科疾病。

【原文】疽由筋骨阴分发，肉脉阳分发曰痈，疡起皮里肉之外，疮发皮肤疖通名。

【释义】人的躯体从外至内是有层次解剖的，一共有五层：皮、脉、肉、筋、骨。

疽发于筋骨之间，属脏、属阴，一般来说，邪毒深沉，难于起发，多易内陷。

痈发于肉脉间，属腑、属阳，一般来说，热证偏多，毒邪表浅，易于起发。

发于皮里肉外的属于疡毒，因为皮肤大面积红肿，甚至坏死，发生和发展变化都比较快，为痈疽之毒外发，大多属阳毒、热毒，具有燎灼肌肤，使肌肤坏死的特点，但一般还易治疗。

只有发生在皮肤上面的单个毛囊和汗腺感染才称为疖，这是一种轻浅外科疾病，但是也应该积极正确地治疗。

【原文】善治伤寒杂症易，能疗痈疽肿毒精。

【释义】外科的痈疽，就像内科的伤寒一样，都是本学科的基础疾病。辨证施治的规律非常明确，伤寒为六经传变，痈疽为初、中、后三期，在治疗和辨证上对本学科都具有普遍指导意义。

伤寒和痈疽都是研究炎症与感染，炎症感染是整个医学的基础问题。杂症虽然不是细菌性炎性感染，但不少也脱离不了炎性病变的范围。

痈疽与伤寒并列，因为痈疽、伤寒都属于热病的范畴，《内经》曰："今乎伤寒者，皆热病之类也。"痈疽亦有恶寒发热症，故属于伤寒、温病范围。

痈疽可以应用温病同时也可以应用伤寒的辨证施治规律。如痈疽早期使用解表法，辛温解表荆防败毒散，辛凉解表银翘散，这就是一个例子。

内科杂症和外科肿毒都是多气血多脏多腑的病变，在辨证施治上一般各有其特点，但是只要掌握了伤寒及痈疽的基本知识，能够有效地辨别阴阳、表里、寒热、虚实，而八纲辨证是辨证的总纲，就能够有效地指导杂症和肿毒的辨证施治，再结合各病具体特点，则辨证施治更加全面。

【原文】内消表散有奇功，脉症俱实用最灵，脉症俱虚宜兼补，发渴便秘贵疏通。清热解毒活气血，更看部位属何经，主治随加引经药，毒消肌肉自然平。

【释义】外科的消法，特别是解表法用之恰当，确有消散疮肿的神奇功效，但是要掌握应用的指征为脉和症状都是实证。通过运用辛温或辛凉解表发散药物来消散毒肿，《内经》称为"汗之则疮已"。发散药物离不开辛热药，故又曰"发表不远热"。

如果表证兼有体质较虚，有虚证有虚脉的，可在发表的基础上，加上扶正药物，如人参败毒散。

一旦出现了发热、口渴、便秘，知是阳明胃大肠实热，则可应用通里法泻下脏腑实热，如应用内疏黄连饮等。

清热解毒是外科通用法则，不管是哪一种邪毒感染，最易出现热毒现象，热毒可以蕴阻气血、营卫，导致气血凝滞、营卫不和，故清热解毒药物不仅治疗热毒，还可解除热毒对气血的蕴滞。

在辨证施治处方用药基础上加引经药，才算比较全面了，自然能获得较好的疗效。

【原文】已成不起更无脓，坚硬不赤或不疼，脓少清稀口不敛，大补气血调卫荣，佐以祛毒行滞品，寒加温热御寒风，肿消脓出腐肉脱，新生口敛内托功。

【释义】托法用于疮疡的中期，即已成形而不能消散，表现正气亏损，疮疡难于起发、化脓迟缓、坚硬不疼或疮口不敛是最佳适应证。通过应用调补气血药物，使气血充足、营卫畅行，以促进化脓、排毒、敛口。当然用托法不是单纯地补，与后期补养也不同，而是在补托之中加解毒祛湿、行滞通络之品。若疮面肉芽苍白，为寒象，应加温热之品驱散寒邪，则毒气才能外出。只要运用恰当，托法具有托脓消肿、祛腐生新的功效。

【原文】如意金黄散……诚疮科之要药也。

【释义】如意金黄散是疮疡阳证外敷要药。姜黄、大黄、黄柏、白芷各 2500g，苍术、厚朴、陈皮、甘草、生天南星各 1000g，天花粉 5000g，研末，过筛，制备，调剂。此方组成及功效从如下方面分析：

组方：解毒＋和营消肿＋燥湿＋发表

（1）方剂的寒凉比例　凉药 11000g，温药 9600g，比例为 1.22∶1。

（2）应用凉药，"热者寒之"，正治；应用温药，"热因热用"，反治，"发表不远热"。

（3）内含二妙散　清热利湿，促进渗出吸收，以消肿。

（4）内含平胃散　健脾燥湿，促进渗出吸收，可消肿。

（5）姜黄、黄柏、大黄、天花粉　解毒化瘀消肿。

（6）白芷、苍术、姜黄　发表。

（7）南星　麻药，止痛。

（8）苍术、甘草　含类维生素 A、D 以及类激素，可促进药物局部吸收。

【原文】马齿苋膏：马齿苋性味清凉，能解诸毒。

【释义】

（1）治杨梅，酒水煎服，并外洗。

（2）顽疮溃烂，捣外敷或外洗。

（3）治丹毒，与板蓝根共捣敷。

（4）鲜马齿苋的白汁搽扁平疣有效。

（5）鲜马齿苋煎水湿敷治红斑渗出、糜烂，具有收缩血管作用。

【原文】参术膏：此膏治痈疽发背等证，大溃脓血之后，血气大虚，急宜用此补之。

【释义】人参150g，熬汁浓缩；白术180g、熟地黄180g，各熬成膏，密封。精神短少、少气懒言、自汗，人参膏三匙，白术膏二匙，地黄膏一匙，无灰好酒一杯炖热化服。生肌长肉，疮形危险大症，服之无变证。愈后常服，须发变黑，返老还童。

【原文】八仙糕：此糕治痈疽脾胃虚弱，食少呕泄、精神短少、饮食无味、食不作饥，及平常无病久病者服之能健脾胃。

【释义】此《医宗金鉴》外科疾病药食结合的一种疗法，亦是保健食品的应用体现。

人参、山药、茯苓、芡实、莲肉各180g，糯米1400g，粳米1400g，白糖80g，白蜜500g。将五味为末，又将二米为粉，粉药混合，再将蜜糖和粉混合，置笼内蒸。每日清早白汤泡数条，或饥时随用，服至百日，启脾壮胃，功难笔述。

思考题：

①为什么说痈疽由火毒而生？

②为什么痈疽先有经络阻塞后才气血凝滞？

③气血凝滞会产生哪些病理变化？

④六淫致病包括哪些方面？

⑤什么是阳毒，其性质如何？

⑥为什么"发表不远热"？

⑦清热解毒有何治疗功效？

⑧托里疗法如何综合应用？

⑨如意金黄散组方特点如何？药物功效如何协同发挥？

⑩外科药食结合疗法的代表方剂是什么？

【原文】百会疽在巅顶结，经属督脉百会穴……高肿热实清毒火，平塌阳虚温补怯。

【释义】百会疽生在巅顶正中，属督脉经百会穴，督脉总督一身之阳气，若生疽高肿属阳，说明阳气充足，可以使用清热解毒泻火法。若见漫肿平塌、紫暗坚硬，则属督脉阳虚，宜温补脾胃，用附桂地黄丸。督脉属肾，总督一身之阳，头为诸阳之首，若出现阴证，说明阳气衰竭，则不能应用清热药。

【原文】勇疽皆后太阳穴，胆经怒火伏鼠形，七日不溃毒攻眼，黄脓为吉黑血凶。

【释义】此痈属足少阳胆经怒火而成。初起如粟，渐肿疼痛，形如伏鼠，面目浮肿；如七日脓不溃破，火毒攻眼，糜烂损目。若出黄脓者，为毒随脓解；若出紫黑血者，系气虚不能化毒，很难治愈。服内疏黄连汤佳。

亦可用柴胡清肝汤：柴胡、生地黄、赤芍、牛蒡子各4.5g，当归、连翘各6g，川芎、黄芩、栀子、天花粉、甘草各3g。养血柔肝，护目（肝开窍于目），疏风泻火解毒。

【原文】油风……由毛孔开张，邪风乘虚袭入，以致风盛燥血，不能荣养毛发。宜服神应养真丹，以治其本；外以海艾汤洗之，以治其标。

【释义】油风相当于西医学的斑秃，由邪风乘虚侵袭，以致风邪灼血，久病不愈。

神应养真丹：羌活、木瓜、天麻、当归、白芍、川芎、熟地黄、菟丝子。以四物汤滋补肝血，发为血之余，肝血充足则能长发。四物合菟丝子补肾，肾其华在发，肾精气充足则能生发。又以羌活、木瓜祛风，四物养血亦能祛风。风主动摇，风去自然不动摇头发，故脱发能愈。

【原文】白屑风生头与面，燥痒日久白屑见，肌热风侵成燥化，换肌润肌医此患。

【释义】白屑风为干燥性脂溢性皮炎，以脱屑为主要特征，为风邪侵犯，久之燥化，肌肤失养。

祛风换肌丸：大胡麻、苍术、牛膝、石菖蒲、苦参、何首乌、天花粉、威灵仙、甘草、川芎、当归。祛风换肌丸有养血滋阴、祛风通络、润肤之功。

【原文】燕窝疮在下须生，如攒粟豆痒热疼，形类黄水疮破烂，此证原来湿热成。

【释义】此证相当须疮，又名羊胡子疮，由脾胃湿热所致，宜服芩连平胃汤，外搽碧玉散。

芩连平胃散：黄芩4.5g、黄连3g、陈皮3g、苍术6g、生甘草1.5g、厚朴3g。平胃散理脾湿，加黄芩、黄连清热。

碧玉散：黄柏、红枣肉（焙）研末香油调搽，具有消肿止痛、止痒燥湿之功效。

【原文】脑疽项正属督脉，左右偏脑太阳经，阳正阴偏分难易，治与痈大法同。

【释义】后项部有督脉及太阳膀胱经所主，督脉总督阳气，太阳为寒水之腑。生在督脉的属正脑疽，由阳亢热极而生，多属阳，易治；若发于太阳膀胱经，由其经络从头走足，阳降阴凝，难脓、难腐、难敛，属阴证多。不管是正疽还是偏疽，多兼有风湿外感，故疮脚易于散大旁流。

【原文】结喉痈发颈前中，肝肺积热塞喉内，脓成若不急速刺，溃穿咽喉何以生。

【释义】此证又名猛疽及锁喉痈，为结喉部蜂窝组织炎，属任脉兼肝、肺二经积热忧愤所致。成脓可内溃穿咽，肿甚可堵塞咽喉，宜内服黄连消毒饮。

【原文】小瘰大疬三阳经，颈前颈后侧旁生，痰湿气筋名虽异，总由恚忿郁热成。

【释义】瘰疬一证，小者为瘰，大者为疬。①从经络部位而言：生于颈前——阳明经——瘰疬（脾胃）；生于后项——太阳经——湿瘰（寒水）；生于颈左右——少阳经——气疬。②从症状而言：坚硬筋缩——筋瘰；形小多痒——风疬；连绵如贯珠——瘰疬；形长蛤蜊，红色坚硬——马刀；绕颈而生——蛇盘疬；生于左耳根——蜂窝疬；生于右耳根——惠袋疬。③推之移动无根的属阳，推之不移动为有根且深的属阴。④从病因而言：外因为风温、热、痰、湿邪所致，内因为情志郁结。

【原文】防风羌活汤：治风毒瘰疬，初发寒热者。

【释义】此方由防风、羌活、连翘、升麻、夏枯草、牛蒡子、川芎、黄芩、甘草、昆布、海藻、僵蚕、薄荷组成。治外感风邪引起的瘰疬，全方有祛风、泻火解毒、软坚散结之功效。

【原文】海菜丸：治风痰瘰疬，绕颈而生，无寒热者。

【释义】海藻菜、白僵蚕，等份为末。本方咸寒，祛风、化痰、散结。

【原文】散肿溃坚汤：治气毒瘰疬，一切马刀，坚硬如石，推之有根者。

【释义】本方由柴胡、龙胆草、黄柏、知母、花粉、昆布、桔梗、甘草、三棱、莪术、连翘、当归、白芍、葛根、黄连、升麻、黄芩、海藻组成。上研末，每服18~21g。三黄泄心肾肺热；龙胆草泄肝经热；黄柏合知母清肾火；柴胡、葛根、升麻引经少阳阳明，祛风、解毒、行气解郁；桔梗引药上行；海藻、昆布、甘草化痰软坚散结；三棱、莪术、当归、白芍泄热破瘀；连翘解毒散结。

【原文】消核散：治颈项痰凝瘰疬，不论男妇小儿，用之无不神效。

【释义】海藻90g，牡蛎、玄参各120g，糯米240g，甘草30g、红娘子（同糯米炒黄，去红娘子用米）28个，共研细，酒调服3g或4.5g。海藻、甘草反皮里膜外之痰，牡蛎、玄参咸寒软坚散结，合甘草解毒泻火。

思考题：

①百会疽为何可出现阴证？

②太阳穴感染为什么对眼睛有害？

③神应养真丹为什么能养血生发？

④祛风换肌丸的制方特点是什么？

⑤治疗须疮为何应用健脾理湿？

⑥偏正脑疽病机、症状、治法有何不同？

⑦从部位及症状分类，瘰疬有哪些种类？

⑧散肿溃坚汤的组方特点是什么？

【原文】肺风粉刺肺经热，面鼻疙瘩赤肿疼，破出粉汁或结屑，枇杷颠倒自收功。

【释义】肺开窍于鼻，故肺风属肺经风热。本病有丘疹、黄头、黑头、油脂、红斑，属西医学的粉刺与脂溢性皮炎。

肺胃有热，故用枇杷清肺饮。人参 0.9g、枇杷叶 6g、甘草 0.9g、黄连 3g、桑白皮 6g、黄柏 3g。全方清泄肺热、泻心、清肾。方中参、甘益气，补肺脾精气，泄热不耗气。

颠倒散，大黄、硫黄等份研末。此方是皮肤清洁剂，去垢除脂、清热祛瘀，适用于油脂性皮肤。干性皮肤者不宜使用。

【原文】酒渣鼻生准及边，胃火熏肺外受寒，血凝初红久紫黑，宣郁活瘀缓缓痊。

【释义】酒渣鼻是胃火旺，上熏肺，诱发肺火外发鼻部而成，加之外感风寒，血凝气滞，故鼻部红斑脓肿。

麻黄宣肺酒：麻黄、麻黄根各 60g。方中麻黄疏肺散寒，麻黄根收敛肺热。

凉血四物汤：生地黄、当归、川芎、赤芍、黄芩、赤茯苓、陈皮、红花、甘草。鼻红乃血分有热兼瘀，故治以凉血活血，应用凉血四物汤。方中赤茯苓、陈皮、甘草清热利湿，黄芩泄肺热，红花合四物化瘀。

【原文】膻中疽起粟粒形，色紫坚硬渐焮疼，七情火毒发任脉，急随证治缓成凶。

【释义】此疽生膻中穴，且易透膜。治宜补托。

【原文】丹毒肝脾热极生，肋上腰胯赤霞形，急宣砭出紫黑血，呕秽昏胀毒内攻。

【释义】治宜化斑解毒汤：升麻、石膏、连翘、牛蒡子、人中黄、黄连、知母、玄参各30g。方中石膏、人中黄、黄连、玄参泄热消斑，升麻、牛蒡子祛毒外发，共合化斑解毒之效。

【原文】手发背初芒刺形，三阳风火与湿凝，坚硬溃伤筋骨险，高肿速溃易收工。

【释义】手背属三阳经，手发背为风火痰湿凝滞而成，故初起治宜发散风热、燥湿化痰、化瘀，用羌活散。中期用内疏黄连汤。

羌活散：羌活、当归各6g，独活、乌药、威灵仙各4.5g，升麻、柴胡、荆芥、桔梗各3g，甘草1.5g，肉桂0.9g。煎服。本方祛风发汗散邪，最好加和营解毒之药。

【原文】鹅掌风生掌心间，皮肤燥裂紫白斑，杨梅余毒血燥热，兼受风毒凝滞原。

【释义】此病相当于脱屑性手癣、进行性指掌剥皮症、湿疹等。

治宜祛风地黄丸：生地黄、熟地黄各120g，白蒺藜、川牛膝各60g，知母、黄柏、枸杞子各120g，菟丝子、独活各30g。方中二地、枸杞子、菟丝子滋肝补肾，白蒺藜祛风，黄柏、知母、川牛膝清肾、引火下行，独活合白蒺藜祛风。宜加白鲜皮、土茯苓、当归祛风利湿解毒。

【原文】臁疮当分内外臁，外臁易治内难痊。外属三阳湿热结，内属三阴虚热缠。

【释义】外臁属阳经，外臁疮属阳证，易生肌收口。内臁属阴经，内臁疮阴证，一般阴虚生热，腐肉溃烂难愈。

四生丸：地龙、白附子、僵蚕、草乌、五灵脂等份为末。治臁疮日久，风湿凝滞，气血瘀滞。

虎潜丸：炙龟甲120g、知母、黄柏、熟地黄各60g，牛膝、白芍、陈皮各60g，锁阳、当归各45g，虎胫骨（狗骨代）30g。治肝肾精血亏损，不合溃口之老臁疮，合并胫骨有感染。用黄柏、知母、龟甲清肝肾虚热，当归、白芍、熟地黄、锁阳补益肝肾精气，陈皮行气化痰；虎胫骨补骨，牛膝引药下行。

【原文】脱疽多生足趾间，黄疱如粟黑烂延，肾竭血枯五败证，割切仍黑定归泉。

【释义】此脱疽为急性干性或湿性坏死，可由脉管炎引起，也可由特殊感染引起。出现黑烂，黑为肾色，肾本质外露，说明肾精气亏损，热极伤肾阴。五脏之火，全赖肾水滋之，故发黑坏死很危险。

解毒济生汤：当归、远志、川芎、天花粉、柴胡、黄芩、犀角（水牛角代）、麦冬、知母、黄柏、茯神、金银花各 3g，红花、牛膝、甘草各 1.5g。本方清心凉血、活血解毒，以退火热黑邪。化瘀开窍之品通络行滞、解毒利湿，毒去湿除，经络自能通畅。

【原文】搜风解毒汤：土茯苓一两，白鲜皮、金银花、薏苡仁、防风、木通、木瓜各五分，皂角子四分，水二钟，煎一钟服之，一日三服。气虚，加人参七分；血虚，加当归七分。

【释义】土茯苓、薏苡仁、木通利湿解毒，金银花清热解毒，白鲜皮、防风、木瓜祛风解毒，皂角解毒散结，土茯苓是治疗杨梅性病必用药。

【原文】秦艽丸：秦艽、苦参、大黄（酒蒸）、黄芪各二两，防风、漏芦、黄连各一两五钱，乌蛇肉（酒浸，焙干）五钱，共为细末，炼蜜为丸。

【释义】《外科正宗》用本方治疗疥疮，清热、祛风、止痒。北京中医院皮科认为本方具有散风清热止痒、调和气血之功效，用来治疗结缔组织皮肤病、湿疹等顽固性皮病。

【原文】解毒泻心汤：黄芩、黄连、牛蒡子（炒，研）、知母、石膏（煅）、栀子（生）、防风、玄参、荆芥、滑石各一钱，木通、甘草（生）各五分。

【释义】《医宗金鉴》用本方治疗天疱疮，为红斑性天疱疮。本方凉血药不多，关键在于泻火、疏风。本方泻心、肝、肺、肾、三焦之药齐备；又有玄参泻肾火（胃火）滋阴；六一渗湿热从小便出；余疏风药，使热从表解。《医宗金鉴》外科大多解毒方中都有不少发表之药，意在毒随汗解。

【原文】猫眼疮……脾经湿热外寒凝……宜服清肌渗湿汤。

【释义】清肌渗湿汤由苍术、厚朴、陈皮、甘草、柴胡、木通、泽泻、白芷、升麻、白术、栀子、黄连组成。以平胃散健脾燥湿；合白术、泽泻加强疗效；栀子、黄连泻心及三焦之热，又清肌热；木通、泽泻引湿热从小便而去；升麻、白芷、柴胡祛肌热从皮表外出。清肌渗湿汤为寒热通用方。方中柴胡能清肌热，热在半表半里，皮为表、肌为半表半里、内脏为里。猫眼疮即现代多形性红斑，合并水疱，其上有猫眼虹膜状。

【原文】白疕……固由风邪客皮肤，亦由血燥难荣外。

【释义】搜风顺气丸：大黄 150g，车前子、山药、山茱萸、牛膝、菟丝子、火麻仁、郁李仁、槟榔、枳壳各 30g，独活 60g，羌活 30g。以大黄活化瘀阻为君药；车前子、山药补脾；牛膝、菟丝子补肾；火麻仁、郁李仁润肤；槟榔、枳壳行气、通络化滞；独活、羌活引药全身，并祛除风邪。本方化瘀通络为主，调解肝、脾、肾的功能，润肤祛风，共奏疗效。

【原文】五福化毒丹：黑玄参、赤茯苓、桔梗各二两，牙硝、青黛、黄连、龙胆草各一两，甘草（生）五钱，人参、朱砂各三钱，冰片五分。共研细末，炼蜜为丸，如芡实大。金箔为衣。

【释义】本方《医宗金鉴》用于治疗小儿丹毒，小儿赤游丹毒具有游走性特点，红斑、灼热、变化快，病情较重。牙硝、青黛、黄连、龙胆草、朱砂、玄参、甘草清泄解毒；人参和玄参益气养阴以抗毒邪内陷；桔梗升提肺气；冰片凉血发表散毒。

思考题：

①粉刺与脏腑关系如何？

②颠倒散作为皮肤清洁剂的原理是什么？

③麻黄宣肺汤治疗酒渣鼻的机制是什么？

④膻中疽经络所属及要害如何？

⑤化斑解毒汤是如何化斑的？

⑥治疗手发背为什么应用发散药物？

⑦治疗鹅掌风应用滋补肝肾的原理如何？

⑧为什么外臁易治、内臁难痊？

⑨为什么脱疽色黑为肾精亏绝？

⑩治疗天疱疮以清脏热为主方，为何仍配解表药？

⑪清肌渗湿汤为什么用柴胡？

⑫搜风顺气丸组方特点如何？

高锦庭《疡科心得集》温病学术观

在中医外科学术流派中，以陈实功《外科正宗》为主的正宗派，在外科疾病的辨证施治上，是按照"痈疽"肿疡与溃疡两个阶段，分别用消、托、补三大法治疗。而以王洪绪《外科全生集》为代表的全生派，则是按照"痈疽"证候分阴阳两类来辨证施治的。中医外科学发展到清代，随着温病学新兴理论体系的诞生，温病学说也向外科渗透。温病的特点，在症状方面，热象较盛；在病理方面，容易化燥伤阴。而外科的热性病，如痈、疽、疔、疖、发、丹毒、流注、附骨疽等急性感染性疾病，都有发热等温热病症状，与瘟病有着明显的共同特点。在很多外科医籍中，古人习惯上把外科疾病统称为"痈疽"，并且很早就认识到"热盛则肉腐，肉腐则为脓"，认为外科感染性疾病与热邪有关，后世《医宗金鉴·外科心法要诀》对外科疾病的病因作了高度的概括，"痈疽皆由火毒生"，更进一步指出了感染性外科疾病都是由火热毒邪引起的。这为高锦庭外科温病学说的诞生奠定了理论基础。

一、以人体上、中、下三部为辨证之纲

高锦庭在继承前人的学术基础上，又将吴鞠通的《温病条辨》以三焦为纲、以病为目的辨证纲领移植到外科中来。结合外科的专科持点，他认为"盖以疡科之证，在上部者，俱属风温风热，风性上行故也；在下部者，俱属湿火湿热，水性下趋故也；在中部者，多属气郁火郁，以气火之俱发于中也"。

人体上部属于上焦所辖，肺主表，肺为华盖，居住最高，故风温、风热之表邪易于侵犯。外疡的特点，一般都是宣浮肿胀、发病急骤。

人体中部属于中焦所辖，肝胆属中，肝主疏泄，肝胆气郁化火外发，一般症是肿胀、疼痛甚、发热、口渴、烦躁、大便秘结等。

人体下部属于下焦所辖，下焦为水湿的外出通道口，肾与膀胱湿热外泛，加之外感湿邪，湿有重浊趋下的特点，故下部发生外疡多为湿热所伤。其临床特点有肿胀木硬、暗红、酸胀疼痛、行走不利等。

以人体上、中、下三个部位为辨证之纲，结合各个具体不同的疾病，即把辨病作为目，则便于治疗疾病的规范化，使治疗的目的性与有系性结合起来。

以上、中、下三部辨证为纲，以辨病为目，能更科学地应用中医同病异治的理论。如：同是痈证，颈痈初起治宜散风清热解毒，应用普济消毒饮或牛蒡解肌汤；脐痈则以解毒泻火为主，而应用黄连解毒汤；发生下部的痈则以清热利湿为主。

二、全面而系统地论述了邪毒内陷、内攻五脏的新观点

在高锦庭之前虽然亦有邪毒内陷、走黄及"五善七恶"之类的论述，但均不系统不透彻，虽然认识到外疡因失治、误治，邪毒超过了人体正气的防卫能力，可以导致邪毒内陷入里而引起严重的全身症状，但对内陷的分类、邪毒内攻的病位尚未系统地认识到。高锦庭根据温热病的基本特点，结合人体体质分析了邪毒

内陷的规律。他在"辨脑疽对口论"中说："由于邪毒盛，加之正气内亏，不能使毒外泄，而显陷里之象。此由平日肾水亏损、阴精消涸、阴火炽盛而成，其危险不能过三候矣……火陷者，气不能引血外腐成脓，火毒反陷入营，渐致神迷、发痉发厥；干陷者，脓腐未透，营卫已伤，根盘紫滞，头顶干枯，渐致神识不爽，有内闭外脱之象；虚陷者，脓腐虽脱，新肉不生，状如镜面，光白板亮，脾气不复，纳谷日减，形神俱削……"提出"陷"的不同证候，对于陷证的治疗进一步增强了目的性，如：火陷宜泻火解毒、清营凉血，干陷者宜清热解毒、养阴凉血，虚陷者宜补虚托毒。而不至于泛泛地应用解毒托毒。

在热毒内陷的病位上，高氏还作了定位性的分析，他在"疡证总论"中说："故毒入于心则昏迷，入于肝则痉厥，入于脾则腹疼胀，入于肺则喘咳，入于肾则目暗手足冷。入于六腑，亦皆各有变象。"提出邪毒内攻脏腑，其理论与热病里证病机转归相关；揭示了热毒内陷、内攻的一般规律；说明了疮疡热毒内攻的热闭心包、热甚动风、热阻肺络、热毒攻脾、热厥亡阳等证的病理机制，使温热证的理论在感染性外科疾病中得到了充分的应用。这与现代医学全身化脓性感染的脓毒血症、败血症的理论基本吻合，从而创立了温病学派的先进理论。

三、仿温病卫气营血证治来治疗感染性外科疾病

《疡科心得集》从理论和实践上在治疗急性感染性外科疾病方面，都善用气、营、血、分方药，对热毒在气分，以高热、烦躁、便结为主的应用黄连解毒汤，以清泄气分实热；热毒在营分，发热、口渴不欲饮、时有谵语的应用清营汤；对于热毒客血分，高热、谵语、出血、衄血等症应用犀角地黄汤。在本书之中应用犀角地黄汤有15处，用黄连解毒汤有7处，而且对于热毒内陷、热闭心包等证还应用了"三宝"。

此外，还以辛凉解表之牛蒡解肌汤代替了辛温解表之荆防败毒散，以清热利湿之渗湿汤代替了升散苦寒并用之当归拈痛汤。最值得提出的是，对火毒攻心的治疗，《外科正宗》《医宗金鉴》在疗疮"走黄"昏迷时用七星剑汤，方中有麻黄、苍耳等温散药物，而本书在辨龙泉疗、虎须疗、颧骨疗中，治疗疗毒走黄改服三宝及犀角地黄丸。这些都说明了高锦庭从理论和实践两方面都十分重视温病学理论的应用。

总之，本书对于外科温病学派的形成不仅奠定了理论基础，而且在实践上也开拓了先河。

王洪绪《外科证治全生集》选读

王洪绪又名王维德，他的《外科证治全生集》一书，是明末清初以王洪绪为代表的一派的外科学经验总结，具有独特的阴证外科理论。

一、基础理论的独特认识

1. 心与毒的关系

【原文】痈疽二毒，由于心生，心主血而行气，气血凝滞而发毒……无脓宜消散，有脓当攻托。

【释义】痈疽这两种深浅不同的外科化脓性感染，其邪毒是由于心主血脉不利而化生的。心主血脉，是由于心气的推动作用，而寒湿之邪最易致气滞血凝，瘀滞化成毒邪，致使身体体表或筋骨形成痈疽。若尚未成脓，治宜消散邪毒，已经成脓则应使用托毒透脓排毒治法。

2. 疽的根脚与色泽

【原文】根红散漫，气虚不能拘血紧附也；红活光润者，气血拘毒出外也；外红里黑者，滞毒于内也；紫暗不明者，气血不充不能化毒成脓也。

【释义】痈疽的根脚散漫形成不了炎性保护圈，为气虚不能箍束毒邪而向四周扩散，气虚不能摄血而有毒之血向四周浸润。反之，痈疽的外表和根脚红活有光泽，则为气血充足抗邪拘毒外出肤表。若根脚红而中间呈黑色者，为邪毒蕴滞于内，而毒热外泛于外。若疮色为紫暗色，多为气血不充盛而不能化毒成脓。

3. 痈疽毒邪及治法不同

【原文】未出脓前，痈有腠理火毒之滞，疽有腠理寒痰之凝。痈有热毒未尽宜托，疽有寒凝未解宜温。既患寒疽，酷暑仍宜温暖；如生热毒，严冬尤喜寒凉。

【释义】王氏认为，凡痈疽未出脓前，痈为火毒滞结于腠理，疽为寒毒痰邪凝结于腠理。痈疽深浅部位不同，邪毒的性质亦异。

痈有热毒未尽属正气虚无力托毒透邪，治宜托毒透脓；疽毒寒凝深沉难解，宜用温散寒邪，使邪毒内消或发散出来。根据这一原则，即使在炎热夏季，对寒性疽毒也应应用温散之法；如是热毒痈疽，即使是寒冷的冬天，也务必使用寒凉清消之法。

4. 关于阳和通腠

【原文】诸疽白陷者，乃气血虚寒凝滞所致。其初起毒陷阴分，非阳和通腠，何能解其寒凝？已溃而阴血干枯，非滋阴温畅，何能厚其脓浆？气以成形，血以华色。

【释义】如若疽证肤色白而不高肿反塌陷的，为机体气血亏虚，加之寒邪凝滞气血所导致。疽证初起邪毒陷入深部及阴血，如不使用温阳散寒之剂，怎么能够化解寒邪凝滞呢？如已经溃破而干枯无脓的，为阴血亏损，就应该滋养营血与温散通阳相结合，则能出现比较稠厚的脓浆，而毒随脓排。

气的充盛与否，决定疮形的高肿或平塌；营血的丰富状况决定疮色的红润或晦暗。

5. 阳和一转，毒邪自化

【原文】诸疽平塌不能化毒者，阳和一转，则阴分凝结之毒能化解。血虚不能化毒者，大宜温补排脓。故当溃脓毒气未尽之时，通其腠理之药仍不可缓。一容一纵，即可逗留；一解一逐，毒即消散。

【释义】疽证平塌是由寒邪凝滞所致，应用阳和汤内服，使阳气充盛，化散寒邪之邪，气血凝滞的病理机制也可以解除，达到温散内消。若疽色淡白，或化脓迟缓，或化脓稀少的，应该温补气血，促成化脓使毒随脓排。如虽已溃脓，但根脚尚硬、脓出稀少，为毒气未排干净，尚有局部的阴寒凝滞之证，应该不失时机地温通腠理发散寒毒，这样一方面化解寒毒，一方面排脓使毒邪消散。如不及时使用散寒温通腠理法，则毒邪可以继续凝滞于患部。

6. 滋补而兼开腠法

【原文】滋补而不兼开腠，仅可补其虚弱，则寒凝之毒，何能觅路行消？且毒盛者反受其助，犹车粟以助盗粮矣。滋补而不兼温暖，则血凝气滞，孰作酿脓之具？犹之造酒不暖，何以成浆。

【释义】疽证之虚而兼寒凝，治疗上使用滋补法但不温散腠理邪毒，那只是补其虚弱的一面，可寒凝的邪毒没有发散出去的通路，而且补气血反助邪毒蕴滞。这样使用滋补法而不加用温散，会加重气血凝滞，也难成脓。就像酿酒不加温，不能酿出酒液是一样的道理。

7. 关于毒即寒的问题

【原文】世人但知一概清火以解毒，殊不知，毒即寒。解寒而毒自化，清火而毒愈凝。毒之化必由脓，脓之来必由气血，气血之化，必由温也，岂可凉乎！况清凉之剂，仅可施于红肿痛疖，若遇阴寒险穴之疽……安可妄行清解，反伤胃气。甚至阳和不振，难溃难消，毒攻内腑，可不畏欤。

【释义】一般的医生只知道泛用清热能解毒，却不明白，毒邪就是寒邪。发散寒邪则毒气自然化解，若对于寒毒使用清火则寒毒凝滞加重。排除脓腐可排毒和化解毒邪，脓病是由气血化生的，这一化脓过程离不开温热的酿化，所以不能一概应用清凉之剂。清凉之剂最佳适应证是阳热证红肿痛疖。如果是阴寒邪毒之疽证，使用清解法，反而重伤脾阳和胃气。严重的可导致脾肾阳气不振奋，使寒毒之疽难溃难消，终致邪毒内攻脏腑。

8. 止痛与健脾问题

【原文】故首贵止痛，次宜健脾，痛止则恶气自化，脾健则肌肉自生。阳和转盛，红润肌生，当投补气养血之剂。

【释义】阴疽之证伴疼痛的，最重要的是止痛。疼痛可损耗脏腑阴阳气血之正气，则毒邪更盛。其次要健脾和胃，脾胃为阳气的津血化生之源。说明其对治疗寒毒之邪疽证，使用健脾的重要性。痛是由于毒滞不通则痛，止痛则毒气化、气血通、瘀滞散。健脾和胃间接调补气血，气血充盛则易化毒、易生肌收口。

9. 关于以托为畏的道理

【原文】凡大痛溃后，世人每投炙芪、炙草，或用半炙半生。殊不知托里消毒散内用人参者，并非以参补虚，不过以参助芪，添其托毒之力……炙芪止补气，而不能托毒；炙草止补中，而不能解毒。尝毒气未尽，误投炙芪、炙草，或用保元十全等汤，致毒反得补助，毒攻内腑，则如之何？

【释义】严重的痈疽溃后，大多数医生都应用炙黄芪、炙甘草，其目的是想益气托毒。我认为托里消毒散内用人参，是以参助芪，增强黄芪的托毒力量。应该明白炙黄芪只能补气而不能有效地托毒，炙甘草只是具有补中气作用而没有解毒作用。溃后伴有寒毒凝滞而毒气未尽的，若错误地应用炙黄芪、炙甘草以及保元煎、十全大补汤等补益气血方剂，反而助毒邪凝滞，终致邪毒壅滞内攻脏腑。人们是否考虑了这一方面的问题呢？

二、痈疽阴证特色代表方剂

1. 阳和汤

【原文】熟地黄一两，麻黄五分，鹿角胶三钱，白芥子二钱（炒研），肉桂一钱，生甘草一钱，炮姜炭五分。不用引。

此方主治骨槽风、流注、阴疽、脱骨疽、鹤膝风、乳岩、结核、石疽、贴骨疽及漫肿无头、平塌白陷一切阴凝等证。麻黄得熟地不发表，熟地得麻黄不凝滞，神用在此。

【释义】阳和汤用滋阴补血之熟地黄一两（30g），而其他温阳散寒之药七钱

（21g），体现了阴是阳的物质基础，故善补阳者必阴中求阳这一学术观念。重要的是王氏自己说的熟地与麻黄的关系，相辅相成。为了发挥这相辅相成的功效，又应用甘平药甘草调和诸药，使之产生协同治疗作用，驱散阴寒凝滞之邪。

2. 醒消丸

【原文】乳香、没药末各一两，麝香一钱五分，雄精五钱。

共研和，取黄米饭一两捣烂，入末再捣，为丸，如萝卜子大，晒干，忌烘。每服三钱，热陈酒送服，醉盖取汗，酒醒痛消痛息。

【释义】乳香、没药为行气活血止痛剂，雄精温阳散寒化毒、通利经络，麝香辛香散寒化毒、止痛，加之酒力散寒发汗化毒、止痛通络。

王洪绪自己评说：立能消肿止痛，为疗痈之圣药。

本品多辛香温燥之品，临床上应辨证谨用。

3. 犀黄丸

【原文】醒消丸内，除去雄精，加犀牛黄三分。

如前法，用饭一两为丸。凡患乳岩、瘰疬、痰核、横痃、流注、肺痈、小肠痈等毒，每服三钱，热陈酒送下。患生上部临卧服，下部空心服。

【释义】乳没和营止痛；麝香辛香散寒化毒；犀牛黄清心肝热毒之邪，此热毒可能为寒邪凝滞所化生。此方把和营止痛、辛香散寒化毒、清热解毒结合起来，治疗阴证为主兼以化成热毒之证。

4. 小金丹

【原文】白胶香、草乌、五灵脂、地龙、木鳖（各制末）一两五钱，没药、归身、乳香（各净末）七钱五分，麝香三钱，墨炭一钱二分。

以糯米粉一两二钱，为厚糊，和入诸末，捣千锤为丸，如芡实大，此一料约为二百五十丸，晒干忌烘，固藏。临用取一丸，布包放平石上，隔布敲细，入杯内，取好酒几匙浸药，用小杯合盖，约浸一二时，以银物加研。热陈酒送服，醉盖取汗。

【释义】白胶香、麝香等为辛香散寒化毒之药；草乌、木鳖子攻毒化痰、散结消肿；合五灵脂、乳、没、归等化瘀通络止痛。全方散结消肿、化瘀止痛，用于阴疽初起、肿硬疼痛之瘿瘤、乳岩、瘰疬、乳癖等。近武汉健民将小金丸改革剂型为小金胶囊，服用方便。

小结

王洪绪重视脏腑辨证和气血辨证在外科的应用，辨痈疽的根脚与色泽对诊断和治疗非常重要。他认为痈多火毒属阳，而疽多寒痰属阴。对于阴疽的治疗，王洪绪重视阳和法的应用，阳和通腠，阳气一温，寒痰之毒化解。他十分强调阴疽之毒为寒毒，强调温阳散寒解毒方法和方药，即使是溃后还应施行补益开腠散寒法。王氏认为止痛健脾对治疗阴疽也十分关键，止痛既是化毒也是散瘀，健脾和胃间接补充阴阳气血，对于提高疗效和缩短疗程有重要作用。他强调消散阴疽的疗法，反对滥用补托法。

王洪绪创立了治疗阴疽的阳和汤、醒消丸、犀黄丸和小金丹，这些治疗阴疽外科的方药至今还有临床疗效，是治疗外科阴疽之证的特色方剂。

王氏善治阴证是在他那个时代和之前一些医生认为外科以清热解毒为主，而对阴证治疗应用发生很多变证的教训上发展而来，他敢于创新、不落俗套，发展和创造了善治阴证的外科全生派特色理论和方药，为中医外科的发展作出了杰出的贡献。

张志礼皮科学术经验

张志礼是中医和中西医结合皮肤科的创始人和奠基者。张志礼先生具有全面的西医学理论，又有系统的中医基础及技能，他虚心向名老中医赵炳南教授学习，继承了赵老的学术思想，发展和创新的中医皮肤科理论及技能，张志礼先生能够站在中医学的立场上吸取现代医学的先进学说，西为中用地发展中医皮肤科，丰富了中医皮肤科的学术体系，提高了中医皮肤科的技能。他所主持的北京中医医院皮肤科，在继承赵炳南的学术基础上，更可贵的是创新。在他那个时代，他们的科室就是一个中医特色显著、优势病种覆盖皮肤科的方方面面、善治疑难杂症、危重症的科室，他的学术思想十分精厚而宝贵，而且大部分体现在它的临床实践之中。

《简明中医皮肤病学》（中国远望出版社 1983 年出版）这部著作是全国较早出版的中医皮肤病学专著，是在他和他的同事们编辑出版的《赵炳南临床经验集》（人民卫生出版社 1975 年第一版）的基础上编著的。该著作系统化中医皮肤病基础理论，完善中医皮肤病治法技能，突出中医皮肤病的中医特色，精选优势病种，基本涵盖皮肤病的方方面面，通篇谈的是中医。张志礼在临床门诊工作中看了很多非常复杂的疑难、重症皮肤病，他坚持运用中医中药，只有自身免疫性疾病适当联合应用激素。张志礼领导的北京中医医院皮肤科病房大多收皮肤急、危重、疑难患者，大部分应用中西医结合治疗，但仍坚持突出中医特色。张志礼先生把他的西医学知识完全为中医所用，融会形成新的中医理论和技能。

一、益气养阴通络法临床应用及探讨

益气养阴通络是张志礼治疗皮肤病的重要特色,主要应用于治疗虚损性皮肤病,特别是治疗系统性红斑狼疮和皮肌炎等。本文选自1983年张志礼应用益气养阴通络治疗皮肤病临床病例,用于说明张志礼此学术特色,并探讨张志礼此学说的实质和内涵。

益气养阴实系调理人体阴阳平衡,补偏救弊消除病理影响,通络解毒内涵精深。张志礼的学术大部分蕴藏于他的临床实践之中,只有应用新潮思维,站在学术高处才能认识他,关键还要学习好他的治学思想和创新方法。

1. 益气养阴通络病例选

病例1 于某,女,50岁。1983年5月19日来诊。患者是多年的皮肌炎,通过张志礼中药治疗诸症大减。方药如下:

黄芪 20g	党参 10g	白术 10g	茯苓 10g
姜厚朴 10g	枳壳 10g	鸡血藤 15g	丹参 15g
益母草 15g	车前子 15g	冬瓜皮 15g	黄精 15g
			14剂

【按】本方以参、术、芪益气,黄精补精血,鸡血藤、丹参、益母草通络,茯苓、车前子利湿,厚朴、枳壳行气化滞,使精气得补、邪湿得除,经络疏通。

病例2 霍某,女,32岁。1983年6月2日来诊。患SCE(红斑狼疮)多年,曾水肿、蛋白尿,经中医药治疗现已控制,现头面尚有红斑。方药如下:

黄芪 10g	党参 10g	白术 10g	茯苓 10g
菟丝子 10g	女贞子 15g	车前子 10g	鸭跖草 15g
萹蓄 15g	瞿麦 15g	石韦 15g	白茅根 30g
首乌藤 15g			
			14剂

【按】本方以益气为主,气旺能行血、行水,亦能通络。菟丝子平补肾气,气化则能出焉;女贞子益阴,并与菟丝子联合补益肝肾阴精。本方复用了渗湿利水之药,加强水肿的消除,又运用了鸭跖草、车前子解毒、利尿、降低尿蛋白,即分清别浊之功效。此扶正与祛邪并重,治疗SCE肾功能损害疗效显著。

病例3 布某,女,28岁。1983年6月2日来诊。患慢性SCE多年,以往尿蛋白(++++),经调治,尿蛋白(+~++)。方用:

| 南北沙参各 30g | 石斛 15g | 黄芪 15g | 太子参 15g |
| 白术 10g | 茯苓 10g | 菟丝子 15g | 女贞子 30g |

| 车前子 15g | 鸡血藤 15g | 丹参 15g | 益母草 15g |
| | | | 14 剂 |

【按】患者 SCE 病程较久，虽已经调治，但尿蛋白仍（+~++）不得消除。张志礼认为是肝、脾、肾损伤，阴精、精气亏损，故立方以补肝脾肾为主，又用丹参、益母草、鸡血藤活血通络，车前子利湿解毒。经中药调治，蛋白（+~±），其他自觉症状亦明显改善，基本正常工作。

病例 4 郝某，女，42 岁。1983 年 5 月 19 日来诊。患 SCE，一直服用中药治疗，疗效满意，诸症得以控制，基本正常工作。只是有时力气不太够，或关节有时疼痛。方用：

黄芪 15g	党参 10g	白术 10g	茯苓 15g
首乌藤 30g	鸡血藤 30g	秦艽 30g	白花蛇舌草 30g
女贞子 15g	陈皮 15g	板蓝根 10g	
			14 剂

【按】此方以益气为主，辅以养阴药，正用通络药秦艽、鸡血藤、首乌藤等，益气又通络，改善红斑狼疮之组织器官血管炎的阻塞瘀滞以及其他腺体的阻塞，对关节疼痛亦有很好的疗效。张老师认为患者还有光敏现象，根据他的经验应用板蓝根及白花蛇舌草解毒，改善和消除光毒反应。

病例 5 许某，女，30 岁。患皮肌炎，全身性紫红肿胀，乏力，肢软，行走不利，时有发热。在陆军总医院治疗，应用泼尼松 40mg/d；硫唑嘌呤 50mg，1 日 2 次；维生素 E 10g，1 日 3 次；维生素 C 0.2g，1 日 3 次。苯丙酸诺龙 25mg，1 日 3 次；维生素 K 44mg，1 日 3 次；胃舒平 2 片，1 日 3 次。以上均口服不能控制病情，1983 年 5 月 30 日请张志礼中医会诊。方用：

薏苡仁 30g	黄芪 15g	石斛 15g	人参 15g
白茅根 15g	生地黄 15g	牡丹皮 15g	地骨皮 15g
鸡冠花 15g	鸡血藤 15g	玫瑰花 10g	野菊花 15g
生槐花 15g	凌霄花 10g		
			7 剂

【按】张志礼认为该患者气虚严重，故乏力、肢软，虚阳外越，故重用人参和黄芪补气，用石斛、生地黄养阴。张志礼说凉血五花汤是赵炳南老师凉血消斑方，凉血消红斑，改善毛细血管炎性反应并增强其致密性，把凉血消斑与凉血清热结合起来。方中还运用了鸡血藤作为通络药。原来的西医嘱坚持执行，加中药口服，治疗 7 日，发热、红斑肿胀、乏力等都有好转。

2. 机制讨论

张志礼常说，气虚是推动人体生命活动的动力不足，阴虚是促进人体生长发育的物质基础不足。虚损性皮肤病，特别是自身免疫性皮肤病，症状上出现乏力肢软、红斑、关节疼痛、发热，症状迁延不愈，合并内脏损害，多见蛋白尿、水肿、掉头发等。

气阴两虚既有虚损的一面，又有经络阻塞的一面，也就是体表及脏器血管炎的病理反应，以及由于血管炎致组织器官功能障碍。一旦有了经络阻塞，机体内分泌腺体亦有阻塞或外分泌腺体阻塞，势必人体功能更加损害严重，而且还会产生内生湿热毒邪与外来毒邪同时侵犯机体，导致更严重的损害。

（1）益气养阴 益气不但补充动力不足，而且补充气的物质，调和气的功能，恢复气的生理功能。阴液乃人体生命活动物质，内养脏腑，外充肌肤，柔润体窍，潜藏阳气，内灭诸虚火。阳气不足，虚火上炎，则有内生之火；阴液不足，无以潜阳亦有虚火。益气养阴不仅能调节人体功能和补充不足物质基础，而且可以解毒，清除一些人体新陈代谢有害物质，益气养阴更加重要的目的是保持阴阳平衡。

（2）通络 经络不仅有十二经脉、奇经八脉，更有大量的络脉分布于全身任何部位，也可以说是人体的重要组成部分，不管任何致病因素，总是先致经络的阻塞后才气血瘀滞，经络阻塞是一切疾病的发病基础。张志礼重视疏通经络，是其多年临床经验以及对老中医经验的继承和提高。因为他出身于西医，所以他更能深刻地认识到经络的实质和内涵，更准确地了解经络阻塞的临床意义，他坚持不懈地探索疏通经络的具体方法，而不是把它当作空谈，发表一些没有实践体会和经历反复考验的所谓学术论文。

（3）理湿和解毒 机体在气血阴阳失调的病理过程中，不断产生湿、毒、瘀，外邪也会源源不断地侵入，内外邪毒合而害之，故治疗上不能少了理湿解毒，合理的理湿解毒不仅能清除很多人体的负担，而且能调动人体的阴阳气血相辅相成的化生，对于维持机体健康非常重要。

学习和掌握张志礼的中医和中西医结合治疗皮肤病经验，不单单看他的著作和论文，还应当翻阅他几十年的病历处方，了解他的治法方剂、创新的中医方法，西学中用的思维。站在新的高度和应用新潮思维才能理解他。

二、跟诊医案

病例 1 王某，34 岁，男。1983 年 3 月 14 日来诊。全身泛发性紫癜已久，前医以凉血止血，多用炭类治疗，其出血点时清时起。张老师以凉血解毒、活血通络治疗。

水牛角粉 6g（冲）	紫草根 10g	茜草根 10g	白茅根 30g
板蓝根 30g	薏苡仁 30g	大青叶 10g	赤芍 12g
牡丹皮 10g	防风 10g	防己 10g	川牛膝 10g
木瓜 10g	马齿苋 30g		
			14 剂

1983 年 5 月 9 日复诊：经服方数剂，疗效显著，基本不发斑。拟下方。

白茅根 30g	赤芍 15g	牡丹皮 10g	丹参 15g
白术 10g	云茯苓 10g	薏苡仁 30g	车前子 15g
白鲜皮 30g	刺蒺藜 30g	首乌藤 30g	苦参 15g

【按】紫癜为皮下出血疾患，为血不循经，外溢脉道，渗于肌肤所致。张老师认为此证是毒热之邪壅滞脉道，前医凉血止血，能一时清退，但不久又发，为短暂凉血。张老师用凉血解毒通络之法，凉血——清血热，解毒——清热解毒，通络——疏通热毒之阻滞，脉道通畅，血则归经，故获疗效。

病例 2　王某，女，29 岁。1983 年 4 月 25 号来诊。颜面、胸腹、上肢皮肤黑变半年。原患过荨麻疹，但皮肤黑变而不会鼓起来，并无皮肤瘙痒。面部呈点状较密分布，胸腹、上肢屈侧广泛分布暗灰色的环状皮损、压之不褪色。月经量少色黑。诊断：黑变病。拟：健脾益胃，活血通络解毒。

白术 10g	茯苓 10g	薏苡仁 20g	白扁豆 15g
菟丝子 15g	女贞子 15g	车前子 15g	枸杞子 10g
鸡血藤 15g	丹参 15g	益母草 10g	板蓝根 15g
			14 剂

【按】此例属瑞尔黑变病，为维生素 B 族缺乏，又吃了光敏性食物或使用了化妆品的光敏性疾病。夫五色精明者，气血之华也。气血旺则能华于外，气血乃脾胃化生，故张老师予补脾益肾法；气虚则血不行，血不行则经络阻塞，故佐以通络。为什么要用板蓝根？张老师曾多次强调，这是解光毒之意。

病例 3　王某，男，57 岁。1983 年 5 月 5 号来诊。病史不明，四肢头颈部活动受限、疼痛已 2 个月，伴吞咽困难。先有关节和四肢疼痛，长期低热 37.5℃。开始于颈背部发硬作胀，而后背部、四肢、全身肌肉变硬、疼痛，活动困难。检查：头颈部转侧困难，手足活动不利，皮硬肿，按之不凹陷，诊断：成人硬肿病。拟：健脾利湿，温阳利水。

白术 10g	茯苓 10g	苍术 6g	车前子 15g
泽泻 15g	薏苡仁 15g	冬瓜皮 15g	大腹皮 15g
生姜皮 15g	麻黄 6g	桂枝 10g	

　　【按】硬肿病病因不明，但目前认为与某些感染有关，机体产生自身免疫而发病，与炎症使淋巴管阻塞亦有一定关系，另外周围神经与垂体疾病也可导致发病。张老师认为，脾主肌肉四肢，脾虚则水湿泛滥，泛溢肌肤与外感湿毒搏结，阻滞营卫，壅滞经络，故肿、硬、痛。方用健脾和利水。诸皮纳入方中，取赵炳南老师以皮入皮之意，可行脾水、化皮滞，更用麻黄桂枝和营解肌、化气利水。本病例随诊，经服数十剂后，诸症大多消除。

　　病例 4　张某，女，25 岁。1983 年 6 月 2 日来诊。左小腿经常发生丹毒，每治都可愈好。上次发作时局部红肿，并有一条红线上升至大腿。患者患有足癣，小趾缝发白潮湿；左小腿下 1/3 有红肿胀，压痛明显。诊断：慢性复发性丹毒。拟：解毒利湿，凉血通络。

忍冬藤 30g	连翘 10g	蒲公英 15g	败酱草 15g
川牛膝 10g	车前子 15g	车前草 15g	薏苡仁 30g
六一散 30g	牡丹皮 10g	生地黄 15g	全瓜蒌 30g
			7 剂

服药 7 剂，诸症基本平悉，守方再 7 剂。

　　【按】张志礼老师认为，丹毒为湿热火毒壅滞皮肤，致经络阻塞。慢性丹毒因脾虚易感湿毒，故治拟健脾利湿解毒，辅以凉血通络。张志礼老师说，全瓜蒌是好药，具有养阴清热、解毒通络之功效，瓜蒌配生地黄可以养阴清热、凉血通便，瓜蒌配牡丹皮可解毒凉血。

　　病例 5　胡某，女，17 岁。1983 年 5 月 19 号来诊。患者患 SLE（系统性红斑狼疮），伴肾功能损害，尿常规检查：尿蛋白（++++），乏力肢软，纳差，脉沉细，苔薄微黄，舌质淡、有齿印。诊断：系统性红斑狼疮；肾损害。拟：健脾益气，解毒利水。

黄芪 15g	鸭跖草 10g	白术 10g	当归 10g
茯苓 10g	连翘 10g	萹蓄 15g	赤小豆 30g
瞿麦 15g	白茅根 30g	石韦 15g	黄柏 15g
			14 剂

1983 年 6 月 2 日复诊：自觉症状好转，尿蛋白（++）。原方再进 14 剂。

　　【按】此例患者主要是肾脏损害引起肾气化和水液代谢障碍。方中黄芪、白术、茯苓健脾益气，张老师以此发挥脾运作用，减轻肾的负担，同时培补后天；急则治其标，渗利药急渗水腑湿热之邪；当归、赤小豆、白茅根凉血活血、解痉挛。张志礼老师认为鸭跖草为清热利湿之良药，用于降尿蛋白及尿红白细胞功效良好。

　　病例 6　郝某，女，29 岁。1983 年 5 月 5 日来诊。面部眶周红斑 1 个月余，伴发热、关节疼痛，红斑略隆起，有胀痛感，掌部亦有红斑，舌红，苔薄黄，脉细弦。诊断：发热性嗜中性皮病。拟：清热解毒，凉血消斑。

野菊花 15g	鸡冠花 10g	玫瑰花 10g	牡丹皮 10g
白茅根 30g	紫草 10g	凌霄花 10g	板蓝根 15g
大青叶 15g	连翘 10g	赤芍 15g	

14 剂

1983 年 5 月 23 日复诊：诸症悉减。方拟醒脾化湿、解毒祛风凉血。处下方药：生槐花 15g、土茯苓 15g、薏苡仁 15g、板蓝根 15g、藿香 10g。张志礼老师认为，此为本病后期收功之方。

【按】本病为细菌感染发生的过敏性反应，亦与阳光照射有关。张老师认为此为内蕴毒热、外受光毒，毒热迫血溢于皮下形成的红斑。通过解毒清除抗原－抗体复合物；通过凉血中和血热，改善毛细血管炎症状态。张老师继承赵炳南老师凉血五花汤经验，认为此方最佳适应证为头面部红斑，更辅以其他凉血解毒药物使其疗效更佳。

病例 7 吴某，男，55 岁。1983 年 5 月 3 日来诊。全身作痒，起斑片疙瘩数年经治不愈。检查：颈背、上肢、下肢均见对称性或单发性皮纹增宽、皮肤变厚、色素沉着之皮损，间有包团隆起，难消。诊断：①泛发性神经性皮炎；②色素性荨麻疹。拟：养血祛风，活血通络。

当归 10g	赤芍 10g	白芍 10g	首乌藤 30g
鸡血藤 15g	苦参 15g	白鲜皮 30g	刺蒺藜 30g
防风 10g	防己 10g	白术 10g	茯苓 10g
马齿苋 30g	藿香 10g		

14 剂

1983 年 6 月 11 日复诊：上述诸症改善，瘙痒减轻。拟：疏风止痒，清热通络利湿。

白鲜皮 30g	地肤子 10g	生地黄 15g	牡丹皮 10g
浮萍 10g	马齿苋 30g	地骨皮 10g	桑白皮 10g
蝉蜕 5g	首乌藤 30g	苦参 15g	六一散 30g

14 剂

另百部酊、雄黄解毒散外用。

【按】方中养血药，可改善皮肤营养不良、表皮角化过度、棘层肥厚，养血则荣养肌肤，改善上述病理。张志礼如是说，真皮毛细血管增生，管壁增厚，故肌肤失养而处以活血通络之药；祛风之药，祛除外感之风及局部血虚之风；养血之药，可柔养筋脉，增强对刺激的抵抗性而不易过敏。马齿苋为张老师经验之药，具有清热解毒、抗过敏的作用。

病例8　张某，女，23岁。1978年3月12日时年18岁，第一次来诊。口、眼及生殖器均有溃疡，在当地治疗1年余不见效，伴关节疼痛及皮肤毛囊炎，大便干燥，时有腹痛，脉沉细缓，苔白，舌体胖嫩，患者行走艰难。诊断：口-眼-生殖器三联征。

天仙藤 15g	首乌藤 15g	鸡血藤 15g	钩藤 10g
南沙参 30g	北沙参 30g	石斛 15g	玄参 15g
生地黄 15g	秦艽 10g	金果榄 10g	锦灯笼 10g
穿心莲 10g			

7剂

1978年3月22日复诊：7剂药后，口腔溃疡已愈，腹痛消失，汗出，便干，舌脉如前。

南沙参 30g	北沙参 30g	石斛 15g	玄参 15g
生地黄 30g	秦艽 15g	白术 10g	茯苓 15
薏苡仁 30g	黄柏 15g	天仙藤 15g	鸡血藤 15g
天花粉 15g	车前子 15g（包）		

带药回黑龙江，以后较长时间服用本方，并做成药丸服用。

1983年6月6日复诊：经较长时间服药后，三联征愈好，毛囊炎消失，但会阴时而有溃疡、时而愈好，并上学读书，毕业后工作。现在会阴部尚有1个溃疡，但不严重，白带较多。顺便来京探亲而来复诊，舌苔白，舌体胖，脉细。

生白术 10g	生枳壳 10g	生薏苡仁 10g	萆薢 10g
赤石脂 10g	生茱萸 10g	冬瓜皮 10g	生扁豆 10g
连翘 15g	黄柏 15g	车前子 15g	板蓝根 10g
首乌藤 15g	鸡血藤 15g		

14剂

【按】本病病因目前有病毒学说、自身免疫学说、过敏变态反应学说。基本病变为血管炎，大小血管均可受到不同程度的侵犯，血管内膜增厚，管腔狭窄、闭塞，血管壁及四周有炎性细胞浸润。首方和2号方均重视活血通络，是考虑到溃疡乃经络阻塞、失去营养而坏死；不通则痛，故可合并关节疼痛及腹痛。方中多用养阴药，张志礼老师认为这种溃疡系虚火上炎所致，而壮水之主以制阳光，此养阴药多以养胃阴为主，辅以养肺阴，并下滋肾阴。解毒药以金果榄清口腔毒热，锦灯笼清除热毒，黄柏清下，此类清热药清热而不伤阴。又复诊，眼部溃疡已愈不复发，会阴时有溃疡，并白带。张老师认为此脾虚为主，故重以健脾收敛，兼以清利下焦湿热，仍注重通络。张志礼老师说本病本于阴阳失调、阴虚火旺，若以常法龙胆泻肝汤主之，则苦寒败胃，寒凉直折化燥伤胃阴。

病例9 司某，男，31岁。1983年6月9日初诊。8个月前面部开始出现结节，后进一步增多，且变大、红肿，尤以眼周为多，伴脸红作痒，有的结节破溃，流出乳油液，后形成小瘢痕。曾多次在各地，包括北京积水潭医院治疗，应用利福平及激素，均不获效，今日经积水潭医院蔡振华主任介绍而来。患者过去一贯健康，从军数年，无结核疾病，无外伤及特殊病史。检查：颜面砾红色，散布粟米至蚕豆大小丘疹、结节，以眼眶周围结节为大为多，有的结节呈砾红色，质软内有液体，玻片压之流出液体呈苹果酱色，结节有的融合，颜面部并散布萎缩性凹坑状瘢痕。舌苔薄黄，舌质红，脉弦细。诊断：粟粒性狼疮。拟：清热解毒，活血散结。

赤芍 15g	丹参 15g	连翘 10g	蒲公英 30g
金银花 15g	薏苡仁 10g	败酱草 15g	野菊花 15g
夏枯草 15g	生牡蛎 15g	茯苓 10g	百部 10g
全瓜蒌 20g			

14 剂

另外：内服消瘰丸，10袋，1/4袋，1日2次口服。黄连膏、化毒散膏配合使用，1日2次外搽。

【按】张志礼老师说本病属皮肤结核的一种，但局部难找到结核杆菌，发病后免疫不全，而后期免疫与免疫不全可同时出现，表现为阴阳失调现象。肉芽肿形成是由于长期白细胞浸润引起白细胞外渗，阻塞经络，血瘀气滞，湿毒积聚而成结肿，且气滞血瘀，毒物积聚，日积月累形成湿痰毒邪，难以清解。于是给治疗带来困难，但此时正气尚未亏虚，在气血充盛之时能酝酿成脓，破溃而出，使之毒随脓出。此说是张老师看病时，给我们示教讲解即时记录，没有任何整改，此患者后来复诊有效。

病例10 彭某，男，58岁。1983年5月30日来诊。皮肌炎多年，头面四肢发红肿胀，肌肉肢体乏力。

黄芪 10g	太子参 15g	瓜蒌 15g	薤白 10g
首乌藤 20g	厚朴 10g	南沙参 20g	麦冬 10g
丹参 15g	白术 10g	云茯苓 10g	鸡血藤 15g
薏苡仁 15g	红花 10g	女贞子 20g	枳壳 10g

14 剂

本方益气佐以养阴，阴阳互根，气血双补，平调阴阳，多用藤类通络，加红花化滞化瘀作用更强。患者多年以来多次复诊，一直以本方加减，能维持较正常身体，正常工作。

【按】皮肌炎，皮肤红斑、水肿、脱屑，类似 SLE，末期类似硬皮病。肌纤维变性、萎缩和间质内炎症性病变，间质的血管周围有淋巴细胞浸润，晚期肌纤维结缔组织化，硬化萎缩钙化。益气，即调理气的物质功能和动力，使之协调发挥气机作用。通络，因为气运行于经络之中，气血精气无力推动而发生瘀滞，通络使气血流畅，经脉无壅滞之患。

以上临床诊疗案例，涵盖皮肤病很多方面。可以看出张志礼老师的中医皮肤科的独特思维，扎实的中医、中西医结合理论基础；继承赵炳南老师的主要临床经验和学术思想，西医基本理论中医化运用；善于捕捉证候的机制，抓住临床需要解决的实际问题，创新和开拓性发展中医皮肤科的理论和实践。

三、在张志礼教授指导下独立临床的收获

我于 1983 年在北京中医医院皮肤科学习，跟师张志礼、陈彤云、郑洁玉老师，临床学习 3 个月后，通过考核，张志礼主任授予我处方权，让我独立工作与学习。在老师悉心指导下，我的门诊工作获得了很多特殊的收获和业绩。

病例 1　画家赵先生，家住北京市，1983 年 9 月 10 日来诊。慢性湿疹，双下肢到双脚糜烂、结痂、渗出、肿胀，同时合并肾功能损害，尿蛋白（++），尿红细胞（++）。双脚肿胀糜烂，鞋子都穿不了，只有拖着鞋子行走。

按照张志礼老师的辨证思想，拟健脾利湿、解毒利水为治则，经 1 个月的治疗，双脚肿胀糜烂渗出全部清除，而且尿蛋白及红细胞全部转阴。

病例 2　左某，男，32 岁。1983 年 7 月 23 日来诊。双足掌背发红，疼痛 19 年。从 1964 年 5 月起，双足底感觉疼痛。自服止痛片，可止痛 1~2 小时，不吃止痛药，则疼痛症状持续发作，夏天严重冬天减轻，白天轻些，晚上疼痛严重，通宵不眠，用热水洗脚则疼痛加剧。曾在多处医院治疗，诊断为"红斑性肢痛、末梢神经炎"。口服及注射维生素类药、口服止痛药、口服中药等，治疗稍有缓解之效，但今年以来一切药物都无效，注射哌替啶也不能止痛。父母近亲结婚，其兄长同样患病，但经治疗近 1 年而愈。

现症：双脚疼痛，夜晚不能入睡，双脚不能点地，不能行走，由三人架持而来诊。纳差，大便干结，2~3 天一次，小便短少。自主排尿困难，解一次尿要 20 分钟。

检查：双足动脉搏动正常，双足皮肤温度正常，从踝上 10cm 到整个脚及全部

脚趾，呈紫红色，压之变白，抬腿变白，指甲粗糙变形，跟踝部有鳞状角化。均有压痛，疼痛时敷冷水较舒。双手掌也略有发红。苔白腻质淡，舌体滑，脉弦滑数。去年患胃出血。

诊断：红斑性肢痛症。

根据张志礼老师"久病脾虚，湿热下注，经络阻塞"等辨证理论，拟：健脾化湿，活血通络。

薏苡仁 30g	扁豆 10g	炒白术 10g	当归 10g
生地黄 10g	秦艽 30g	川牛膝 10g	蚕沙 15g
白茅根 30g	天花粉 15g	板蓝根 15g	炒谷芽 30g
炒麦芽 30g			

5 剂

1983 年 7 月 29 日复诊：疼痛比原来减轻，自觉好多了，红斑也减退不少；疼痛局限于足趾头，晚上能入睡，但也疼醒几次，能走些路；饮食增进，大便 2 日一次，小便能解得出，而且不费劲。舌苔黄腻，舌质淡红，脉细数。守方 14 剂，带药回家，并建议在当地原方再服 20 剂。1983 年 9 月 7 日来信说病情已愈，已正常上班。

【按】我在跟随张志礼老师临床学习中，发现张老师的健脾不完全是补脾，而是适当理脾、醒脾、运脾以补脾；基本是要化湿、化浊、化滞；他学习赵炳南凉血五根汤也不是五药全部搬套，而是解毒通络。当时我看这个患者也没有把握，看到患者十分痛苦，家人十分艰难无助，于是应用张志礼老师学术思想和治疗大法给患者治疗，真的收获奇特疗效。

四、对中医皮肤科发展的影响

1. 创建了全国领先的中医皮肤科

张志礼老师及其团队创造了全国一流的中医皮肤科门诊和病房。担负全国各地来科进修学习的教学任务以及本科生、硕士生的教学任务，开展对名老中医赵炳南学术思想的理论总结，发表学术论文，出版学术著作，对湿疹、荨麻疹、系统性红斑狼疮、皮肌炎、硬皮病、天疱疮、白塞综合征、银屑病设计了科研观察表格及科研病例，创建和设置了中医皮肤科的实验室和检验室。这在当时实际上就是一个完善的"医疗、教学、科研"三结合、优势病种多、中医技能丰富、外治法及外用药特色显著、全国领先的中医皮肤科。为全国各地培养了大批的知名中医皮肤科人才。

2. 帮助扶持江西皮肤科的发展

1984 年 10 月组织上任命我担任江西中医学院附属医院大外科主任，并组建中医皮肤科，本院在这之前虽然也有人看皮肤病，但没有皮肤科建制。1985 年 1 月 2 日我领导创建皮肤科，并向张志礼老师汇报，得到了张老师的很多建议，高起点从疑难危重病开始建科。仿北京中医医院皮肤科把治疗红斑狼疮、天疱疮、皮肤炎、硬皮病、亚败病、银屑病、药物性皮炎、湿疹、荨麻疹等作为重点，一开科就收住这样的患者不仅保证了收治、收住率，而且促进了皮肤科、外科人才队伍的全面发展和快速成长。学科的发展需要知识和学术支撑，1987 年 12 月邀请张志礼老师来江西中医学院附属医院指导工作。同时举办了为期 5 天的江西省中医皮肤科理论和临床提高讲习班，由张志礼教授主讲，通过张老师的讲课和答疑，有力促进了我院和我省中医皮肤科的发展，充实和提高了我们的理论和技能。

第二部分

中医外科、皮肤科研究与思考

皮肤科发展史研究

中医皮肤病学是中医学的重要组成部分，是一门内容丰富、专科特色显著的临床科学，在几千年的社会发展史中，这门科学为人类的健康做出了重要的贡献。中医皮肤病学是中医外科学的重要分支学科，它的发展历史与中医外科学的发展历史息息相关。

通过探讨中医皮肤病学的学术发展源流，研究历史上中医皮肤病学的重大发明创造及理论和实践的重大成果，可以启迪和开发我们在新的历史条件下对本学科实践探索和科学研究的方法与思路。

没有继承、接受，便没有创造，科学技术进步的根本动力是创造。我们研究中医皮肤病学的发展史，正是为了全面、准确地继承和接受先哲前贤给我们留下的宝贵遗产，并且在理论研究和临床实践中不断地开拓我们的创造思维。中医皮肤病学要得到真正发展并走向世界，就必须在充分继承的基础上，不断地利用现代科学技术的发展成就，完成自身的现代化建设，以适应快节奏、高标准的现代生活的需要。因此，继承和发展对于研究现代中医皮肤病学无疑都是重要的。

一、古代中医皮肤病实践认识及发明创造

在公元前 14 世纪殷墟出土的甲骨文中，就有"疥"和"疕"的记载。《山海经》中有"痈""疥"病名，并记载用砭针治疗之。春秋战国时期的中医最早文献《五十二病方》记载了多种皮肤病病名和治法，病名有"白处"和"白瘕"（色素减退性皮肤病）、"瘙""疡""疥""面皰赤""疣"等，治法包括砭法、灸法、熨法、熏法、角法、洗浴法、敷贴法等。《素问》记载的皮肤病有几十种，如"痱""痹""疥""苛痒""皮痹"（大致相当于硬皮病）"胝胎""疣""痤""疠风"（麻风）"毛拔"（斑秃）"齇""口疮"等。并叙述了皮肤疮疡疾病的病因病机，如"营气不从，逆于肉理，乃生痈肿""汗出见湿，乃生痤痱"等。还介绍了针砭、按摩、猪膏等外治法。汉代张仲景的《伤寒论》和《金匮要略》论述了"浸淫疮""狐惑病""瘾疹"等疑难皮肤病，主张应用黄连粉外治浸淫疮。有关狐惑病"状如伤寒、默默欲眠""蚀于喉为惑，蚀于阴为狐""目赤如鸠眼"等描述与西医学白塞综合征的口－眼－生殖器三联征非常接近，此记载要早于西医学 1000 多年。

晋代皇甫谧《针灸甲乙经》记载了应用针灸治疗皮肤病，如"疥癣，阳溪主之""面肿目眩，刺陷谷出血，立已"等。葛洪《肘后备急方》记有用酢磨乌贼骨

敷治疠疡风；鳗鱼脂治白驳；藜芦、猪油外搽白秃；蟾酥烧灰，猪油和之外搽治癣疮；汉椒汤洗治漆疮；等等。更为突出的是，该书记载发现了疥虫，比西医学早1000多年，并应用硫黄麻油制剂外搽治疗。硫黄治疥这一先进而科学的方法，至今仍在临床上沿用。龚庆宣《刘涓子鬼遗方》是我国现存最早的一部外科、皮肤科专著，记载了大量的治疗皮肤病的临床经验及处方，并且首创性地记录了应用汞剂（水银膏）治疗皮肤病。

隋代巢元方《诸病源候论》对皮肤病的病因病机分析已达到了一定的科学水平，认为风、湿、热、虫、毒、血虚、血瘀、肝肾不足等是皮肤病的主要发病因素。其论述漆疮"漆有毒，人有禀性畏漆，但见漆便中其毒……若火烧漆，其毒气则厉，著人急重。亦有性自耐者，终日烧煮，竟不为害"，即对变态反应性皮肤病已认识到不仅有过敏原的存在，而且还有体质因素，并且接触过敏原是否发病取决于体质因素。本书对皮肤病的分类比较细致，并对后世的学术发展产生了巨大的影响。其病名有"疣目""鼠乳""甑带疮""甜疮""丹毒""恶风""癞病""瘑隐疹""月蚀疮""漆疮""摄领疮""瘸疮""秃疮""雁疮""雀斑""痣""胼胝""毛发病"等数十门之多。

唐代孙思邈《备急千金要方》《千金翼方》记载了治疗600多名麻风患者的医疗经验。如"恶疾大风有多种不同，初得遍体无异，而眉须已落""有诸处不异好人，而四肢腹背有顽处，重者手足十指已有堕落"。他主张应用丹砂、矾石、水银等矿物药来治疗皮肤病，并多获良效。

宋代《太平圣惠方》提出判断外科、皮肤科疾病预后的"五善七恶"学说，此学说以脏腑辨证为主导，把外科、皮肤科疾病病情发展进程中有无严重的脏腑病变作为判断疾病预后的善恶标准。东轩居士《卫济宝书》专论痈疽，对感染性皮肤病的治疗具有指导作用。

元代齐德之《外科精义》论"阴疮"有三种：湿阴疮、妒精疮、阴蚀疮（又名下疳疮）。"盖湿疮者，由肾经虚弱，风湿相搏，邪气乘之，搔痒成疮，浸淫汗出，状如疥疮者是也。"此言"湿阴疮"（会阴部湿疹）既可因精气亏损又可因外邪感染而发病。"妒精者，由壮年精气盈满，久旷房室，阴上生疮，赤肿作害，烦闷痒痛者是也""阴蚀疮者，由肾脏虚邪，热结下焦，经络痞涩，气血不行，或房劳洗浴不洁，以致生疮，隐忍不医，焮肿尤甚……或小便如淋，阴丸肿痛是也。或经十数日，溃烂血脓，肌肉侵蚀，或血出不止，以成下疳"。这些论述与现代淋病、梅毒基本相同，说明当时对性病已有较明确的认识。

二、古代中医皮肤病学术流派

1. 正宗派学术思想

明代陈实功《外科正宗》共论述疾病141种，其中外科病52种、皮肤病52种、性病5种。在本书的卷首论病因时，就提出了"百病由火而生"，强调了外科、皮肤科疾病火邪致病的重要性。在治疗上陈氏既注重应用寒凉清热之剂，又提出"四脏之火，皆赖一脏之水以济之"的学术观点，强调应用滋肾养阴法治疗火邪致病。陈氏重视情志致病的研究，他认为"七情六欲者，盗人元气之贼也"，提示医生和患者都要谨慎地对待这个问题。

陈氏十分重视脾胃理论在外科、皮肤科的运用。他认为"盖疮全赖脾土，调理必要端详"。强调治疗外科、皮肤科疾病"先必固脾胃"。这是因为：①脾土生肺金，肺脾同主肌肉与皮毛，主则不病，失主则易发生各种疾病。②脾胃为气血生化之源，气血盛衰对于皮肤、外科疾病的发生、发展、变化、预后具有十分重要的意义。③陈氏考虑到临床医生应用苦寒清热泻火解毒药治疗火毒证，但苦寒易伤败脾胃，故告戒后世在应用苦寒清热药时应中病即止，以免败伤脾胃。

陈氏重视脏腑辨证，强调脾胃学说，主张不仅可苦寒清火，而且还可养阴清火，形成了皮肤外科的一大学术体系，后世清代祁坤《外科大成》、吴谦《医宗金鉴·外科心法》等崇尚陈氏学说，形成了正宗派学说。

2. 全生派学术思想

清代王洪绪《外科全生集》以阴阳辨证为纲，善于辨治阴证疾病，他说："世人但知一概清火以解毒，殊不知毒即是寒，解寒而毒自化，清火而毒愈凝。"其运用阳和汤、小金丹治疗硬皮病、雷诺病等，疗效显著。许克昌《外科证治全书》推崇这一学术观点，形成了全生派学说。

3. 心得派学术思想

随着温病学新的理论体系的诞生，温病学说也向外科渗透。温病的特点：症状方面，热象较盛；病理方面，容易化燥伤阴。而皮肤病性病科的口疮、口疳、胎火、胎毒、小儿赤游丹、杨梅结毒、下疳、痘毒、血风疮、天疱疮等，都有发热等温热病症状，与温病有着明显的共同特点，这为高锦庭《疡科心得集》外科、皮肤科温病学说的诞生奠定了理论基础。这一学术理论（后世称为心得派学说）具有如下特点。

（1）以人体上、中、下三部为辨证之纲　高锦庭将吴鞠通的《温病条辨》以三焦为纲、以病为目的辨证纲领移植到外科、皮肤科中来。他认为"盖以疡科之证，在上部者，俱属风温风热，风性上行故也；在下部者，俱属湿火、湿热，水性下趋故也；在中部者，多属气郁、火郁，以气火之俱发于中也。"以人体上、中、下三个部位为辨证之纲，结合各个具体不同的疾病，把辨病作为目，则便于治疗疾病的规范化，使治疗的目的性与有系性结合起来，能更科学地应用中医同病异治或异病同治的理论。

（2）全面而系统地论述了邪毒内陷、内攻五脏的新观点 高锦庭根据温热病的基本特点，结合人体体质分析了邪毒内陷的规律，指出由于邪毒盛，加之"正气内亏，不能使毒外泄，而显陷里之象；此由平日肾水亏损，阴精消涸，阴火炽盛而成"。他论述了火陷、干陷、虚陷的机制及症状。在热毒内陷的病位上，高氏还作了定位性分析，阐明了火毒入心、肝、脾、肺、肾、六腑的特点。

（3）仿温病卫气营血证来治疗外科、皮肤科热证 高氏在理论和实践上都善于应用气营血分方药，热毒在气分证用黄连解毒汤清泄气分实热，热毒在营分证应用犀角地黄汤治疗，热毒内陷、热闭心包等证还应用了"三宝"。

明清时代的外科、皮肤科除了有上述三大学派之外，还有很多经验总结及重要创造。例如，朱橚等编修的《普济方》创造性地应用狼毒外治干癣（银屑病）；陈司成《霉疮秘录》专论梅毒，并指出该病由性交传染，可以遗传，治疗先天性梅毒除用水银熏剂、搽剂外，还用丹砂、雄黄等含砷药，成为世界上最早使用砷剂治疗梅毒的记载；沈之问《解围元薮》是我国论述麻风的最早专著；薛己的《疠疡机要》把麻风分为本症、变症、兼症、类症四类论述；祁坤《外科大成》记载100多种皮肤病；顾世澄《疡医大全》是中医皮肤外科内容最为丰富的专著，记载皮肤病150多种，博采群言，收集诸家，临床实用。

三、中医皮肤病学的发展展望

1.建立中医皮肤病毒理学

由于毒邪在皮肤病发病过程中具有相当重要的研究意义，建立中医皮肤病性病毒理学就尤为重要。中医皮肤病性病毒理学是一门研究各种邪毒性质、致病特点和致病病理规律，以及人体正气与邪毒的相互斗争关系的学科。包括研究邪毒对机体的伤害及机体本身解毒排毒的功能、毒素及具有不良反应的药物对疑难皮肤病性病的治疗作用等。

2.完善常见病的防治体系

21世纪的皮肤病将仍以常见病和多发病为主体，现有防治体系仍应增强其立体性和多维性，这也是本书要重点讨论的实际问题。研究利用内治、外治、针灸、理疗等方法全方位地有效地治疗皮肤病，今后还要开发食疗、气功等非药物疗法治疗皮肤病。研究多种给药途径，开拓皮肤雾化给药、呼吸道雾化给药、经穴给药的方法和技能。与此同时加快中药的剂型改革，变革传统煎药方式，极大地发挥药物的效能。

3. 调补法与抗毒法并用治疗自身免疫性疾病

自身免疫性疾病是一类由于免疫调节功能异常，体内产生大量自身抗体或自身反应性免疫细胞，攻击自身组织结构，造成炎性损害而导致的疾病。近年来有关中医药免疫学资料表明，人参、女贞子、黄芪等有免疫增强作用，雷公藤、天花粉等有免疫抑制作用。附子的温阳温肾复方制剂，显示具有增强细胞免疫、抑制体液免疫的作用。中药雷公藤具有抗炎、免疫抑制和抗肿瘤的作用。雷公藤制剂对 PHA（植物血凝素）或 PWM（商陆有丝分裂原）丝裂原诱导的正常人及天疱疮患者 T、B 淋巴细胞转化率均有明显抑制作用。

调补抗毒法治疗自身免疫性疾病虽然已经取得一些成果，但是这仅仅是一个开始，大量的理论研究与临床实践的课题尚待开发。特别是抗毒药物，本身的不良反应如何克服，如何使之疗效更突出更安全。如巴豆历代公认有大毒，现代用之抗癌及抑制自身免疫，《本草纲目》言其"峻用则有戡乱劫病之功，微用亦有抚缓调中之妙"，关键在如何应用。采用腊匮、脱脂、蒸吸等工艺炮制，其治疗作用及安全性能就非常可靠。

4. 应用中医药调节肾上腺糖皮质激素

过去认为糖皮质激素相当于肾的精气、卫气的功能，并且是通过补益扶正来实现这一功能。现代研究表明：调补药不是直接作用于肾上腺，而是通过垂体或垂体以上部位，引起 ACTH（促肾上腺皮质激素）的释放增加，从而刺激肾上腺皮质功能。例如对右归饮的研究发现，右归饮能有效控制模型动物皮质酮对下丘脑儿茶酚胺类和 5- 羟色胺类神经递质的合成与代谢的兴奋性，有效地提高模型动物皮质酮、ACTH 的含量，增强模型动物淋巴细胞对 ConA（伴刀豆球蛋白）的刺激反应和 NKCC-IL-2-IFN 免疫网络的功能，明显增加模型动物下丘脑促皮质素释放因子（CRF）mRNA 的含量，并提高其活性。从而提出右归饮温补肾阳的作用表现为对 NEI 网络（神经 - 内分泌 - 免疫网络）具有整体调节作用，对下丘脑 CRFmRNA 基因具有调整作用，右归饮温补肾阳的主要作用环节定位在下丘脑。

系统性红斑狼疮、天疱疮、皮肌炎等疑难皮肤病患者，多病程迁延日久，有的长期应用大剂量激素导致其肾上腺皮质有不同程度萎缩。"久病入深，营卫之行涩，经络时疏，故不通"。活血化瘀法既可消除瘀血的致病因素，又可改善有关病理变化并使之恢复正常。调节肾上腺皮质激素的分泌功能，必须把调补法与活血化瘀通络法有机结合起来。

外科疾病病因观

各种致病原因不同，引起外科疾病及其症状也不相同。外科疾病虽然大多数发生于人体的体表，但也是由于各种致病因素作用于机体，破坏了人体正常的生理平衡状态而发生各种各样的外科疾病。为了说明外科致病因素的性质和特点，前人对外科病因作过很多的分析和归类，为我们正确认识外科疾病提供了许多宝贵的文献。《素问·阴阳别论》指出："三阳为病，发寒热，下为痈肿。"《素问·脉要精微论》说："诸痈肿筋挛骨痛，此皆安生？岐伯曰：此寒气之肿，八风之变也。"这里扼要指出外科疾病是由于外邪从皮毛侵入，逆于肉理所致。《灵枢·玉版》："病之生时，有喜怒不测，饮食不节，阴气不足，阳气有余，营气不行，乃发为痈疽。"指出了外科疾病可以因为情志失常、饮食不节而引起。《灵枢·脉度》："六腑不和则留为痈。"说明脏腑功能失调可以引起外科疾病。《内经》以后，历代名医对外科病因的认识都有一定的发展。明代申斗垣所著《外科启玄·明疮疡标本论》对外科致病因素的认识则更为完善。他说："外科者外之一字，言疮虽生于肌肤之外，而其根本原集予脏腑之内。"这里强调了内因是致病的先决要素。他还说："天地六淫之气，乃风寒暑湿燥火，人感受之则营气不从，逆于肉理，变生痈疽疔疖""人有七情，喜怒忧思惊恐悲，有一伤之，脏腑不和，营气不从，逆于肉理，则为痈肿""或膏粱之人，受用太过；或素禀偏性；或劳逸太过，致令津液稠黏，痰涎壅塞，隧道不通"等皆可引起外科疾病的发生。

不同致病因素引起外科疾病时，症状有差异，治疗原则也就不相同。因此，深入研究病因，对于分析病理变化、指导辨证施治有极其重要的意义。综合历代文献论述的外科病因，大致有外感六淫邪毒、感受特殊邪毒、外来伤害、情志内伤、饮食不节、房室损伤 6 个方面。兹分述于下。

一、外感六淫邪毒

六淫邪毒能直接或间接地侵害人体发生外科疾病。六淫因素只有在人体抵抗力低下时才能成为发病条件，但有时六淫毒力特强，超过了人体正常抵抗能力，也能发生各种外科疾病。六淫发病大多有季节性。此外，在同一季节感受同一种外邪，由于侵入部位不同，可以发生不同的疾病，如侵入肌表为疖痈，侵入咽喉部为锁喉痈。感受不同的外邪也可以发生不同的疾病。在疾病的过程中，由于风、寒、暑、湿、燥邪毒均能化热化火，所以外科疾病的发生，尤以"热毒""火毒"

最为常见。

张山雷《疡科纲要》说："风、火、暑、湿、燥、寒，天之气也，人在气交之中，强者弗能为害，弱者即留而为病，此五运六气之交乘，宜乎外感之病为独多。治内科学者，无不知时病为一大纲，而外疡亦何莫不然。诚以气化之偏，时邪之胜，其袭入经络脏腑者则为内病，而袭于肌腠筋肉者即发外疡。殊途同归，理无二致。而谓治外疡者，可不与时推移，先其所因，而伏其所主耶？"这里指出了六淫邪毒只有在人体抵抗力低下时，才可能成为外科疾病的致病因素，并指出内科学者把六淫致病列为时病大纲，从而找到了它的致病规律。而六淫引起外科疾病也和内科六淫致病一样有着它的规律性，我们应该掌握好这一规律，并把它运用于防治外科疾病的临床。

张山雷接着说："头面疮疡，发颐时毒，腮颧颔颊诸痈，牙槽、骨槽诸肿，皆风淫所盛也。诸疔暴肿，阳发大痈，咽喉口舌诸疳，胬肉翻花诸候，皆火淫所盛也。而长夏郁蒸、秋阳酷烈、暑湿热三气之中，疡患尤多，则热淫所盛。流金铄石之时，血肉之躯，蕴毒成痈，酿脓作腐，尤其易易。况乎地气溽润，天气炎熇，湿热互蒸，疮痏满目……惟燥令既行，气候凝肃，疡患独少，而津枯液耗者，每有肌肤皲揭、血燥风生之患，则又皮肤病之因于燥淫者也。若夫寒淫所盛，气滞血凝，则又有附着骨节之大疽，及寒袭经络之脑背疽。"这里扼要地指出了六淫引起外科疾病的季节特点、部位特点及其临床症状特点；提示了因六淫引起的外科疾病的辨证施治，应该结合辨时令和辨部位。然而六淫致病不是孤立的，而是相互联系、相互转化的。兹将六淫引起外科疾病的特点分述于下：

1. 风

风为春季的主气，但一年四季均可发生。风为百病之长，因风性上行，故在头面、颈部为患多见。风邪往往又和其他病因结合在一起而发病（图1）。

（1）风温、风热、风火　温、热、火三者，只是程度不同，温者热之轻，火者热之甚。风温、风热、风火引起的外科疾病，多发在耳旁、颊下、腮侧，属阳证，春季多见，症状多为局部暄肿、红、热、痛，如面部丹毒、痄腮、颈痈等。

（2）风湿　风湿之邪引起的外科疾病多见于皮肤病。风湿浸淫皮肤，初起丘疹或水疱，破则流水、糜烂，并痒痛相兼。

（3）风痰　风痰互结所致的外科疾病多发于腮部、颔下、颈项两旁，初起大如枣核，渐大如桃核，皮色不变，如瘰疬等。

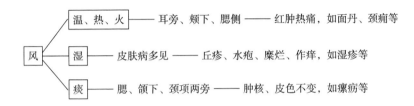

图 1　风邪发病示意图

2. 寒

寒性凝滞，经络气血受阻，可引起气血运行障碍。寒邪蕴久也可以化热，或与湿邪相结引起外科疾病（图 2）。

（1）寒邪客于肌腠　寒邪客于肌腠，致使营卫阻塞、气血运行不畅，可出现皮肤暗红肿胀；若兼有湿邪，还可出现水疱。如冻疮，此病发于冬季。

（2）寒邪侵于经脉　肢端为诸阳之末，若人体阳气虚弱，则寒邪易于侵及，致使气血凝滞、阳气闭阻，可见指（趾）端冰凉、皮肤苍白或青紫，同时伴有疼痛。如脱疽初起等。

（3）寒邪侵及胃肠　多因脾阳不振或肾阳不足、感受外寒或过食生冷引起，致使肠胃气滞、升降失调、瘀滞不通，临床可见腹痛、腹泻、呕吐等症状。如肠痈等。

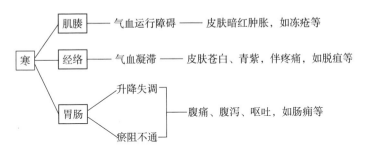

图 2　寒邪发病示意图

3. 暑

暑邪有明显的季节性，独见于夏令。暑为阳邪，常常夹湿（图 3）。

（1）暑热　暑热壅遏肌肤，轻则长痱子，重则生疖肿，多发于头、面、颈上、臀、腿等处。

（2）暑湿　暑湿引起的外科疾病，除了暑证以外，还有胸闷、恶呕、困倦、食欲不振、大便溏、小便黄等症。暑湿郁于肌肤可使皮肤生疮疖；暑湿毒邪扩入营血，流注全身各处，可成为暑湿流注。

（3）暑湿热相兼　暑湿热邪相兼致病，多发于夏秋之交，多发于小儿头面；

先起红栗，后成黄疱或脓疱。如黄水疮、脓疱疮等。

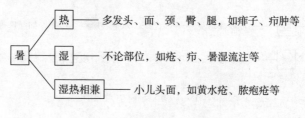

图 3　暑邪发病示意图

4. 湿

外科疾病由湿邪引起者也不少见。湿易与风、寒、热、痰等邪相结合，成为风湿、寒湿、湿热、湿痰等证。若偏于热者，灼痛壅胀；偏于湿重者，可发痒流水（图 4）。

（1）湿热客于肌肤　临床见症主要是皮肤起水疱，有渗出及瘙痒，水疱破溃后则糜烂结痂；湿热蕴久生毒，可见皮肤红晕、水疱变脓疱，或直接起脓疱伴灼热痒痛，破后糜烂结脓痂。如急性湿疹继发感染、脓疱疮等。

（2）湿热下注　湿性趋下，湿热下注，则见肢体沉重、肿胀光亮发红，或坏死流津、溃烂不收口，如下肢丹毒、下肢慢性溃疡继发感染等；或见下肢肿胀，局部灼热疼痛、皮肤起疱、溃烂、坏死，走路时胀痛或间歇性跛行，如委中痛、脱疽合并感染等。若湿热下注膀胱，则见有尿频、尿急、尿痛、尿浊或血尿等，如急性膀胱炎、急性前列腺炎等。

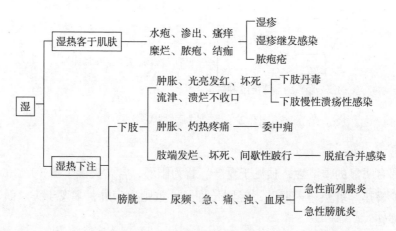

图 4　湿邪发病示意图

5. 燥

燥邪为敛肃之气，其性干涩，故致病最易耗伤人体津液，使皮肤失去津液濡养，而皮肤干枯皲裂、毛发不荣、发痒、起鳞屑等，如牛皮癣、白屑风等。

6. 火

《医宗金鉴》说："痈疽原是火毒生。"说明火毒是外科的主要致病因素。火乃热之极，热乃火之微，火与热虽然程度上不同，但均属于阳热之邪，两者蕴久，皆可生毒，热毒势缓，火毒势猛（图5）。

（1）火毒蕴于肌肤　可见局部焮红、肿胀、灼热、疼痛。火热毒邪蕴久，热甚肉腐，肉腐成脓，则可见溃腐流脓的症状。此外可伴有发热、恶寒、头痛、全身不适，舌红、苔黄、脉滑数等热病症状。

（2）火毒内攻脏腑　若火毒炽盛或机体正气亏损，火热毒邪可以内攻或内陷脏腑。临床上除了有发热恶寒以外，还可以出现如下脏腑的损伤性病变：

①若火毒攻心，可出现烦躁不安、神昏谵语；②火毒灼肺，可出现气粗喘息或咳吐脓血；③火毒伤肝胆，则胁痛黄疸，甚则痉挛抽风；④火毒伤于脾胃，则烦渴、嗳气、腹胀、纳呆；⑤火毒伤肾，则可出现腰痛、尿赤、血尿、尿闭等临床表现。

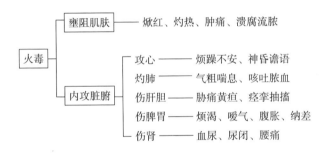

图 5　火毒发病示意图

二、感受特殊邪毒

在外感疾病中，一些不能用六淫所致来解释的发病症状较为特殊的疾病原因，统称为特殊邪毒。由毒而致病的特点，包括发病急骤，有的有传染性，患部皮肤焮红、灼热，疼痛剧烈或麻木不仁，有的很快侵及全身，常伴有发热、口渴、便秘、溲赤等全身症状。

特殊邪毒包括虫毒、蛇毒、疯犬毒、漆毒、药毒、食物毒及疫疠之毒等。

（1）虫兽毒　如由虫蜇刺咬伤后引起的虫咬皮炎、毒蛇咬伤、疯犬咬伤等。

（2）药毒与食毒　若人体禀赋不耐，吃了某些药物或食物，可以引起一些过敏性皮肤病。

（3）漆毒　某些人由于禀性不耐，接触漆后，可以发生漆疮。此外，与漆毒致病原理相同的，有些人接触某种物质，可以发生接触性皮炎。

（4）疫疠之毒　疫疠是一类具有强烈传染性的致病邪气。在中医文献记载中，又有"温疫""疠气"之称。疫疠致病具有发病急骤、病情重笃、传染性强的特点。在疫疠之毒引起的外科疾病中，又可分为"温疫之毒"及"疠风之毒"两类。

①温疫之毒：由温疫之毒引起的外科疾病，有感染疫死之牲畜的疫毒而引起的疫疗，有因时行温疫引起的痄腮、大头瘟等。

②疠风之毒：因体虚感受暴疠风毒或接触传染、内侵血脉而引起麻风病。

三、外来伤害

因跌打损伤、沸水、火焰、强酸、强碱烧伤及寒冷冻伤等，均可直接伤害人体，引起损伤部位气血凝滞、凝滞化热、热盛肉腐，严重的也可以产生全身症状。同时，亦可因外伤再感受毒邪发生手足部疗疮、腋痈、颈痈及破伤风等。或因损伤后，以致筋脉瘀阻、气血运行失常，发生静脉炎、脱疽等疾病。

四、情志内伤

情志是人体的内在精神活动，是外界客观事物作用于人体的具体反应。人的情志活动与内脏有着密切的关系，因为情志活动必须以五脏精气作为物质基础。如果长期的精神刺激或突然受到剧烈的精神创伤，超过了人体生理活动所能调节的范围，可使体内气血、经络、脏腑的功能失调而产生外科疾病。

1.情志失调与赘生性外科疾病的关系

郁怒伤肝，导致肝失疏泄、气机郁滞、肝气郁结，郁久则生火；又如忧思伤脾，致使脾失健运，久则痰湿内生；且肝脾二脏在病理上又可相互影响，以致气郁、火郁、湿痰阻于经络，并与气血瘀滞在一起，结聚成块，形成瘰疬、瘿瘤、乳癖、岩肿等赘生性疾病。正如朱丹溪所说："忧怒郁闷，朝夕积累，脾气消沮，肝气横逆，遂成隐核。"

2.情志失调与化脓性外科疾病的关系

化脓性外科疾病，多由气血凝滞、凝滞化热、腐肉成脓而来。肝主疏泄，具有疏散宣泄的功能，对人体气机的调畅起重要的作用。如肝气不舒，则对于局部气血凝滞具有加重病情发展的作用。事实上，在许多外科方剂中，都有一定比例的疏肝行气的药物就是这个道理。

又如产妇过度精神紧张，而肝气不舒、胃热蕴滞、肝胃不和，致使乳汁积滞、经络阻塞、气血凝滞，导致乳痈的发生。

由于情志为肝所主，所以情志内伤引起的外科疾病，其患部大多在肝胆之经

循行的部位，如乳房、胸胁、颈之两侧等区域。(见图 6)

情志内伤不仅可以发生外科疾病，而且在外科疾病的发展过程中，患者如有激烈的情绪波动，往往使病情加重或恶化，这一点在临床上应该引起我们足够的重视。

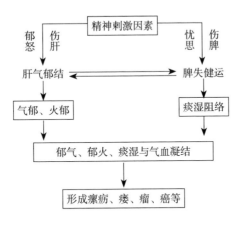

图 6　情志发病示意图

五、饮食不节

饮食是摄取营养维持生命活动的必要条件，但饮食失宜又是导致外科疾病的重要原因之一。

脾主运化水谷精微，胃主受纳腐熟水谷。饮食之伤，首先是影响脾胃的功能。《素问·生气通天论》说："膏粱之变，足生大丁，受如持虚。"说明恣食膏粱厚味、醇酒炙煿或辛辣刺激之品，可使脾胃功能失调，则湿热火毒内生，同时感受外邪就容易发生痈、有头疽、疔和疖等外科疾病。而且由饮食不节、湿热火毒内生所致的化脓性外科疾病较之单由外邪引起的更为严重。所以说"从外感受者轻、脏腑蕴毒从内而发者重也"。

又如饮食不节，胃肠运化失职，则糟粕积滞、湿热内生、气血不和，以致湿热瘀血壅结肠道，而发生肠痈。内痔的发生亦与饮食不节有关，《素问·生气通天论》说："因而饱食，筋脉横解，肠澼为痔。"临床上许多皮肤病的发生，都与饮食不节有一定的关系。由饮食不节引起的外科疾病，常伴大便秘结、脘腹饱胀、胃纳不佳、舌苔黄腻等全身症状。

饮食不节不仅可引起外科疾病，同样在外科疾病发生之后，如果不节制饮食，同样也会加重疾病的发展和恶化。许克昌在《外科证治全书·饮食宜忌论》中说："饵之宜忌，涉乎病之轻重。饵者饮食之类也，凡患者恣啖无忌，以致证候因循反复、变态无常。"故临床上应针对不同疾病特点，提出适当的饮食禁忌，对治疗外科疾病很有益处。

六、房室损伤

房劳过度及劳累消耗过多，导致肾精耗伤、肾气亏损、冲任失调；或小儿先天不足、肾精不充，这些原因均能导致身体衰弱，易为外邪所侵而发生外科疾病。

如肾主骨，肾气内伤，则骨髓空虚，风寒痰浊之邪乘虚侵袭而发生流痰；肾阴不足，虚火上炎，灼津为痰，痰火凝结而生瘰疬；肝肾不足，寒邪外受，凝聚经络，痹阻不通，气血运行不畅而成脱疽。又如肝肾亏损，冲任失调，而营血不足，血虚化燥生风，肌肤失养而形成的瘾疹，其发病常在月经前2~3日开始，随着月经的结束皮疹消失，但在下次临经前又反复发作。上述种种说明了外科疾病与房室损伤、肝肾不足有很大的关系。

由房室损伤引起的外科疾病可称为"虚损性外科疾病"，其临床特点大多为慢性、迁延性，常伴有腰痛、遗精、神疲乏力、眩晕、畏寒、月经不调、经闭等全身症状。

上述各种致病因素，可以单独致病，但往往是几种因素同时致病，而且内伤与外感常常结合在一起。所以华佗说："夫痈疽疮肿之作者，皆五脏六腑蓄毒不流……非独因荣卫壅塞而发者也。"在临床上对待每一种外科疾病，我们在分析它们的病因时，不要拘泥于某一方面，尤其要注重把外因和内因结合起来分析。

上文已述，各种引起外科疾病的原因，都有着自己的特点，不同特点的各种病因侵犯人体，在发病部位上有所不同。高锦庭在《疡科心得集》中总结了病因与病位的辨证分析规律：外科的致病因素与其发病部位有一定的联系，凡发于人体上部（头面、颈项、上肢）的，多因风温、风热所引起，因为风性上行；凡发于人体中部（胸、腹、腰背）的，多因气郁、火郁所引起，因为气火多发于中；凡发于人体下部（臀、腿、胫、足）的，多因寒湿、湿热所引起，因为湿性趋下。这一规律对临床辨证施治有一定的指导意义，但是还必须全面地分析病情、辨别病因，不能单纯地以此规律为依据，才能够正确地认识疾病的本质。

外科疾病发病机制

外科疾病的发生、发展与变化的机制，与气血、脏腑、经络的关系极为密切。许克昌《外科证治全书·痈疽证治统论》说："人之一身，气血而已，非气不生，非血不行。气血者，阴阳之属也，阴阳调和，百骸畅适。苟六淫外伤、七情内贼、饮食不节、起居不慎，以致脏腑乖变、经络滞隔、气血凝结，随其阴阳之所属，而攻发于肌肤筋脉之间，此痈疽之所以发也。"说明病邪作用于人体，引起正邪斗争，破坏了人体的阴阳平衡，使脏腑功能失常、经络阻塞、气血凝滞，产生一系列复杂的病理变化，而发生外科疾病。这些病理变化主要表现在气血凝滞、脏腑功能紊乱和经络阻塞3个方面。这3个方面包括了外科疾病的全身和局部的病理变化环节。深入研究外科病理这3个方面，才能把握住中医外科疾病的发生、发展、变化的一般规律。

一、气血发病学说

《灵枢·本脏》说："人之气血精神者，所以奉生而周于性命者也……卫气者，所以温分肉、充皮肤、肥腠理、司开阖者也……是故血和则经脉流行、营复阴阳、筋骨劲强、关节清利矣；卫气和则分肉解利、皮肤调柔、腠理致密矣。"这里扼要地说明了气血的生理功能。气血充足则皮肤腠理致密，外感六淫之邪则难以从肤腠侵入而引起外科疾病。

1. 外科疾病的发生发展与气血的关系

（1）气血盛衰与外科疾病的发病有一定的关系　陈士铎《外科秘录·疮疡内外论》说："天地之六气无岁不有，人身之七情何时不发，仍有病有不病者何也？盖气血旺而外邪不能感，气血衰而内正不能拒。"这指出了外因是外科疾病发生的条件，但机体内气血盛衰却是外科疾病发生与否的根据。之所以外邪不能感，是因气血旺盛，"正气存内，邪不可干"；而发病者则系气血衰弱，内正不能拒。临床上糖尿病（消渴病）患者容易生疮长疖，就是因为患者气阴亏损，而内正不能拒邪，所以较常人易患外科疾病。

（2）气血凝滞是外科疾病的发病基础　《灵枢·痈疽》说："寒邪客于经络之中则血泣，血泣则不通，不通则卫气归之，不得复反，故痈肿。"人身之气血，相辅而行，循环全身不息，这是气血循环的正常生态。如若各种外科疾病的致病因素侵袭人体、客于经络，则这种生态被破坏。因为经络阻塞，使局部的气血凝滞，瘀滞的气血不能循常道，则阻于肌肤、筋骨而发生外科疾病。由此可见局部的气血凝滞实为痈肿形成的主要病机。凡一切化脓性外科疾病都是这种病理变化的结果，故在临床上治疗外科化脓性疾病的痈肿结聚时，必用和营活血、行气化滞之剂。

（3）气血凝滞在病理过程中的转化　《灵枢·痈疽》说："荣卫稽留于经脉之中，则血泣而不行，不行则卫气从之而不通，壅遏而不得行，故热。大热不止，热盛则肉腐，肉腐则为脓。"这里指出了气血凝滞的发展和变化。疾病的发生和发展是个"动"的过程，因此，病理过程也是在不断地发展和变化。当致病因素造成了局部气血凝滞之后，通过治疗，去除致病因素，使气血运行正常，则外科疾病得以消散、吸收而痊愈。假如局部气血凝滞进一步发展，郁而化热，致使热盛肉腐、血肉腐败，酝酿液化为脓。当脓肿形成后，若治疗得当，及时切开引流，或人体正气不衰，抗病能力尚强，脓肿自行溃破，则毒随脓出而解，进而腐肉脱落，新肉生长，而疮口愈合。

2.外科疾病预后与气血的关系

气血盛衰直接关系着外科疾病的起发、破溃、收口及病程长短等。

气血充盛不仅不易发生外科疾病，就是疾病发生以后，也能依靠正气的冲托和箍束毒邪作用，而易起发、破溃，而且容易生肌长肉，因此预后好、病程短。

反之气血虚弱则预后不良，而且病程较长。一般来说，气虚者难于起发、溃破，血少者难于生肌收口。不仅如此，气血虚弱，无力抗毒托毒，毒不能随脓出而解，还容易发生邪毒内陷，扩入营血、内攻脏腑，引起危重症的发生。故治疗外科疾病无不考虑气血盛衰情况，而常用补益托毒之剂，通过补益气血，达到扶正托毒外出的目的，使疾病早日痊愈。

二、脏腑发病学说

人体是一个完整的统一的有机体，因此，外科疾病虽然绝大多数发于体表的皮、肉、脉、筋、骨之某一局部，但与脏腑有着一定的联系。

1.脏腑的生理病理特点与外科疾病发生的关系

陈实功《外科正宗·卷之一·痈疽门》说："五脏不和则六腑不通，六腑不通则九窍疲癃，九窍疲癃则留结为痈。盖痈疽必出于脏腑乖变，开窍不得宣通而发也。"由此可见外科疾病的发生与脏腑生理功能紊乱有密切关系。

（1）诸痛痒疮，皆属于心　由于心主火，各种原因引起火毒炽盛，可以发生外科疾病。《医宗金鉴》说："痈疽原由火毒生。"因此在临床上用解毒泻火法治疗疮疡，常用黄连、莲心、连翘心、栀子、麦冬、生地黄等清心泻火凉血之品。

（2）诸湿肿满，皆属于脾　由于脾能运化水湿，若运化失调，则水湿泛滥，溢于肌肤可为渗出、糜烂性皮肤病。临床上常用健脾利湿法治疗湿疹等疾病就是这个道理。此外，由湿热下注、邪毒壅积，而发生的下肢丹毒、鹤膝风等致局部肿胀，也常从健脾利湿解毒治疗。

（3）诸寒收引，皆属于肾　由于肾阳是人体阳气的根本，如果肾阳不足，则会出现畏寒、肢冷现象。肾阳虚弱，则易感寒邪，寒邪外迫，阳气不能到达四末，使寒邪凝滞脉络，发生脱疽等疾病。

又如肺卫气虚，则肌表不固，易受风邪侵袭，发生瘾疹；肝主疏泄，若肝气郁结，则乳络疏泄不畅，易发生各种乳房疾病。上述等等，都说明"有诸于内必形诸于外"，外科疾病的发生与脏腑生理功能有密切的关系。

2. 体表外科疾病对脏腑功能的彩响

脏腑的病理变化可以发生外科疾病，而外科疾病的发生对脏腑的生理功能亦有一定的影响。例如有头疽、颜面疔疮、大面积烧伤、疫疔、毒蛇咬伤等病，可因热毒、疫毒、蛇毒的毒邪炽盛，或素体虚弱、正不胜邪，而使毒邪走散、内陷脏腑。如毒邪攻心、蒙闭心包、扰乱神明以致出现神昏谵语；如若毒邪犯肺，则见咳嗽、胸痛、痰血等。又如一些皮肤病虽然患于体表，虽不会出现邪毒内陷，但因精神过于紧张而产生肝气不舒、心神不宁、思虑伤脾、耗气伤阴等一系列脏腑功能紊乱、阴阳气血失调之病变。

3. 脏腑功能状况对外科疾病预后的影响

脏腑的病理变化可以引起外科疾病的发生，外科疾病又可以反过来影响脏腑功能。由此可见外科疾病的发生、发展与脏腑功能状况关系很密切。张仲景《金匮要略》所说"若五脏元真通畅，人即安和"，指出了只要五脏真气充实、营卫通畅，抗病力则强；只有在脏腑真气内虚的情况下，邪毒才乘虚而入，而发生严重的病理变化。古人应用脏腑学说的原理，根据外科疾病发生之后出现或不出现脏腑功能障碍而创立了"五善七恶"的预后辨证。提示了如果出现严重的脏腑功能障碍，则预后不良，甚至造成死亡。

陈实功《外科正宗》提出了"疮全赖脾土"的学术观点，这是因为脾胃吸收之饮食中的水谷精微是气血化生之源，而气血盛衰关系着外科疾病的起发、生肌收口等方面。就是内服药物，也必须经过脾胃的传化吸收而达病所，起到治疗疾病的作用。脾胃功能旺盛不仅气血有源，而且促进药物吸收，这些都直接关系着外科疾病的预后问题，所以说"得土者昌，失土者亡"。我们治疗外科疾病应用苦寒清热解毒药的时候，就应该考虑到脾胃功能问题，注意防止苦寒败胃引起脾胃功能的障碍。

三、经络发病学说

经络内源脏腑，外通体表皮、肉、筋、脉、骨等，具有运行气血、沟通内外、联络人体各个组织器官的作用。外科疾病的发生和传变都与经络有着密切的关系。

1. 经络的外科生理病理

人体体表皮、肉、脉、筋、骨，分别有相应脏腑所主的经络循行和司属。体表经络循行和司属，在中医基础理论里我们已经学过，这里不再赘述。这里主要叙述每条经络的气血多少及其临床意义。

《外科启玄》说："手少阳三焦经，手少阴心经，手太阴肺经，足少阳胆经，足少阴肾经，足太阴脾经，此六经皆多气少血，凡有疮疡，最难收口。如手厥阴心包络经，手太阳小肠经，足太阳膀胱经，足厥阴肝经，此四经皆多血少气，凡有疮疡，宜托里。手阳明大肠经，足阳明胃经，此二经气血俱多。"由于经络的这些特点，在临床上一般来说，发生在多气少血经络部位的疮疡，肿胀轻而疼痛甚，收口困难；发生在多血少气经络部位的疮疡，肿胀甚而疼痛轻，且不易透脓；发生在气血俱多经络部位的疮疡，则肿痛俱甚，易于起发、破溃、生肌收口，预后较好。

2. 经络阻塞是外科的主要发病机制

《医宗金鉴》对经络的外科发病机制作了高度的概括，指出外科疾病虽然是由火毒引起，但必须经过"经络阻隔气血凝"的病理过程。这是因为各种致病因素作用于人体，致使局部营卫不和，病邪蕴滞于经络，引起经络的阻塞不通，随后发生气血瘀滞，进而瘀滞化热、腐肉成脓。由此看来经络阻塞是外科疾病病理的中间环节，临床上当邪毒蕴滞、经络阻塞、红肿结聚之际，必施行气活血之品，目的在于疏通经络，逆转病机，不使化热成脓。

此外，经络也是传导邪毒的通路，体表的毒邪由外传里、内攻脏腑，脏腑内在病变由里出表、外达肌肤，都是通过经络的传导而实现的。

各种内外致病因素，都可以引起气血、脏腑、经络功能的紊乱。各种致病因素壅滞于肌肤，首先引起局部的经络阻塞，随后气血瘀滞，进而瘀滞化热、热盛肉腐成脓，最后脓出腐尽、生肌敛口。如在邪毒壅滞和瘀滞化热期，若正气尚充足，加之正确的治疗，则痈肿有消散之希望；若正气不足，加之失治、误治，邪毒炽盛，就容易发生邪毒内陷。即使是溃后，若气血不足，不仅不易生肌收口，仍然有可能因为正气的耗散而邪毒内陷。总之，局部的经络阻塞、气血凝滞、血肉腐败以及脏腑功能失调等是总的发病机制。因而在辨证施治时，既要重视局部的病变，又要重视整体的情况，考虑患者机体正气强弱、邪正斗争的关系，必须坚守"有诸于内必形诸于外"及"治外必本诸内"的原则。

皮肤病病理机制

病机学是探讨疾病发生、发展和结局的基本规律的学说，着重研究疾病发生之后体内产生反应的过程与规律。中医皮肤病的病机学说涉及面广，各种病机体系虽从不同侧面揭示疾病的病机变化，但又是相互紧密联系的。

一、总病机

中医皮肤病学总的病机主要包括阴阳失调、邪正虚实、表里出入等方面。

（一）阴阳失调

阴阳两方面的对立统一是人体正常生命活动的重要前提。在致病因素作用下，阴阳失衡是发病的最早表现，如果通过自行调节仍无法恢复正常的平衡状态，则进入阴阳失调阶段。阴阳失调是病机的总概括，是疾病发生发展过程中出现虚实、寒热、表里等病机过程的内在根据。表里是阴阳失调在病变层次及轻重上的反映；寒热是阴阳失调在病理属性上的表现；虚实是阴阳失调在病势中正邪盛衰转化与演变的体现。

阴阳平衡的关键，在于阳气致密于外，阴气才能固守于内，只有阴精宁静不耗、阳气固密不散，阴阳双方保持平衡状态，才能使人精神旺盛，维持正常的生命活动。《素问·生气通天论》说："凡阴阳之要，阳密乃固。"强调了阳气在阴阳平衡中的重要作用，说明平衡的关键在于阳气一方。阳气具有气化温养功能和卫外御邪功能。而六淫之邪、情志异常、饮食不节、劳逸失度等均能损伤阳气，并导致阳失卫外、阻遏、郁积、偏亢、虚弱等病理变化。

（二）邪正虚实

《灵枢·百病始生》说："风雨寒热，不得虚，邪不能独伤人。卒然逢疾风暴雨而不病者，盖无虚，故邪不能独伤人。此必因虚邪之风，与其身形，两虚相得，乃客其形。两实相逢，众人肉坚。"说明疾病的发生，正、邪是两个必备的条件，但两者不是处于同等地位，而是有主次之分。一般来说人体的正气强弱是发病与否的先决条件，是疾病过程中矛盾的主要方面。

《素问·通评虚实论》说："邪气盛则实，精气夺则虚。"虚实是用以概括正气与病邪之间斗争消长的病机。一切致病因素，包括外邪六淫及体内病理产物，如痰湿、水肿、瘀血等均属于邪。人体内抗病能力强，邪气很快受抑，则病情轻浅，病程短暂，病变将向愈；反之，如果邪气过盛而正气不足，则病情日益恶化，甚至死亡。如果正邪相争，而双方势均力敌，相持不下，此时则病情迁延不愈，病理状态可长期存在于体内，在一定条件下可向好转或恶化方向转化，其主要原因还在于正气不足以祛邪所致。

（三）表里出入

《素问·皮部论》说："是故百病之始生也，必先于皮毛，邪中之则腠理开，开则入客于经脉；留而不去，传入于经；留而不去，传入于府，禀于肠胃。"说明外感病的病邪是从体表或口鼻入侵，逐步向里发展。

表为外，里为内，表里代表疾病的深浅和病变的轻重趋势。一般来说，表是指病在皮肤、肌腠、经络；里是指病在脏腑。病在经络者再分表里，三阳经属表，三阴经属里；而三阳之中，又分表里，太阳为表，阳明为里，少阳为半表半里。病在脏腑也分表里，腑为表而脏为里。

病之在表里与致病病因之性质有关，如：六淫入侵常先犯表，引起表证；七情所伤、饮食不节、劳倦色欲等则常病起于内，导致里证。病之在表里与病期的早晚相关，如由热邪引起的皮肤病早期病邪在卫属表，病进入里则为气、为营、为血，这种由表及里的过程是病变逐步加重的表现，当病变好转时则可由里出表。

二、具体病机

中医皮肤病学的具体病机包括脏腑功能失调、应变失常、气血运行障碍、湿热邪毒结滞等方面。

（一）脏腑功能失调

脏腑病机学说是探讨疾病发生、发展及变化过程中，脏腑功能产生病理变化及其发生机制的学说。不同脏腑的正常生理功能是不同的，所以在病理过程中各脏腑受累与反应的情况也是不同的。脏腑五大系统的各自生理功能之间，人体的六腑、五体、五官与五脏都有不可分割的联系。皮肤病虽然大多发于肌肤之表，但与脏腑的关系十分密切。

陈实功《外科正宗》说："五脏不和则六腑不通，六腑不通则九窍疲癃，九窍疲癃则留结为痈。盖痈疽必出于脏腑乖变，开窍不得宣通而发也。"由此可见皮肤疮疡疾病的发生与脏腑生理功能紊乱有密切的关系。

1. 诸痛痒疮，皆属于心

由于心主火，"热盛则痛，热微则痒"，痛和痒与火关系密切。引起皮肤病的病因除火热之邪外，风湿寒暑燥都可致病，发病初始并没有火热之象，但蕴久皆可化火。因而清心火、祛邪毒治疗痛痒性皮肤病尤为重要。又因心主血脉，肌肤得血脉的柔养则健康正常，邪毒化火必溶于血脉、淫散于肌肤，发生痛痒及其他自觉和他觉的皮肤损害症状。清心火亦可达到凉血的作用，血和则肌肤健康。另外，心主神志，若思虑过度，势必耗伤心血，以致心火偏亢，出现烦躁、瘙痒、皮肤致敏性增高等病理状态，所以清心亦可宁神，神志安宁则疮疡可愈。

2. 诸湿肿满，皆属于脾

脾主运化水湿，脾运障碍必成湿浊阻滞，湿浊阻滞又会使脾阳受困，故湿邪也就成为脾脏的主要致病因素。脾的运化水湿功能障碍，则发生皮肤渗出、糜烂、滋水、水疱等病理变化。作者在临床上曾遇到一患者患阴囊湿疹多年，此前曾用龙胆泻肝汤加减治疗此类患者可获效，此次不仅无效，反而渗出增多，每日阴囊渗出液达数百毫升。后考虑为脾不统摄，改用健脾益气、分清泌浊法而治愈。皮肤结节、肿物除一些属气血瘀滞所致外，大多为湿痰所致，"无痰不成核"，脾为痰湿之源，故也多从健脾化痰治疗。其他，如：脾不统血可发生紫癜；脾开窍于口，脾胃湿浊还可以发生口周皮炎；脾胃亏损，气血化生乏源，致使肝肾亏损，可发生一些虚损性皮肤病。

3. 诸寒收引，皆属于肾

肾阴肾阳又称真阴真阳，是靠肾精作为物质基础。真阴又称元阴，是人体阴液的根本，通过涵养肝木、上济心火和金水相生等，对各脏腑组织起着滋润、濡养的作用。真阳又称元阳，是人体阳气的根本，对各脏腑组织起着温煦、生化的作用。肾阴肾阳是协调整体阴阳平衡的基础，肾精也可说是整体阴阳平衡的根源。肾阳为一身之阳，肾阳虚衰不能温煦气血形体可见形寒怯冷；肾阳亏虚不能温煦血脉，则导致阴寒凝结，或寒凝经脉，发生雷诺病、血栓闭塞性脉管炎、寒冷性皮肤过敏等疾患。另外肾的精气亏损，可致头发失养、皮毛枯槁、脱发及虚损性皮肤病。

4. 肺气虚，肌肤不固

皮毛是人体的最外层，防御外邪如同屏障作用。皮毛上有汗孔又称玄府、气门或鬼门，有散气、泄汗以调节呼吸和津液代谢的作用。由于皮毛由肺输布的卫气和津液所温养，所以《素问·阴阳应象大论》说"肺主皮毛"。若肺卫气虚，则卫外功能障碍，而易感受邪气，使机体处于高敏状态，发生过敏性皮肤病，如荨麻疹、过敏性皮炎等。

5. 肝失疏泄，气机郁滞

肝失疏泄可直接影响气血津液发生病变。肝失疏泄，情志异常、多愁善感，皮肤非常敏感，稍有刺激便发瘙痒，易发生神经性皮炎及皮肤瘙痒症等。肝失疏泄，影响肝的藏血，可引起月经失调，而且皮肤病的症状与月经关系密切，往往在经期加重及经后减轻。肝疏泄太过及其他一些原因，引起肝血亏损，发生虚损性皮肤病及肢体麻木不仁、爪甲不荣、头发干枯、脱发等。肝疏泄不利，可发生瘀血阻滞，产生结节及疼痛性皮肤病。肝胆疏泄不利，湿热内生，下注则发生小便淋浊或下肢丹毒，外发肝经循行部位可发生带状疱疹等。

（二）应变失常

生命运动的最理想状态是非平衡性适度稳态，为使机体能保持在适度稳态的理想状态，必须不断地对内外环境的各种变化做出"应变"反应。由于机体应变能力不同，即使对同一个环境的变化，其所表现出来的"应变态势"也不尽相同。应变态势是对于疾病过程中机体应变系统所处功能状态的概括，它反映了变应源和机体应变能力两个方面所处的状态以及进一步斗争的趋势，突出了机体应变过程的总体特征。疾病是机体在内外环境变化过程中机体应变失常的结果。

在生命的活动过程中，机体随时接受着内外环境变化的刺激，当这些刺激达到一定阈值以后，机体就对之做出一定的反应。若这种反应超出常态，而出现相适应的皮肤损害症状，则可称为变态反应。主要表现为邪正斗争失常，而对自身皮肤及机体脏器组织产生损害。

人体的应变系统即防御系统，主要是卫气。卫气即卫外之气，它根源于肾，生发于脾，宣发于肺。因此，应变系统包括卫气及肺、脾、肾等脏器的功能。体内阴阳相对平衡，即为机体的"适度稳态"，每当属阴的或属阳的邪气刺激和侵犯机体，则发生阴阳失衡、邪正斗争应变反应，祛邪外出或消灭邪气，以恢复适度稳态现象。若阴阳失衡过度，出现自稳和监视障碍，导致机体应变反应激烈并损害正常皮肤组织，随之可发生各种过敏性皮肤病，即称为应变失常。

（三）气血经络失和

《灵枢·本脏》说："人之气血精神者，所以奉生而周于性命者也……卫气者，所以温分肉、充皮肤、肥腠理、司开阖者也……是故血和则经脉流行、营复阴阳、筋骨劲强、关节清利矣；卫气和则分肉解利、皮肤调柔、腠理致密矣。"这说明气血充足，皮肤腠理致密，外邪则难以侵犯肤腠而引起各种皮肤病。

气血是构成机体的物质基础，是人体生命活动的动力源泉。同时，气血又是脏腑功能的产物。人体的生理现象、病理变化均以气血为物质基础。气在人体内有推动、温煦、防御、固摄、气化等重要作用；血在人体内有营养、滋润脏腑及各种组织器官的作用。气血生成之后，在体内循行无处不到，发挥各种正常生理作用。当各种原因使气血的生成、运行的功能等发生异常时，就会导致气血疾病的产生。如：气血亏损，机体易于过敏；血热则妄行，发生血管扩张及红斑性皮损；血寒则血液凝滞、经络阻塞，产生结节性血管炎或血栓闭塞性脉管炎；血虚则毛发失养，可发生脱发；血燥则肌肤失养，发生红斑、干燥及鳞屑性损害等。

经络内源脏腑，外通体表皮、肉、筋、脉、骨等，具有运行气血、沟通内外、联系人体各个组织器官的作用。皮肤疾病的发生及传变与经络有密切关系。如：肝胆湿热邪毒随肝经外发，发生带状疱疹；皮肤瘙痒症等因为其瘙痒而烦躁不安，消耗阴血，久之可损伤肝肾；脓疱疮之湿热邪毒，内犯脾肾，可破坏水液代谢功能发生肾炎等病变；硬皮病是由于肾阳虚衰，以致卫阳不足，易感染寒邪，收敛凝滞使表皮硬化。

经络运行气血障碍可发生皮肤器质性病变。如《灵枢·经脉》说："经脉者，所以行气血而营阴阳。"王肯堂《证治准绳·外科》说："夫气阳也，血阴也，阳动则阴随，气运则血行，阻塞则阴凝，气弱则血死，血死则肌死，肌死则病未有不死者。"说明经络阻塞不能行气血而营阴阳，使组织器官变性坏死。临床病理检查可见真皮、皮下小动脉及重要脏器发生血管炎，产生组织水肿、红斑、紫癜、结节、坏死、溃疡等。经络阻塞有虚实之分，邪气实致经络阻塞，治当祛邪行气、活血通络；气血虚，气虚则力不足运动其血，血虚则流而不畅，皆可使经络瘀滞，故当补气血以化瘀通络。

皮肤病内治治则

中医皮肤病内治的基础是分析疾病的病因、病位、病性、病机及患者体质及其发病条件和转归，分清病变的主要矛盾和次要矛盾及其可能的衍化，探求解决矛盾的方法和普遍规律，从而确定治疗原则。

一、治病求本

包括病因之本、发病之本、病机之本、病性之本、病位之本等方面。

1. 病因之本

《素问·至真要大论》："有者求之，无者求之"，就是说要正确分析、研究病因。例如银屑病是一种以红斑伴白色鳞屑为主症的炎症性皮肤病，其致病原因有外感风寒、风热、湿热，以及情志内伤、精气亏损、热毒入血、气滞血瘀等多方面。特别是在缓解期，既有血热血燥的一面，又可能有外感的一面。若不分清其病因本质，也就是不分清主要病因及次要病因，在施治上就会犯错误，不仅影响疗效，还可能加重病情。

2. 发病之本

人体的素质是发病之本。《洞天奥旨·外秘秘录》说："天地之六气无岁不有，人身之七情何时不发，乃有病者、不病者，何也？盖气血旺外邪不能感，气血虚内正不能拒。"气血衰盛与皮外科的疾病发生、发展、变化、结局有重要的关系。

匡调元在他的《现代中医病理学基础》一书中认为："治病求其本，本于体质。"并提出调理体质6个法则，即正常质——平补阴阳强质法，迟冷质——壮阳祛寒温质法，燥红质——滋阴清热调质法，倦㿠质——益气生血健质法，腻滞质——除湿化滞利质法，晦涩质——行血消瘀活质法。这在中医治则研究方面具有先进性，值得我们进行研究及借鉴。如：湿疹患者，有肥胖脾虚湿滞质者，治则上就应健脾理湿，用药宜偏温；有瘦弱血燥质者，治则上就应补血凉血、润燥清热，用药宜偏凉。两者体质都虚，但虚的性质不同，所用调补亦不同。

3. 病机之本

如药物性皮炎，药毒化风化火，客气入血，致气营两燔，迫血妄行，热性丰隆排斥皮肤，症见红斑累累、灼热、水疱或大疱、皮肤松解或剥脱。其病机之本是气营两燔，治病机之本，应用清气凉营，方药选黄连解毒汤合清营汤加减。因黄连解毒汤苦寒直折气分热邪，清营汤凉血清除入营血之毒邪，故可使排斥皮肤的现象改善或纠正。《素问·至真要大论》反复强调治疗疾病必须"审察病机""谨守病机"，目的是强调论治的一个重点是消灭致病动机。

4. 病性之本

病性主要指寒热虚实的属性，实指邪气亢盛而正气未伤，虚指正气虚衰不足以抗邪。一般来说，虚证患者免疫功能低下或紊乱、脏腑功能下降、神经－内分泌系统失调、物质代谢某种异常，有的有组织细胞炎症、萎缩或坏死变化；实证患者表现生理功能亢进、中枢神经系统兴奋、基础代谢率升高及组织细胞炎性变等。寒，可因阴盛或阳衰所致，为代谢趋于减弱、生理功能降低的病理过程；热，可因阳盛或阴虚所致，属气化功能亢进、代谢加强、生理功能上升。

对虚证皮肤病如慢性湿疹、荨麻疹等，给予纠正阴阳气血诸方面的虚衰，从而提高抗邪能力；对属实证的带状疱疹的湿火邪毒及红皮症的血热邪毒，进行清泄，从而使邪去正安。两方面的治疗都抓住了病性之本。

5. 病位之本

高锦庭在他的《疡科心得集》中论述了皮外科疾病的病因与病位一般规律，即人体上部疾患多由风温、风热之邪引起，中部疾患多由气郁、火郁引起，下部疾患多由寒湿和湿热引起。因此发于面部、头部的皮肤病应注意应用祛风清热法，中部应用行气清火法，下部应用清热利湿散寒法。

另外皮肤疾病轻证得不到及时治疗，也可使病邪由表及里、由浅入深，由局部发展至全身。如神经性皮炎由皮肤轻度红斑、丘疹、瘙痒引起，由于失治误治、搔抓等，使皮损肥厚、苔藓样变，瘙痒日轻夜重，严重影响睡眠，耗心肝之血，诱动心肝之火，则病情更趋复杂。此时，就不单纯是一个风热或湿热之表，而是已形成心肝内热证，抓住心肝火热这个病位之本，清心泻肝，方能改善病态。

二、标本缓急

标本缓急论治，指在复杂的病证中找出本质与现象两个方面，分析病本与病标的病理变化，以制订有效的治疗方法。

1. 急则治其标

红斑狼疮、天疱疹等急性热毒炽盛，无论其体质等因素如何，权当先治其热毒之标，以免邪气入里，导致气机逆乱、脏腑损伤，耗伤气血津液，使病情恶化。

旧病或慢性病患者又患皮肤病，当以新病为标先治之，以免皮肤病加重原发病。如慢性肾炎患者，又患风团、红斑、瘙痒之荨麻疹，因风湿热毒之邪易于化热伤及肾小管，而产生蛋白尿和红细胞尿，加重肾损害，故应首先治疗新病荨麻疹。

2. 缓则治其本

当病情没有骤急情况，应分析证候及其病理变化，抓住疾病根本矛盾予以治疗。如异位性皮炎（素质性湿疹）与遗传因素、先天肝肾不足有密切关系，一般为亚急性或慢性过程，辨证施治时，不能完全注意到风湿、热邪这个标，而应重视肝肾不足这个本，治以调理肝脾肾为主。作者曾治一女性成年患者素质性湿疹，应用祛邪法、扶正祛邪法疗效不显，根据此患者皮肤病与月经有关、有肝肾亏损征象，改应用乌鸡白凤丸治疗获效。

3. 标本兼治

皮肤病标本俱重，单治标或单治本都不能全面照应，就应该标本同步施治。例如：急性带状疱疹，多表现为肝经湿热之证，应用龙胆泻肝汤急则治标，清泄热毒。但素体脾虚患者，发生带状疱疹的初期，表现为皮损颜色较淡、水疱壁松弛、疼痛不明显、口不渴、纳差、腹胀、大便时溏的脾虚湿盛证，治疗就不能因为病是初期而治标祛邪，应该实施健脾利湿佐以解毒、标本兼治的法则；若祛邪治标，有可能更损脾气，造成症情恶化。

三、正治和反治

正治和反治是按临床所见症状采取的两种相反的治疗原则，前者是逆疾病的征象而治，也称"逆治"；后者是顺从疾病的征象而治，也称"从治"。若疾病的征象与其病因病机一致，寒病示寒象，热病示热象，虚损之体呈现虚象，实病之体呈实象，则针对疾病的本质，逆其征象而治之，采用"寒者热之""热者寒之""虚者补之""实者泻之"的正治法。若疾病的征象与其病因病机不一致，则应从复杂的证候中分析其本质。如内在阴寒过盛，格阳于外，出现热象；内在阳气过盛，格阴于外，出现寒象，则采用"寒因寒用""热因热用"的反治法。

中医皮肤科应用正治法非常普遍，如：荨麻疹风温犯表，治宜疏风清热；脓疱疮暑湿蕴滞，治宜清暑利湿。都是按照征象与其病因病机的关系，采用和征象性质相反的药物进行治疗。疾病的寒热虚实病理变化，是正治法的主要依据。

反治法是用药性和病性相同的药物进行治疗的一种法则。当患者的阴阳、寒热、虚实诸平衡失调则会出现复杂证候。作者曾治疗一系统性红斑狼疮高热后期患者，表现为持续低热（37.5~38℃）、面潮红、乏力、肢软、纳差等，根据常规辨证为气阴两虚、阴虚内热，应用知柏地黄丸加减正治，而诸症不能改善，再加清热、凉血、解毒剂，仍无效；仔细分析病情，其在高热期连服白虎汤、黄连解毒等苦寒清热药15剂，始得高热转低热；考虑苦寒伤脾败胃，中气下流、阴火上乘，采用反治法，甘温除热，应用补中益气汤加减，获效。

此外，在皮外科辨证处方中，我比较喜欢应用反佐法，即在大队清热解毒的寒凉药中少加辛温药，在大队辛温散寒药中少加寒凉药。如治雷诺病应用阳和汤或当归四逆汤加减，如温散药用之过多，必加1~2味寒凉反佐药。这是因为寒凝证可化热，加些清热药正为清除所化热毒；过用辛温大有劫阴之弊，因为阴是阳的物质基础，故用凉药监制其劫阴的不良反应，使主方更好地发挥温阳散寒、通脉的作用。

四、扶正祛邪

"正气存内，邪不可干；邪之所凑，其气必虚。"中医皮肤病发生发展及其转归过程，始终贯穿着正邪斗争这一矛盾的两个方面，正气盛则病退，邪气盛则病进。扶助正气可以增强正气和邪气作斗争的力量并迅速取胜，而祛邪是治疗疾病的首要目的和最终目标。将邪气包括伏邪从体内逐出或消除，可祛除病因病机和临床症状，结束病理状态并尽快恢复健康。

扶正祛邪要根据标本缓急，或祛邪为主，扶正为辅；或扶正为主，祛邪为辅；或扶正祛邪相并重。如：有一例荨麻疹患者，一遇吹风受寒就发，发作时风团密集、痒重，皮肤红热感，疾病迁延10余年不愈。病机分析：肺卫气虚、卫表不固，而易感受风寒风热之外邪。又肾气乃卫气之根，肾之阳气不足，卫阳化生乏源，不足以抗寒，以致寒邪深入少阴肾经，肾之阳气受遏，而症状迁延不愈。治疗计划：①扶正补肺卫以固表御邪，应用玉屏风散；②补肾气以助卫阳，应用二仙汤加减；③散表寒，搜少阴经之沉寒，应用麻黄附子细辛汤；④辅以祛风、清热，调和营卫气血。以上 4 个原则综合应用，有机组方，从而体现扶正祛邪应用的系统性及相互关系。

毒理学研究

一、论毒的正反作用

毒，在中医学中的含义极为广泛。概言之，主要有 3 个方面：其一，泛指药物或药物的毒性、偏性等；其二，指病证，多见于外科，如丹毒、委中毒等；其三，指病因，包括能够对机体产生毒害（或毒性）作用的各种致病物质。

（一）毒为火之极

《时病论》说："温热成毒，毒即火也。"《医林改错》说："脏腑受毒火煎熬，随变生各脏逆证。"火毒入血攻心则烦躁不安、发狂、神昏谵语、发斑；火毒灼肺则气粗喘息；火毒伤肝则黄疸；火毒伤肾则尿赤、尿闭。《医宗金鉴》说："痈疽原由火毒生。"《中藏经》说："夫痈疽疮肿之所作也，皆五脏六腑蓄毒不流则生矣。"凡是红肿热痛、溃腐流脓、滋水浸淫等症状都是毒邪引起。《洞天奥旨》说："疮疡之证皆火毒证也。"《内经》说："热盛则肉腐，肉腐则为脓。"这些说明了热即毒、毒即火；邪变为毒，多从火化，火郁之极则变蕴而为毒。

（二）毒是损害机体，引起严重反应的物质

此类毒包括虫兽毒、食物毒、药物毒等。虫兽毒如蛇毒、蜈蚣毒和蝎毒这类毒素主要是毒蛋白质，包括神经毒、血循毒、混合毒等。食物毒分为两类，一类由含有毒性作用的食物引起，如腐败的蛋白质尸氨中毒、肉毒杆菌中毒、野菇中毒，或由于食物搭配不当如蜂蜜与鸡蛋、葱引起中毒；另一类是某种特异体质的人对某些食物的过敏毒性反应，如对异性蛋白质过敏、蔬菜日光性皮炎等。药物毒指药物所含的毒性物质，在一定情况下可成为致病因素，如误服、过服、久服、制作及配伍不当、用法不当等。除上述外，尚有一些特殊的致病物质，亦称为毒，如《诸病源候论》中提到的"漆毒"，则是因体质因素而成毒。

（三）六淫邪毒与疫疠之毒

六淫邪毒是在六种自然环境中蕴生的六种致病毒素，六淫致病有季节性也有反季节性的特点，六淫均可化火，变生为火毒。疫疠指具有强烈传染力并可迅速损害机体的毒性物质，赵献可把它们称为"阴阳二毒"，是天地之间的疫疠非常

之气。

（四）毒有内毒、外毒之分

内毒因脏腑功能和气血运行失常使机体内的生理产物或病理产物不能及时排出，蕴积体内而化生。如瘀血日久而为瘀毒，痰浊化火而成为痰毒，以及湿毒、郁毒等亦皆常见。六淫与疫疠之毒虽为外毒，但均可入里，化火内攻脏腑或客于营血。各种有毒物质仍属于外毒范畴，但其传变和毒力均比六淫外毒强得多。

综上所述，所谓毒邪，专指病因之毒（包括来自外界及体内自生之毒）而言。毒邪是蕴藏在普通食物、药物、动物、植物及自然界的六淫疫气之中，这些"毒邪"作用于人体，大部分人不发病，只有部分人因为体质不耐、禀赋不足，毒邪侵入人体、积聚皮肤腠理而致气血凝聚、经络阻塞、营卫失和，外发于表而成疾病。

（五）毒的正、反作用

毒害作用为毒的正作用，毒经纯化后便可成为有益于人体的反作用。

1. 火毒

火毒具有攻心、伤肝、灼肺、伤肾、内扰营血等正作用，但是经过纠偏和纯化以后，则产生有益于人体的反作用。

心火过亢，纠偏应用黄连解毒汤，纯化应用养肾阴之六味地黄汤，则心火不亢，阳潜于阴之中，以温肾阳。肺火过亢，纠偏用黄芩、桑白皮、麻杏石甘汤等，纯化用百合、北沙参、麦冬，则肺火潜于肺阴之中而生气司呼吸、通调水道、下输膀胱。肾火过亢即为相火偏盛，纠偏用黄柏、知母、泽泻、牡丹皮等，纯化用生地黄、熟地黄、山茱萸之类，则肾阴阳相合，化气利水，温煦，为一身阳之主也。胃火过亢，用石膏、知母泻之，纯化用石斛、玉竹、麦冬，则脾胃运化健旺，胃纳脾输同为一身气机之枢纽。

以上本于脏腑功能和阴阳的对立统一，阴损则阳亢，故《外科正宗》曰："四脏之火，皆赖一脏之水以济之。"说明阴不足以潜阳则火毒亢炎。《内经》说："心主火""诸痛痒疮皆属于心"。说明心不能主火则变生火毒症状。不能主火为火之有余，纠偏以泻之，阴不足潜阳则纯化之，此即壮水之主以制阳光。故张景岳说："天之大宝只此一轮红日，人之大宝只此一息真阳。"说明要特别爱惜阳气，对部分亢阳则养阴以纯化之，此亦符合前贤所论人体"阳常不足"。

2. 虫兽毒

蛇毒中存在一些特定毒性物质：蛇毒中的神经毒可阻断神经－肌肉接头，引起外周性呼吸衰竭；血循毒对心血管系统和血液系统进行毒害，产生心力衰竭、肾衰竭、休克等危重情况；蛇毒中的酶可以溶解肌肉使组织液化，破坏 ATP 影响神经介质的合成。蛇毒经纯化后，制成蛇毒抗栓酶，可溶解血栓治疗中风或脉管炎，或制成抗风湿、抗结缔组织病、抗肿瘤等顽症的治疗制剂。新鲜的蛇毒、蜈蚣毒、蝎子毒，毒性是剧烈的，但经过加工、炮制、煎熬等纠偏和纯化以后，便产生质的变化。毒蛋白是高级营养物质，是兴奋剂、强壮剂，可以扶正补虚、改善虚弱、消除疲劳、壮阳兴痿、化瘀通络、息风镇痉、攻毒疗顽。因为这种毒的物质包含了反物质的特点，它可以摧毁盘聚瘀结的病邪。

3. 六淫邪毒

六淫邪毒侵害人体，产生各类证候，但其传变、病理过程基本一致，治疗上也有相似之处。如：风邪纠偏以祛风药，纯化以活血、柔肝，则可变为肝脏功能的能量，就像人类用风发电那样；寒邪纠偏以散寒，纯化以温肾，则阴阳可为一体，寒则变为人体阴的这种物质基础；暑邪纠偏以清暑，纯化以益气养阴；湿邪纠偏以理湿燥湿，纯化以温脾健脾；燥邪纠偏以清燥散热，纯化以养阴血；火邪纠偏为泻火，纯化为养阴以清热。此类纠偏和纯化都是在体内进行的。

4. 疫疠之毒

疫疠之毒具有强烈的传染性，此类毒邪的临床研究成果突出为纠偏祛毒，很少能进行体内外的纯化，今后应列为研究重点。我曾收治一例气性坏疽患者，大面积广泛性小腿深部坏死液化，火毒证十分严重，处方以黄连解毒汤、清营汤、犀角地黄汤、五味消毒饮等合方祛毒纠偏为主，很难采用纯化法则，只是后期应用了益气托毒。

5. 药物及食物毒

有毒中草药具有峻猛毒烈之性、功捷效强之能，用之恰当每能起沉疴疗顽疾，用之失误则危害甚大，既不能因为有毒已经纯化纠偏而应用麻痹大意，亦不能犹豫不决、畏而不用。有毒的中草药经过纠偏和纯化的炮制及煎煮后，可成为攻克顽疾、治病救人的妙药，这一类药物的纯化是体外纯化，并在炮制的过程中大多已采取纠偏措施。对于野菇毒及食物毒，目前尚无确切的纠偏和纯化办法，故其中毒的毒性反应十分强烈。我曾在黎川县工作，该县每年死于野菇中毒有数十例，无解救的药物，属重点研究攻克的课题，一旦有成果，则可开辟此类反物质的更大医疗作用。

（六）有毒药物应用体会

1. 攻毒

中医向有"以毒攻毒"的提法，为什么两毒相加不会更毒，而可以攻毒呢？这就是两类反物质互相作用的结果。两类俱强的反作用物质相互作用，则崩解和分化变为无毒。试问服有毒药物是否会攻损组织脏器呢？不必担心它们会同类相斗，如火毒攻心一样。当然它们对组织有一定的损害，这种损害是微小的，而破坏一个旧的有害物质，正是为了建设一个健康的机体。

2. 攻顽

顽症多为郁气、郁痰、郁湿和瘀血交凝而成，互结成不可溶解的抗原－抗体复合物，成为顽症，应用一般解毒、化痰、理湿、活血化瘀之药物，疗效甚微，必须用毒性反物质克之才能一举攻克。如蛇毒抗肿瘤，雷公藤克胶原病，全蝎、蜈蚣攻克顽固性皮肤病。

3. 攻实

有毒药物应用于实证是最为适宜的，这符合实证宜攻的特点，能迅速排解病理产物，消除致病因素。对于体质虚弱者，需要在扶正的基础上加以应用，否则就有虚虚之虑。

4. 预防

有毒药物多为克伐之剂，要顾护胃气、合理配伍、中病即止。配合得当可以预防有毒药物对人体的伤害，减少不良反应。常用配伍药有生甘草、粳米、怀山药、大枣、防风、紫草，可适当配伍 1~2 味，以解除后顾之忧。

综上，毒有内生之毒和外感之毒，内生之毒常为脏腑功能失调引起，则变火热邪毒。这类多为素体阴虚阳亢患者。另有素体阳虚患者脏腑功能失调可产生湿毒、寒毒（阴毒、寒毒今后专篇再论）。

外感之毒有六淫邪毒和疫疠之毒，六淫可化热传里，且每一邪毒可直接侵入相关脏腑，外毒入侵则变生为内毒，具有内外二毒共同特性，证候更为严重。疫疠之毒为特殊邪毒，具有剧烈的传染性。

特定的虫兽毒蛇毒和药食毒亦属外感之毒，其传变之迅速非六淫所比，损害之严重亦非六淫所及。

各类毒素可致人体组织脏器严重损害，甚至危及生命，但纠偏和纯化后也可有益于人体。内生火毒及六淫毒可在体内纠偏或纯化，而虫兽毒、药物毒多需在体外纠偏和纯化。另外，对于疫疠之毒及食物毒，目前尚无纯化的好方法。

正确认识毒的正反两方面的意义，在于解毒纠偏及化毒为宝，并正确运用有毒药治疗疑难杂症，也就是说毒既存在有害机体、损害脏器的一面，也可以纯化为能量和动力，激发人体潜能，以治疗宿疾顽疾。

二、论解表通里法的解毒与排毒

《内经》"汗之则疮已"，就是说通过发汗使侵入肌表、卫表的毒邪随汗出而解。

因为外科的有形之表象较长时间都存在，所以决定了较长时间内都要应用解表法。邪毒入里，气热内结，大便不通，出现里实热证，应用通里法可以疏通脏腑、排泄内蕴之热毒，从而使邪去毒消、脏腑安和、营卫昌盛。太阳寒毒不化，循经可侵入膀胱，使寒水毒邪凝结于内；又因"诸痛痒疮皆属于心"，心经火毒可移热于小肠下注膀胱，使膀胱积热；三焦亦为水之道路，三焦之湿热邪毒也可以注入膀胱。故采用利尿的方法，可排除体内邪毒。

在外科疾病的发生和发展过程中，始终要重视毒邪与正气的关系，不管是外感的邪毒还是内生之邪毒，其治疗要则都是解毒和排毒。

外科表证与里证相关联。外科疾病大多发生于人体体表，故基本上都能呈现出形态上的表证，以及由邪毒引起的全身性的表证。另外，邪毒入里则可产生毒邪内蕴之里证。

《内经》指出："三焦膀胱者，腠理毫毛其应"，说明三焦、膀胱和体表毛窍之间有着特殊的联系。皮毛为肺之合，肺与大肠又相表里，故肠胃与肺和皮毛亦有相应的联系。既然如此，一旦由于肌表或胃、肠、三焦、膀胱之腑内有邪气停留，必然影响、阻碍了气在这一通道内的循行和出入，因而往往里气结滞，表气不通，既显里证，又见表证，而此时采用解表通里之法，尽管只作用于其中一个部位，但正是由于这一作用使毛窍和三焦、膀胱、胃肠内的这种气的升降出入通道得以疏通，通道得通，气得畅行，自能祛邪外出。故由于里邪壅滞而致肌表郁滞者，通里即能解表；反之，由于邪留肌表而致里气不通者，解表可助通里。

太阳主表，统卫外之气。毒邪入经，太阳首当其冲。肌表是人体的卫外，所以外感邪毒侵犯肌表，不仅有红肿热痛的有形表证，而且还有发热、恶寒等卫表之证。若恶寒、发热、无汗、脉浮紧，为寒毒犯表实证，为人体卫气充实、腠理固实、营阴内守；若恶寒、发热、汗出、脉浮缓，为寒毒犯表虚证，为卫气不足、阳气不守、营阴外泄。太阳内属膀胱、小肠，膀胱为州都之官，气化出焉，外感邪毒不解，循经入腑，出现阻碍膀胱气化的蓄水证，为寒热邪毒互结，阻滞膀胱气化，导致邪毒内蓄的里证发生。

太阳外感邪毒化热可循经传入阳明，出现气热外蒸的阳明经证，或出现气热内结的阳明腑实证，而气热外蒸更可耗伤津液，形成或加重气热内结的阳明腑实证。由于大便秘结不通而邪毒内蓄，邪毒内攻脏腑，可发生严重的全身性感染。

肺主气属卫，卫主卫外。卫分证是由于温热邪毒由口鼻而入，侵犯于肺，症见发热、微恶风寒、脉浮数等。肺合皮毛，皮肤肌肉的感染势必影响肺卫的功能，病虽不由口鼻而入，而是温热邪毒侵犯皮毛，皮毛合肺，故亦可侵犯肺经。卫表邪毒不解侵入气分，形成气热外蒸或气热内结的里实热证，此与太阳经毒邪传阳明相同。卫分证可向气、营、血分传变，产生严重的全身性感染症状。

上述伤寒六经之太阳之表证与卫气营血之卫分表证，这两种表证的病位实际上是一致的，只不过是病邪性质不同出现寒热证候差异而已。太阳为风寒邪毒所侵，故以恶寒发热为主症；卫分为温热邪毒所侵，故以发热重、微恶风寒为主症。由于外科病外感邪毒常多种不同性质毒邪杂至，故很少出现绝对的风寒或风热之邪，故在临床上根据具体情况两种解表法常常互为补充应用。

三、毒蛇咬伤理论与实践研究

我国劳动人民用中草药防治毒蛇咬伤有丰富的实践经验。中医古文献虽然没有系统地论述毒蛇咬伤，但根据毒蛇咬伤出现的症状所反映出的病理机制，其与中风、痹证、温病学理论相似。这就需要我们去综合、提取、研究、整理出中医学的毒蛇咬伤理论来。本文依据中医学基本理论，根据编者们临床体会和全国各地治疗蛇伤的经验，初步综合、整理一套毒蛇咬伤中医学理论。

研究毒蛇咬伤，不仅在于蛇伤的本身，更重要的是我们想通过毒蛇咬伤这个中医急症的突破口，抛砖引玉进行中医急症的高理论、高技能的研究和开发。由于我们水平有限，尚有很多方面不能深入探讨，此外不少论点难免有牵强附会之弊端，望同行、专家指正，共同修正提高。

（一）蛇毒的理化性质及意义

新鲜的蛇毒呈弱碱性，与空气接触易生泡沫，在常温下暴露 24 小时变性，所以蛇伤创口扩创采取敞开引流，以利蛇毒的氧化破坏。蛇毒毒蛋白加热 65℃可凝固，因此在紧急情况下可应用烧灼法，使毒蛋白破坏。凡能使蛋白质沉淀变性的强酸、强碱、氧化剂、还原剂、消化酶等，均能破坏蛇毒；蛇伤后口服食醋可以减毒，还可以采用中医健胃诱酸的方法来破坏蛇毒；氧化、还原可以破坏蛇毒，不仅局部可应用 H_2O_2 及高锰酸钾冲洗，而且呼吸道给氧、中医活血化瘀以促进循环，提高组织氧的供给，这些方法都具有破坏蛇毒的作用。民间凡外敷草药多用唾液咬嚼草药外敷消肿，现在采用消化酶局部封闭及调药外敷，都是取消化酶对蛇毒破坏功用。古往今来，人们治疗蛇毒咬伤，自觉或不自觉地遵循着蛇毒理化性质的规律。

（二）蛇毒的毒理和病理

蛇毒的有毒成分包括神经毒（风毒）、血循毒（火毒）、混合毒（风火混合毒）和各种酶（亦可概括在风毒或火毒之中）。

1. 神经毒——风毒的毒理与病理

神经毒主要阻断神经－肌肉接头，引起全身性横纹肌弛缓型麻痹，终致周围性呼吸衰竭，这与中医学"中风"的风邪中络相似。《金匮要略》论"中风"说："邪在于络，肌肤不仁；邪在于经，即重不胜；邪入于腑，即不识人；邪入于脏，舌即难言，口吐涎。"蛇毒的风毒成分侵入人体，初期或中毒轻微者，先中经络，风毒之邪痹阻经络，则肌肉失去气血濡养，而产生系列病理变化。如：痹阻颜面经络，则见眼睑下垂、张口困难等；痹阻头颈太阳经络，则有项强不适；痹阻胸腹经络，则外周呼吸肌麻痹、胸廓运动障碍，导致外周性呼吸困难乃至呼吸衰竭；痹阻胃肠道经络，则产生肠麻痹、腹胀；痹阻四肢经络，则表现为肢体沉重活动不利。风毒痹阻经络治疗应用祛风活血通络为主，解除风邪对经络的瘀阻，才能兴奋诸运动性肌群。

风毒之邪中经络未及时处理，势必导致风毒之邪深传而中脏腑；或因风毒之邪严重，在中经络的同时就兼中脏腑。从经络到脏腑为风毒深入，清·尤在泾《金匮要略心典》将中经络与中脏腑区别点立为神志清与不清，明·李中梓将中脏腑分为闭脱二证。学习《金匮要略》有关中风分中经、中络、中腑、中脏，结合尤在泾和李中梓的论述，为我们研究蛇毒的风毒成分侵入人体的病理及传变，提供了理论基础。

蛇毒的风毒成分侵入人体深中脏腑，出现的证候包括因外周呼吸障碍所致呼吸衰竭引起的缺氧性脑病、中毒性休克和肾衰竭等。

其病理机制是：蛇毒的风毒成分夹痰火深传脏腑，蒙蔽神窍，气血逆乱，上冲于脑。故出现神志变化情况，首先见烦躁、唇红、口干等症状，随后发生神昏、不省人事、尿少等危重证候。

风毒中脏腑可因邪正虚实不同，而有闭脱之分及由闭转脱的演变。

蛇毒的风毒成分夹痰火之邪内闭神窍而致昏迷、不省人事；浊阴皆连舌本，故伸舌困难；脾开窍于口，脾气内闭，故张口困难、口噤不开；肺气闭则呼吸气促，甚则张口抬肩；肾气闭则不可二便，故二便闭结；厥阴之气被风邪闭阻，还会出现复视、瞳孔缩小、视物模糊等病理变化。此谓闭证，属实证。

若风毒痰火炽盛，进一步耗灼阴精，阴损阳亡，则出现脱证。表现为精去而神脱，汗出肢冷、气息微弱、瞳散面苍、脉细欲绝等虚脱之危重证候。

必须指出的是，在风毒中脏腑产生闭、脱证方面，闭证可以骤然而起，而脱证则由闭转化而来，故出现闭证应采取有力措施，防止脱证的出现。

2. 血循毒——火毒的毒理与病理

血循毒对心血管和血液系统产生多方面的毒性作用。由于血循毒具有溶血、出血、溃烂、坏死实质性组织等病理特性，这与中医学火邪、热毒之邪病理相似，故将血循毒命名为火毒。心主火，心主血脉，火毒之邪最易归心，对心肌细胞产生强烈的毒害，甚者火毒之邪可以溃烂、坏死心肌，而终致心力衰竭。火毒之邪还具有溃烂血管壁的作用，可导致血液广泛性外渗，而形成低血容量性休克。火毒可耗血动血，迫血妄行，使血细胞溶解，导致酸中毒、氮质血症、肾衰竭等危重证候。

叶天士《温热论》认为火热毒邪入血可以"耗血动血"，因此蛇毒之火毒成分与温病特点有相同之处，故借助温病学说加以研究。

虽然中医温病学，是指感受温邪所引起的一类急性热病，且热象偏重，没有发热见症就不能成为温病，而这种发热又必须由六淫邪毒引起。但是吴又可《温疫论》所创立的温病病因概念，突破了"万病皆生于六气"的传统观点，他认为自然界的特殊邪毒病气也是温病的病因。这样就为蛇毒的火毒成分成为温病的病因提供了理论基础。这是因为蛇毒亦属自然界特殊邪毒，而且又有入血耗血动血等基本温病规律特点。所不同的是，毒蛇咬伤全身卫、气分症状不十分典型，而主要表现在局部，但营血分症状则与温病基本一致。又因为蛇伤多发于夏秋季节，致病常夹暑、夹湿，所以又具有湿温病三焦传变及病理规律。

总而言之，蛇毒的火毒成分的病机演变一般规律，主要表现为人体卫、气、营、血与三焦及所属脏腑功能失调和实质性损害。蛇毒的火毒成分的病机特殊规律，表现为发表急骤，传变快，易内陷、耗血、动风、闭窍。

（1）卫气营血的传变

蛇毒的火毒成分注入人体之后，轻浅之证主要表现以局部症状为主，以肿胀、坏死、溃烂为主要特征。热盛则肉腐，体表组织溃烂、坏死由热毒炽盛引起。肌表为人体的卫外，所以局部症状从卫分和气分来辨证，与此同时参考全身的发热、口干、二便短少或闭结加以综合辨证。在治疗上以五味消毒饮加减治卫分毒热，以黄连解毒汤治气分毒热，或二方合用，对以局部症为主、全身症为辅的毒蛇咬伤卫气分证具有清卫泄气的疗效。

若卫气分（局部）火毒未解，邪毒炽盛则可内陷营血，临床上当蛇毒的火毒成分注入人体以后，在中毒的初期即出现血尿，并从伤肢直至远端部位均有皮下大片瘀斑，继之有齿龈出血、鼻衄、结膜下出血、呕血、便血、咯血等火毒入营血迫血妄行之症。还可以出现热扰心神的烦躁不安、惊厥，以及热毒蒙闭的昏迷等证候。所以相当一部分患者一开始既有严重的局部症状，又有严重的全身性营血分症状。这种患者往往气营血分一起病变，证候来势凶险。火毒入于营血，耗伤营血，又可阴损及阳，导致阴阳两伤而出现厥脱之证。

蛇毒的火毒成分内陷营血主要病机变化是血液受劫和心神不安。蛇毒的火毒成分卫气营血的传变不外三种情况：一是病愈不传，如中毒轻浅，只有轻度局部肿胀等症，经治疗后邪毒清解而病即痊愈；二是由表入里，在卫分表现局部肿痛为主，在气分则严重肿胀、疼痛、溃烂、坏死，也可出现发热、口渴、二便秘结等症，进而因火毒炽盛深入营血分；三是火毒深入营血，经清营凉血解毒治疗后，不需转入气分，就可以在营血分之中得以清解。笔者认为蛇毒的火毒成分引起的温热证，卫气分病多在肌肤筋骨，而一经内陷则多为气营血同时病变。

（2）三焦的传变

蛇毒的火毒成分的三焦传变，一般先犯上焦，出现胸闷、气促的温热毒邪蒙闭太阴肺之症，并可逆传心包，出现心悸、烦躁、嗜睡、谵语等心神闭阻之症。上焦之证可传中焦，或火毒一旦侵入人体就直接出现中焦证候，主要表现为湿热毒邪困阻太阴脾的主症，出现腹胀腹痛、黄疸、恶心、呕吐、食欲不振等症状。中焦之证不愈可传下焦，或一经中毒就直接出现下焦证。"热邪不耗胃阴必伤肾液"，火热毒邪传入下焦多为肝肾阴虚之候，肝为风木之脏赖肾水以滋养，肝失所养则虚风内动，出现心烦、手足蠕动，甚至抽风症状；阴损及阳，若肾阳不足，气化不利，则尿少或尿闭；若阳衰厥逆，则四肢厥冷，出现厥脱之证。

由于火毒传变极为迅速，故三焦传变亦不十分明显，可以一开始就出现肺、脾、肝、肾、心的证候，也可有逐渐传变。但就火毒夹湿而言，病变重心在太阴脾；火毒兼风，则先犯肺；火热毒邪炽盛，病一开始就可出现厥阴肝及心包、少阴心及肾的病证。

3. 混合毒——风火混合毒的毒理与病理

风火混合毒具备了风毒和火毒二者的病理特点。因风可助火势，火热也可生风，故毒邪更为鸱张，它的病理更为复杂，病状更为严重。

风火混合毒注入人体局部，毒邪壅滞，经络闭阻，气血凝滞。除具备风毒、火毒的一般规律外，还具有其本身的特殊传变规律。

风者善行数变，痹阻经络深中脏腑；火者生风动血、耗伤阴津。风毒偏盛，每多化火；火毒炽盛，极易生风。风火相煽则邪毒鸱张，必客入营血或内陷厥阴；毒热炽盛可耗血动血，出现溶血、出血症状。

火毒炽盛最易伤阴，阴伤而热毒更甚，热极生风，则有谵语、抽搐等症状；若邪毒内陷厥阴，毒入心包，则发生心神蒙蔽之证，或邪热耗伤心阳的脱证。火热伤肾络，则出现血尿或尿闭；火热之邪先伤肾阴后损肾阳，则出现阳虚厥脱之证。

4. 酶——可分属风毒或火毒

蛋白质水解酶和透明质酸酶引起患部肿胀、肌肉坏死，导致毒邪扩张，它们都相当于火毒的毒理和病理。三磷酸腺苷酶、磷脂酶 A，可影响神经介质合成或损伤神经组织，出现风毒的病理反应，此外它们还可导致体内能量供给减少，引起各系统生理功能障碍，产生内热症状，因此这类酶亦可应用风火混合毒的理论加以分析。

酶的毒理和病理可分属于风毒和火毒或风火混合毒，这里就不再赘述。

（三）蛇伤的治疗

1. 蛇伤治疗通则

毒蛇咬伤是一种全身性的中毒性疾病。尽管风毒、火毒、风火混合毒的毒理和病理不同，但其基本病因仍然是蛇毒。因此辨证施治的核心是解毒和排毒。半边莲、七叶一枝花、金银花、紫花地丁、蒲公英、白花蛇舌草等甘寒清热解毒，世人公认为毒蛇咬伤的广谱解毒药，可适用于任何类型毒蛇咬伤的全部过程。解毒属外科的内消法，是调动机体内部解毒功能来消除毒素。然而我们人体的内消解毒功能是有限的，古人认识到了这一点，并总结出"治蛇不泄，蛇毒内结；二便不通，蛇毒内攻"的名言警句。说明大量的毒素必须排泄出去，帮助减轻内消的负担，避免蛇毒对人体的危害，所以必须把解毒和利尿通便排毒结合起来。排毒法不仅可辨证使用，大多数情况下可以通用蛇伤全过程，只不过在应用排毒药之峻猛还是和缓，以及排毒药剂量大小等方面有所不同。

局部处理也是治疗蛇伤的一个关键，包括扩创排毒与外用药物几个方面。外敷药大多采用消肿解毒之品，如鲜芙蓉叶、半边莲等，或复方制剂如青赤散（青黛与赤小豆等份研末，醋或水调外敷）、二味拔毒散等。也可以应用市售蛇药片研末醋调外涂。正确的外处理不仅可以减轻蛇毒对人体的损害，而且轻浅之蛇伤单用外用药亦能收效。因此外处理亦是治疗蛇伤的通用法则。

2. 风毒证候的治疗

风毒中经络者，以祛风解毒、活血通络为治疗原则，应用荆芥、防风、白芷、钩藤、威灵仙、蝉蜕等祛风通络。唯恐其祛风通络不力，可加用僵蚕、全蝎、蜈蚣等虫类药剔络搜风，此为叶天士对痹邪入络的治疗经验。又遵李中梓"治风先治血，血行风自灭"而应用活血通络化瘀之品，选当归、川芎、红花、鸡血藤、丹参、生地黄、赤芍、牡丹皮。解毒应用治疗通则的解毒药物，并辨证加用排毒药物。此外眼睑下垂、张口不利、项强多用祛风药；若胸闷、胸廓运动障碍应加用瓜蒌、枳壳、杏仁、桔梗等宽胸利膈、宣降肺气之辈。

中脏腑之闭证为阳闭居多，由风毒痰火闭塞清窍、神明不用，采用息风清火、豁痰开窍治疗方法，用羚角钩藤汤加减，或配服至宝丹及安营牛黄丸以清心开窍。脱证则宜回阳救阴、益气固脱，使用参附汤合生脉饮加减。呈现为内闭外脱之证的，则用羚角钩藤汤合参附汤加减。

3. 火毒证候的治疗

（1）卫气营血证治

火毒轻浅之证，局部肿痛溃烂为主，兼有发热、口渴、便秘全身症状，此为蛇伤的卫分和气分证。若火毒在卫，宜用甘寒清热解毒，方用五味消毒饮加半枝莲、七叶一枝花等；若火毒在气，宜用苦寒直折，方选黄连解毒汤合通用解毒方药。并宜通利二便。这与温病的清气原则有所不同，温病主张用辛寒清热，而蛇伤反用苦寒，意在直折，但中病即止。

火毒内陷营血，出现耗血、动血及心神受扰，则宜清营凉血、解毒排毒，方选清营汤、犀角地黄汤或通用解毒方药加减，并辨证使用排毒药物，再配合服安宫牛黄丸清心开窍。

（2）三焦证治

若火热之邪在肺卫，热壅于肺闭于卫，宜清肺泄热，用麻杏石甘汤或银翘散加减，配用瓜蒌、枳壳之类行气宽胸，并加通用解毒排毒药物。

火热毒邪入于中焦多夹湿，治用化湿醒脾、宽肠行气，方选藿香正气散加通用解毒排毒药物。

若出现下焦之证，如肝风内动，拟滋填肝肾之阴，方选三甲复脉汤或通用解蛇毒方药；若肾阳不足，阳虚厥逆，则回阳救逆，方用四逆汤加减。

4. 风火混合毒证候的治疗

风火二毒同为阳邪，致病机制复杂，可痹阻经络、深中脏腑、客于营血、充斥三焦。临床上根据证候特点不同，可参照风毒及火毒证候的治疗方法。但就风火相结合的特性来讲，最易风火相煽，故治疗原则是二邪同治，即清热解毒、活血息风并用。常用黄连解毒汤或五虎追风散加通用解蛇毒及排毒药物。

综上所述，我们中医研究毒蛇咬伤的目的，在于分析蛇毒的中医学毒理及病理变化，明确各类蛇毒的病变部位及病势轻重，掌握蛇毒所致的病情传变规律，归纳其证候类型，为确立治疗方法开拓思路并制订基本法则。

毒蛇咬伤是中医的急症之一，病机复杂、症情凶险，只要我们遵循规律、把握病机、正确施治，就可以取得征服这一急症的主动权。

第三部分

常见体表肿块论治

论　瘿

颈前部漫肿或肿块的一类疾病，统称为瘿。《说文解字》中记载："瘿，颈瘤也，从病婴音。"刘熙解释说："瘿，婴也，在颈婴喉也。"说明了瘿是一种环颈绕喉的颈前部疾病。其特征为颈前结喉两侧漫肿或结块，逐渐增大，病程缠绵。瘿病相当于甲状腺疾病及颈部其他良性或恶性肿块。

一、概述

我国是最早记述甲状腺疾病的国家。公元前7世纪的《山海经》中就有"瘿"的记载。早在晋唐时期，就提出用含碘药物和动物甲状腺口服治疗本病。如：葛洪的《肘后备急方》载有海藻酒，孙思邈所著的《备急千金要方》记述了用动物的结喉器官鹿靥和羊靥内服治瘿的临床经验。此后，王焘在《外台秘要》中论述了治疗瘿病方剂36种，现代研究证明其中多数为含碘药物。张从正的《儒门事亲》一书主张将海藻浸入饮水缸内饮用，可以预防瘿病的发生。明代《普济方》一书，配制了"猪靥散"和"羊靥散"治疗瘿疾，这里所指的"靥"及《千金方》所指的"靥"，都是动物的甲状腺。我国古代应用植物类含碘的药物和动物的甲状腺制剂治疗瘿病，已和西医学对某些甲状腺疾病的治疗原则非常相似。此外，含碘类药对于颈部非甲状腺器官的肿块也有良效。如汪机的《外科理例》载有用含有海藻、昆布、海蛤壳等组成的四海舒郁丸治疗气颈，这气颈则相当于西医学的颈部神经鞘瘤或颈部囊性水瘤。

对瘿的病因和分类研究，首见于隋·巢元方的《诸病源候论》，"瘿者，忧患气结所生；亦曰饮沙水，沙随气入于脉搏颈下而成之"。指出本病与情志和饮食有关，此外对瘿病流行的地理因素也作了分析，在瘿病的分类上，分为血瘿、息肉瘿和气瘿。孙思邈的《千金方》则分为石瘿、劳瘿、土瘿、忧瘿和气瘿。陈无择的《三因极一病证方论》和陈实功的《外科正宗》都把瘿分为石瘿、肉瘿、筋瘿、血瘿和气瘿，这样的命名和分类，主要依据瘿的临床表现以及配合五脏所属，临床比较切合实用。此外，清代沈金鳌在《杂病源流犀烛》中认为，瘿病与气血凝滞有关，并指出瘿病的脏腑辨证规律："其证皆隶五脏，其源皆由肝火"。这一理论不仅是论述甲状腺疾病，而且也包括颈部其他良性或恶性肿块性疾病。

由于现代科学技术的发展，西医学研究甲状腺疾病和其他颈部类瘿肿块取得了令人嘱目的进展。特别是放射性核素的广泛应用，出现了许多新的检测技术，如同位素示踪技术及放射免疫测定法、放射受体分析法、免疫分析法等诊断方法，应用同位素碘治疗甲状腺功能亢进症（简称"甲亢"）和甲状腺癌，硫脲类抗甲状腺药物治疗甲亢。对弥漫性甲亢和慢性淋巴性甲状腺炎的发病研究有突破性进展，认为它们是一种自身免疫性疾病。另外随着对肿瘤的实验研究和临床研究，中西医结合治疗甲状腺肿瘤及颈部其他肿瘤都有长足进展。但是，在这些疾病的病因、发病机制、治疗等方面，仍有很多课题有待研究。

二、甲状腺的解剖与生理概要

甲状腺位于颈前下方软组织内，紧抱于喉和气管的前面和侧面，上端自甲状软骨中点，下端至第六气管软骨环，有时可达胸骨上窝或胸骨后，一般与第五至第七颈椎及第一胸椎处在同一平面。

甲状腺呈"H"型，由左右两侧叶和连接两侧叶的较狭窄的峡部组成。成人甲状腺一般重 25~30g。在甲状腺的左右两侧叶的背面，附着四个甲状旁腺。

甲状腺有两层结缔组织被膜，内层即内被膜，也称真被膜，为颈内筋膜脏层，是一薄层结缔组织，紧贴甲状腺实质表面，并深入甲状腺组织中，将甲状腺分隔成大小不等的小叶。外层即甲状腺鞘，又叫外被膜或假囊，为颈内筋膜壁层，形如腹膜。外被膜在峡部的侧叶上方增厚成甲状腺悬韧带，把甲状腺固定于喉软骨和气管软骨上，所以甲状腺随吞咽上下移动。两层被膜间为疏松结缔组织。

正常人体含碘约 50mg，其中 1/5 在甲状腺内，碘在甲状腺组织中的浓度比身体其他器官和组织中的浓度要高出数千倍。甲状腺的主要生理作用，是将无机碘化合物合成甲状腺素，这是一种有机结合碘。甲状腺激素对能量代谢和物质代谢都有显著影响，不但加速一切细胞的氧化率，全面提高人体的代谢，同时促进蛋白质、碳水化合物和脂肪的分解。此外，还严重影响体内水的代谢，促进尿量的排出增多。反之，在甲状腺功能减退时，就会引起人体代谢的全面降低及体内水的积蓄，临床上则可出现黏液性水肿。

三、甲状腺的毗邻关系——颈部大体解剖

颈部的上限为下颌骨下缘，延经下颌骨、乳突，终于上项线，其下限起自胸骨颈静脉切迹、胸锁关节、锁骨肩峰和第七颈椎棘突的连线。

颈部皮肤深面软组织由浅至深被结缔组织筋膜分隔成多层，依次为颈浅筋膜及颈深筋膜。颈浅筋膜位于颈部皮肤下，包绕颈部浅层，颈阔肌位于其中，并有颈前静脉、颈浅静脉、颈皮神经走行其中。颈深筋膜分浅层、中层和深层。

颈深筋膜浅层包绕整个颈部，其上方附着于枕外隆凸、上项线、乳突底、颧

骨和下颌骨下缘，下方附着于肩峰、锁骨和胸骨柄。其中包绕着颌下腺和腮腺、斜方肌、胸锁乳突肌、副神经等。

颈深筋膜中层又称颈内筋膜，分为脏层和壁层。脏层包绕颈部器官甲状腺、咽喉、气管、食管的表面。壁层上连舌骨下入胸腔，连于大血管和心包表面纤维被膜。此层筋膜在外侧形成颈鞘或颈血管鞘包绕颈总动脉、颈内静脉和迷走神经，在前形成甲状腺外被膜。外被膜在甲状腺前的一层为甲状腺前筋膜，在甲状腺后的一层为气管前筋膜，在甲状腺叶和气管前筋膜之间有甲状旁腺。颈深筋膜中层还包绕着舌骨下肌群、颈总动脉、颈外动脉、颈内动脉、颈内静脉、迷走神经、喉上神经、喉返神经等。

颈深筋膜深层上连颅底，下至后纵隔，移行为胸内筋膜。颈深筋膜深层内有颈椎肌肉群、膈神经、颈交感神经干等。

四、病因病机

瘿病发于颈部，颈前属任脉之所主，任脉起于少腹中极穴下，沿腹和胸部正中线直上抵达咽喉，再上至颏部经过面部进入两目。颈前亦属督脉之分支，因为督脉其少腹直上者，贯脐中央，上贯心、入喉。任督两脉皆系于肝肾，且肝肾之经脉都循喉咙。所以颈前部位的瘿病与任、督、肝、肾经络和脏腑有一定联系。手太阴肺经可至咽喉；手厥阴心包经的分支夹食道上行连于目系；手阳明大肠经的分支从锁骨上窝上行经颈部至两颊；手少阳三焦经分支从膻中分出，上行出缺盆，至肩部、到项，沿耳后（乳突）直上出耳上角；手太阳小肠经的分支沿颈侧上行至面；足阳明胃经在下颌及结喉旁走行；足少阳胆经的分支经下颌角部下行至颈部；足太阴脾经穿过膈肌，沿食道两旁连舌本。因此，瘿病是多脏腑、多经络病变的结果，陈实功的《外科正宗》论瘿病"乃五脏瘀血、浊气、痰滞而成"，又因颈部位于人体上部，故易受风热痰邪侵袭。

1. 气滞

气是维持人体生命活动的重要物质，是人体生命活动的功能表现，又是体现生命功能的动力。气是物质、功能、动力三位一体，即物质释放出能量，能量转化为动力。在正常的情况下体内各种气都在发挥其功能，如肺气主宣发肃降、肝气主疏泄、脾气主运化、肾气主气化、心气主推动心血运行等。如饮食过偏（长期食用缺碘的水或食物）及情志抑郁，可损伤肝脾，而形成气郁、气滞的病理现象，气郁、气滞日久聚而成形，成为气瘿。

2. 血瘀

气为血帅，气行则血行，说明血的阻滞凝结，多由气滞不畅所致。此外六淫之寒邪、热邪、湿邪、风邪及痰浊之邪皆可阻滞气机、阻塞脉道，而使血液瘀凝。各种原因引起血液凝滞日久，则成癥结肿块，如发于颈部的石瘿。

气滞与血瘀形成的肿块有如下区别：气滞为功能障碍性肿块，多为良性；血瘀为组织器官实质性病变肿块，多为恶性。

3. 痰凝

痰是一种病理产物，可因外感风热痰邪、肝脾两伤生痰、体质虚弱生痰等多种原因引起。肝、肾、脾、胃、肺、胆、三焦的经络均循行或络属于颈部，其病理变化也可生痰，上注于颈部而形成肿块瘿疾。如：脾胃为生痰之源，肺为贮痰之器，三焦和胆的湿热相熬生痰上注，肝肾虚热也可炼液成痰。各种原因所致的痰邪凝于结喉两侧及颈颌部可成为肉瘿和其他性质的肿块。

4. 外感六淫

颈部为人体上部，易受风温或寒冷侵犯，又风邪常夹痰邪，成为风热痰或风寒痰，瘀结于颈部而成为瘿痈，或成为其他瘿病。

瘿病的病因病机还有冲任失调、肝肾不足、心火妄动等，而主要的因素是气滞、血瘀、痰凝，有的情况下，气滞、血瘀、痰凝可相互交结，成为更为复杂、互为因果的病因病机。因为颈部属任脉、属阴的经络较多，因此这种凝滞不像疮疡那样易于化热、腐肉、成脓，而是瘀毒互结性质的肿块。

五、辨证论治

1. 理气解郁法

适用于发病与精神因素有关者，即肿块可随喜怒而消长，痛胀可因情绪而加重或减轻。肿块漫肿软绵为气滞，坚硬如石为气结，伴胸胁胀痛、易怒、舌苔薄白、脉弦滑。如气瘿病证等。方药选用逍遥散合四海舒郁丸加减。常用药物多为疏肝理脾和消瘿之药，如柴胡、川楝子、橘核、荔枝核、青皮、陈皮、九香虫、厚朴、枳实、枳壳、郁金、海藻、青木香等。

2. 活血化瘀法

适用于瘿病肿块色紫坚硬，或不能随吞咽动作上下移动，或肿块表面青筋盘曲及网布红丝，有固定性疼痛，舌质紫暗有瘀点瘀斑，脉濡涩。如石瘿病证等。方用桃红四物汤加减。常用药物多为破气祛瘀、化痰解毒消瘿之药，如桃红、红花、三棱、莪术、乳香、没药、土鳖虫、守宫、黄药子、山慈菇、猫爪草、菝葜、半枝莲、青皮、橘核等。此类药性质猛烈，意在攻坚，若体质虚弱者，可适当配合口服生脉饮及其他扶正合剂。

3. 化痰软坚法

适用于肿块位于颈部皮里膜外，按之坚实或有囊性感，尚可随吞咽上下移动，肿块的患部无红、热变化，舌苔白，舌质淡，脉弦滑。如肉瘿病证等。方用海藻玉壶汤加减，常用咸寒软坚化痰之药，如玄参、牡蛎、夏枯草、海藻、昆布、川贝母、香附等，此方适用于偏于热痰者。若偏于寒痰者可选用阳和汤加减，常用鹿角霜、白芥子、法半夏、海藻、昆布、黄药子、猫爪草等。

4. 解表散结法

适用于肿块较为宣浮肿胀，肿势不能局限而界限不清楚，质地较软，或木硬胀痛，或局部皮肤有红热现象，舌苔薄白或薄黄，舌质淡红，脉浮。如瘿痈、涎腺肿瘤及其他瘿证。若为风热痰邪瘀结者，宜疏风清热、化痰解毒，方用普济消毒饮化裁，主要药物有玄参、桔梗、板蓝根、马勃、僵蚕、牛蒡子、桑叶、野菊花、夏枯草、川贝母等。若为风寒痰邪瘀结者，宜疏风散寒、化痰散结，方用万灵丹加减，本方能发散寒毒、顺气搜风、通行经络，常用药物有苍术、天麻、麻黄、全蝎、白芥子、猫爪草、浙贝母等。

5. 调摄冲任法

适用于瘿病有肝肾亏损之证，有颧红、盗汗、耳鸣、头晕目眩，或腰膝酸痛，或月经不调，或烦躁易怒。总宜调摄冲任，可辨证选用右归丸或左归丸加减。若合并心火妄动，症见心悸、心烦、失眠、口苦、舌尖红、脉数者，可在左归丸基础上加清心火之药，如黄连、栀子、麦冬、莲子心等；或用交泰丸加减治疗，以交通心肾，则可使心火不能独亢。

上述诸法应根据临床具体情况，灵活变通，如：气滞与血瘀可互为因果；气滞常为痰凝的先着，而痰凝又可阻塞气机；气滞、血瘀、痰凝也可相互交结；外感之邪常与内生的邪毒并存；各种邪毒蕴久都可化毒生热。此外，虚实夹杂、寒热夹杂，多种因素可混合致病。在辨证论治中必须加以全面的思考，方能取得满意的疗效。

六、成药验方

（1）新癀片　每次4片，每日3次。

（2）西黄丸　每次2丸，每日2次。

（3）逍遥丸　每次6g，每日3次。

（4）小金胶囊　每次0.35g×4粒，每日2次。

（5）神效开结散　治瘿疾不论年岁极验。沉香、木香各30g，橘红120g，猪靥10个，珍珠49粒，共研为末，每次服3g，睡前酒送服。忌食碱酸油腻涩气等物。

瘿痈

瘿痈泛指甲状腺炎症，是由于化脓性细菌、病毒以及各种理化因素和自身免疫反应等因素引起。临床上可分为急性化脓性、亚急性病毒性、慢性自身免疫性三种类型。各类型瘿痈除有局部症状外，多伴有不同程度的全身反应。各种瘿痈不仅起病缓急、病程长短不同，而且病因病机和临床表现也不相同。

中医古代文献没有瘿痈病名记载，而把瘿痈的病证混杂于气瘿、肉瘿和石瘿之中。另外在锁喉痈中也包含瘿痈的有关内容。

一、病因病机

1.外感风温、风热

风邪犯上，热性上炎，易于侵犯颈喉，以致局部经络阻塞、气血凝滞，形成肿胀结块；不通则有疼痛；又邪热瘀阻，可以化热、腐肉、成脓；风热犯于肺卫，故有发热、乏力等表证可见。

由于放射线大剂量辐射，这种放射性的温热属性物质，可直接杀伤甲状腺组织，以致热毒壅滞于甲状腺组织之中，壅滞又可化热，而热毒炽盛，邪热入血，不仅有局部的肿胀、疼痛，而且毒邪内扰，则耗伤气阴、损害脏腑。

2.脾肾气虚，外感风痰

卫气根源于下焦、生发于中焦，脾肾气虚，则卫气不足，卫外不固，而易于感受风热痰邪。另一方面，脾肾气虚则水湿不运，蕴而化痰。外感之风热痰与内生之湿痰相结合，搏于颈喉甲状腺发生肿块和疼痛。又因素体阳气不足，故邪气凝滞不能从热而化而成结节；或阳气进一步损伤，出现阳虚证。但是极少数病例也可以化热，出现气阴两伤。

3.气阴两伤

外感风温热邪或内伤感邪等均可耗伤气阴。若素体偏于阳气虚，则成为阳气虚弱证，出现阳虚生寒的机体能量代谢不足的甲状腺功能减退症。若素体偏于肝肾阴亏，则易成为阴虚火旺证，多出现心火亢盛、肝胃火热的机体能量代谢过旺的甲状腺功能亢进症。

4.寒痰凝滞

素体肾阳不足，易于外感寒痰之邪，或内因脾肾气化不利而内生痰邪，均可循经结于颈喉，形成甲状腺的慢性结节性肿块。

二、临床表现

1.急性甲状腺炎

急性甲状腺炎是由多种细菌感染或辐射损伤引起的。最常见的是由化脓性细菌感染所致，也有不少由放射性元素引起。

（1）急性化脓性甲状腺炎　多由化脓性细菌引起。感染途径可经血行、淋巴或邻近组织的化脓性病灶侵入甲状腺，或施行甲状腺穿刺而感染引起。局部症状为表面皮肤红、肿、热、痛，腺体肿胀，肿块的边缘不清楚。也可在甲状腺局部出现硬结性肿块，压痛不明显，严重者可以形成脓肿。可伴有发热、乏力、全身不适等感染症状。本病痊愈后很少引起甲状腺功能障碍。

（2）急性放射性甲状腺炎　碘131治疗甲亢过程中，有4%~5%的患者会发生急性甲状腺炎。一般在急性辐射损伤后2周内发生。由于大剂量的辐射，使甲状腺组织水肿、充血，甚至甲状腺滤泡被破坏，而较多的甲状腺球蛋白释放入血液，出现全身和局部症状。局部症状为皮肤痒痛不适，有压迫感，咽痛，吞咽困难，甲状腺触痛明显。全身症状可有低热、乏力、心慌。重症放射性损伤可引起心悸、多汗、头晕、手颤等甲亢症状，甚至可导致甲状腺危象。

2.亚急性甲状腺炎

亚急性甲状腺炎又称为病毒性甲状腺炎、肉芽肿性甲状腺炎。各种年龄都有发生，但以20~50岁为多见，女性占多数。常发生于流感和流行性腮腺炎之后，一年四季均可发病。

本病发病较急，先出现发热、头痛、身体酸痛乏力、咽痛等症状。由于甲状腺滤泡被破坏，过多的甲状腺激素释放入血，患者可出现烦躁不安、心慌、无力、多汗、手颤、消瘦等甲亢症状。心率加快和体温升高程度不成比例，这是本病的一个临床特点。另一个特点是甲状腺局部肿痛。甲状腺呈弥漫性肿大或结节性肿大，一般为轻度或中度肿大，质地硬，表面可不平，活动良好，局部皮肤无充血，表现为自觉疼痛、触痛和放射痛，可放射至下颌、同侧齿槽、耳后、枕、肩和胸部，说话、吞咽、转动颈部时疼痛加剧。周围淋巴结不肿大。上述症状持续2~3个月可逐渐缓解，少数患者可反复发作。经合理治疗，本病可痊愈，极少数遗留甲状腺功能异常。少数患者无典型症状，仅以甲状腺结节为主要表现，而往往误认为甲状腺肿瘤而行手术治疗。根据临床表现，本病又可分为急性期、缓解期和恢复期。

3.慢性甲状腺炎

慢性甲状腺炎又称为桥本甲状腺炎、自身免疫性甲状腺炎、淋巴性甲状腺肿。

本病为典型的自身免疫性疾病。本病的发生可能基于先天免疫监护功能缺陷，在某一特定条件下，产生甲状腺自身抗体，形成抗原－抗体复合物，以致激活 K 细胞，使之产生细胞毒素，使甲状腺上皮细胞受到破坏，而造成自身免疫性甲状腺炎。

本病多发生于 35~55 岁，平均年龄约为 43.92 岁。多见于女性。起病隐匿，发展缓慢，常无特殊感觉，而主要表现为甲状腺肿大，呈弥漫性，峡部更明显，硬度如橡皮样也可正常，表面光滑有结节，周围淋巴结不肿大。少数患者可合并甲亢，但本病最终发展为甲状腺功能减退者较多。本病在地方性甲状腺肿中发生率较常人高，本病也可合并甲状腺腺瘤、甲状腺癌，或其他自身免疫性疾病。

4. 纤维性甲状腺炎

纤维性甲状腺炎也称硬化性甲状腺炎、侵袭性纤维性甲状腺炎。多发于中年妇女，属于慢性甲状腺炎的范畴。

本病起病缓慢，初为小结节，甲状腺可以正常大小或稍增大。结节坚硬异常，无触痛，因和周围组织粘连而不随吞咽上下活动。当纤维组织侵袭到甲状腺以外器官时，即产生呼吸困难、声音嘶哑、吞咽障碍等压迫症状。本病一般无发热、乏力等全身症状。

三、辨证论治

瘿痈的类型虽然较多，但其病因病机之间尚有一定的联系，如外感风温、风热和脾肾气虚、外感风痰两病机，都有外感的一面，只不过一个以外感为主，一个以内伤为主，它们都可以耗伤气阴和损伤脏腑。根据各类型甲状腺炎的临床特点归类，可分为外感风温风热证、脾肾气虚兼外感证、气阴两伤证、寒痰凝滞证四种证型。

1. 外感风温风热证

多见于急性和亚急性甲状腺炎。因风温、风热蕴滞，局部气血凝滞，故甲状腺表面皮肤红肿热痛；瘀滞化热，腐肉成脓，故可使甲状腺组织化脓，则甲状腺肿胀、压之有波动感。若因素体偏阳气不足，则蕴滞不易化热，故也可以出现局部的硬性肿块。风温热邪客于卫气分，故有发热、口渴、乏力及全身不适之症状。

被放射线辐射过度，也是一种热力性邪毒。这种热力性邪毒伤害局部甲状腺组织，不像外感风温、风热那样腐败成脓，而是取"热性丰隆""热性则胀"的病理改变，使甲状腺组织充血、水肿或滤泡破坏，产生毒热物质；当毒热物质客于脏腑，可耗气伤阴或损伤脏腑，出现低热、乏力、心慌、心悸、多汗、头晕、手颤等症状。

由病毒引起的非化脓性的亚急性甲状腺炎，往往先出现发热、头痛、全身酸困无力、咽痛等症状，这是风温、痰热之邪入于肺卫的症状。这种风温、痰热之邪对局部甲状腺组织的损害和放射线的热力性邪毒几乎同样，而且易感此邪的患者，大多肝肾阴虚，故热邪更易伤肝肾之阴，而出现烦躁不安、心慌、多汗、手颤等症状。局部仍因邪毒蕴结而出现甲状腺局部肿痛。

治宜疏风清热化痰。方选牛蒡解肌汤合五味消毒饮加减，若已成脓则用仙方活命饮加减。如系放射性甲状腺炎或病毒性甲状腺炎，出现毒热内扰等证，可用普济消毒饮加减。常用化痰消肿药有天竺黄、胆南星、川贝母、竹茹等；常用清咽护膈药有山豆根、马勃、射干、藏青果、桔梗等。

2. 脾肾气虚兼外感证

多见于慢性、自身免疫性甲状腺炎。主要表现为甲状腺弥漫性肿大，其峡部更明显，质硬如橡皮，周围淋巴结不肿大，起病缓慢，常无特殊感觉。因脾肾气虚，气化不利而内生湿痰，加之外感痰邪，阴邪结滞于颈前，故局部症状进展缓慢。因湿痰伤阳加之素体阳气不足，故本病患者最终发展为甲状腺功能减退者较多。

治宜补益脾肾、化痰理湿。方选参苓白术散合二仙汤、二陈汤加减。可加白芥子、猫爪草、莪术、全蝎、香附等加强化痰散结的作用。

3. 气阴两伤证

多由放射性甲状腺炎和病毒引起的亚急性甲状腺炎的毒热引起。毒热有耗气伤阴的病理作用。若患者阳气耗伤为主，即可出现甲状腺功能衰退症，如怕冷、少汗、疲乏无力、精神不振、反应迟钝、体重增加、黏液性水肿等。若患者阴液耗伤为主，则可发生阴伤毒热证的甲状腺功能亢进症，主要表现为心慌心悸、易饥饿、消瘦、怕热、多汗、易激动等。

治宜补气养阴。方选生脉饮加减，酌加化痰散结之品。偏阴虚火旺者，宜养阴降火，方选知柏地黄汤加减，酌加泄脏腑热毒之药及益气之品。偏于阳虚寒滞者，宜益肾温阳，方选右归丸加减。

4. 寒痰凝滞证

多见于纤维性甲状腺炎。此外亚急性甲状腺炎缓解期也可遗留甲状腺硬结，慢性自身免疫性甲状腺炎也可表现为硬结。这类结节质地比较坚硬，一般为无痛性，而自觉症状不明显。

治宜温阳散寒化痰。方选阳和汤合二陈汤加减。可加橘核、荔枝核、香附、丹参、红花等加强散结的作用。

四、外治法

（1）急性化脓性瘰疬　可用金黄膏、玉露膏外敷；或用天仙子以水调成饼状外敷。

（2）亚急性、慢性瘰疬　可用紫金锭研末，醋调外涂；或用七叶一枝花根茎用醋磨汁外搽；或用冲和膏外敷。

论　瘤

本文论述的瘤病，基本属于体表肿瘤范畴，其中包括软组织肿瘤和骨肿瘤。这些肿瘤都有肿块外形呈现于体表或者通过简单的触诊即可扪得。另外软组织内一些非肿瘤性肿块，也具有这一特点，所以也应该包括在本章节之内。

一、概述

瘤者，留滞不去之意。《灵枢·刺节真邪》说："虚邪之入于身也深，寒与热相搏，久留而内著……有所疾前筋，筋屈不得伸，邪气居其间而不反，发于筋瘤。有所结，气归之，卫气留之，不得反，津液久留，合而为肠瘤，久者数岁乃成，以手按之柔。已有所结，气归之，津液留之，邪气中之，凝结日以易甚，连以聚居，为昔瘤，以手按之坚。有所结，深中骨，气因于骨，骨与气并，日以益大，则为骨瘤。有所结，中于肉，宗气归之，邪留而不去，有热则化而为脓，无热则为肉瘤。"这里指出了瘤是由于邪气留滞与气、津液等凝结而成筋瘤、肠瘤、昔瘤、骨瘤等。历代文献都有一些关于瘤的论述，如《诸病源候论》有关于瘤的症状和注意事项的论述。《三因极一病证方论》将瘤分为骨瘤、脂瘤、气瘤、肉瘤、脓瘤、血瘤六种。《薛氏医案·外科枢要》及《外科正宗》等文献，根据瘤发生的皮、肉、筋、脉、骨部位，并与五脏配套，将瘤具体分类为气瘤、肉瘤、血瘤、筋瘤、骨瘤。以后各家文献还有脂瘤、胎瘤、胶瘤、发瘤、红丝瘤、黑砂瘤、虱瘤、物瘤等多种瘤病。对瘤的性质认识方面，大多认为瘤属良性，但也有关于瘤属恶性肿瘤的论述，如《外科正宗》论骨瘤是"形色紫黑，坚硬如石，疙瘩高起，推之不移，昂昂坚贴于骨"，这相当于现代骨肉瘤的症状。

软组织肿瘤和骨肿瘤有良性和恶性之分，一般将良性肿瘤称为"瘤"，而将恶性肿瘤称为"肉瘤"。软组织的范围很广，广义地说，除皮肤表皮及附件、内脏、骨骼以及淋巴结外，其余都属于软组织，它包括了黏液、纤维、脂肪、平滑肌、横纹肌、间皮、滑膜、血管、淋巴管、周围神经系统等。所以单纯依靠传统的五脏归类法来概括软组织肿瘤和骨肿瘤，显然是不太符合临床实际的，有碍中医对体表肿瘤的辨证和治疗。

体表肿瘤属于中医外科肿疡的范畴，中医外科最早只分为肿疡和溃疡两大类，肿疡泛指一切体表未溃之肿块，包括了体表肿瘤和体表非肿瘤肿物在内。要在继承的基础上，研究和发展中医外科肿疡的学术水平和临床技能，就必须对体表肿瘤和肿块作出基本能符合临床实际需要的整理和研讨。

二、病因病机

古代论瘤的病因有两种看法。《灵枢·刺节真邪》论瘤，认为瘤与外感邪气有关，而《外科正宗》则认为瘤不是外邪与内正搏结凝滞产生的，而主要是由于五脏病变而发生的。这种对瘤的病因病机偏执于一方的观点都是局限的。因为外因致病要通过内因起作用，而脏腑功能紊乱和阴阳气血失调，与机体外环境紊乱也密切相关。因此综合历代各家论述，瘤的病因病机可分如下方面。

1. 外邪入侵

六淫邪毒、疫疠邪毒等外邪入侵人体，"寒与热相搏，久留而内著……结，气归之，卫气留之，不得反，津液久留……凝结日以易甚"而成。也就是说外感邪气，留结于体内，并与气、血、津、液等凝结而成为瘤病。

2. 阳虚凝聚

上述病理变化，若人体阳气不虚，则可凝滞化热，而成为化脓性感染的疾病；若素体阳气亏弱，则凝滞不能热化，而寒凝为瘤。

3. 脏腑失调

陈实功等人认为，瘤是由于"五脏瘀血、浊气、痰凝而成"，而脏腑功能紊乱，不仅可由五脏生态关系紊乱引起，更可以由外邪入侵、阴阳失调所致。脏腑功能紊乱可产生致瘤形成的病理产物，如：肝气不舒、心气不足，邪凝气机，都可产生瘀血；肝郁、脾结、肺气不调等可产生浊气；脾气不运、肺失宣降，火邪炼液可内生痰邪，以致瘀血、浊气、痰凝结成瘤病。

4. 瘤结于表

本文论述的瘤，系指体表肿瘤或肿物。不管是由哪一种原因而发生的瘤病，它们的病位都在皮里膜外、皮肉之间、皮肉以下，共同特点是有外形征象可见。中医外科的表证尚包括有外形显露于体表的表证。外形显露明显，病邪凝结于表；外形显露不很明显，病邪凝结在半表半里。

综上所述，瘤病是由于外邪入侵、脏腑功能紊乱等原因，使瘀血、浊气、痰凝滞结于皮里膜外、皮肉之间、皮肉以下，由于素体阳气不足，这种凝滞很难从热而化，而凝滞为瘤。由于它生长的部位较浅，所以有外形征象可见，但是这种表证不是新感邪气犯表，而是邪毒凝滞在表或五脏之毒外达结于表。

三、临床表现

体表软组织肿瘤可发生于全身各处的软组织，不同类型与发生部位不同的肿瘤各具特点。此外，骨肿瘤和其他软组织非肿瘤性肿物也是如此。

1. 好发部位

肿瘤生长的部位有时可提示它的起源，如：纤维肉瘤大多来自躯干的皮肤和皮下组织；脂肪肉瘤多来自脂肪组织较多的臀部和大腿；滑膜肉瘤多来自下肢和上肢大关节附近；横纹肌肉瘤好发在下肢肌层内；平滑肌肉瘤以躯干和腹腔较多见。软组织的常见良性肿瘤，虽然分布很广，但多见于皮肤及皮下组织；脂肪瘤多发生于任何有脂肪的部位；纤维瘤均发生于皮内、皮下、浅表筋膜或腱鞘等处；滑膜瘤大都来自腱鞘及滑囊，绝大多数位于手足，越近肢体远端则越多；软组织平滑肌瘤主要发于皮肤及皮下组织；骨肿瘤发于四肢长骨较躯干骨多；软骨瘤多发生于手足短骨。

2. 疼痛

软组织肉瘤常为无痛肿块，但有的也伴有疼痛。某些纤维肉瘤和滑膜肉瘤，发生的初期没有疼痛，到复发后才疼痛。良性骨肿瘤有轻度疼痛，而恶性肉瘤则呈钻孔样疼痛。若肿瘤生长快，压迫或浸润神经时则导致顽固性疼痛。

3. 体积

良性肿瘤生长缓慢，体积一般较小，但有的可以长得很大，有时仅针头大小即可引起患者重视。如皮肤平滑肌瘤常有疼痛，假肉瘤性筋膜炎也常有压痛，就诊时体积却比较小；又如脂肪瘤、脂肪肉瘤等，由于早期症状少而轻，就诊时瘤的体积多已较大。恶性肿瘤生长快，体积一般较大，如平滑肌肉瘤、横纹肌肉瘤、滑膜肉瘤、骨肉瘤等，直径多超过5cm。

4. 硬度

软组织肿瘤的硬度可因其血液供应和病理类型的不同而有差别。良性肿瘤中胶原纤维、纤维细胞或平滑肌细胞成分多的质地比较坚硬，如纤维瘤、平滑肌瘤等；纤维成分少的或血管淋巴管成分多的，质地就比较软，如脂肪瘤等。软组织肉瘤恶性程度高的质地大都比较软，纤维成分少的脂肪肉瘤和黏液肉瘤质地较软，纤维成分多的高分化纤维肉瘤较坚硬；如果肿瘤位置较深，在局部组织较紧张时呈假坚硬感。骨肿瘤的质地多坚硬。

5. 活动度

软组织肿瘤的活动度与其发生部位和病期有关。良性或低度恶性的一般较易活动。生长于肌层内的肿瘤,当肌肉放松时可左右推动,肌肉收缩时则固定。高度恶性的肉瘤和骨肿瘤呈浸润生长,也是固定不移的。

6. 表面温度

肿瘤如位于浅部,血管供应丰富或因肿瘤细胞代谢旺盛,局部皮肤温度可较周围为高。

7. 皮肤表面的表现

神经纤维瘤皮肤有淡褐色斑。隆起性皮纤维肉瘤有典型的光滑、萎缩,伴有毛细血管扩张的表皮。其他常见的肉瘤因多发生在较深部,在初发时表面皮肤是正常的,但由于生长迅速很快就可以累及表面皮肤形成溃疡。

8. 发展速度

良性肿瘤一般生长较慢,病史可长;但低恶性的肉瘤亦可生长较慢。有的良性肿瘤存在多年,突然增长速度变快,应考虑有恶变可能。

9. 区域性淋巴肿大

软组织肉瘤远处转移常见,但有时也可以有区域性淋巴结转移。

四、辨证论治

尽管本文论述的体表肿瘤和肿块种类较多,但根据其症状和发病机制可以把它们分成肾气不足证、肝脾郁结证、气血瘀滞证、瘀毒化热证四个证型。

1. 肾气不足证

肿块质硬,无痛或一般不痛,增长缓慢,局部皮温低,颜色暗淡,或色褐或灰黑。舌苔薄白,舌质淡红,脉沉细或细弱。

治宜温肾益气、散寒化毒。方选二仙汤或右归丸合万灵丹加减。常用药物有鹿角霜、鹿角胶、白芥子、制附子、菟丝子、补骨脂、仙茅、淫羊藿、细辛、麻黄、肉桂、小茴香等。

2. 肝脾郁结证

肿块质韧或有囊性感,具有不同程度的酸胀痛,有的可随喜怒而肿块大小消长,与周围组织有一定的粘连,活动度较差;或肿块质地柔软,边界不清,无自觉痛,无压痛;有的只有疼痛不适之症状,而肿块小如针头,极少数的只有疼痛而摸不到肿块。舌苔黄微腻,舌质红,脉弦或弦滑。

治宜疏肝理脾、化痰散结。方选通气散坚丸或顺气归脾丸或逍遥散合二陈汤加减。常用药物有青皮、陈皮、香附、郁金、台乌、厚朴、橘核、九香虫、枳壳、枳实、海藻、昆布、胆南星、僵蚕、山慈菇、猫爪草、夏枯草、白芥子等。

3.气血瘀滞证

肿块坚硬如石，表面高低不平，与周围组织粘连固定，推之不活动。肿块表皮可有血管怒张，疼痛或剧烈疼痛，或伴放射性麻木或疼痛，或病变处肌肉萎缩。舌苔黄，舌质红有瘀斑，脉弦涩。

治宜活血化瘀、解毒散结。方选活血散瘀汤加减。常用药物有柴胡、天花粉、三棱、莪术、楤木、鬼箭羽、土鳖虫、水蛭、䗪虫、白花蛇舌草、半枝莲、七叶一枝花、十大功劳等。

4.瘀毒化热证

肿块上皮肤萎缩变薄，轻度灼热、红斑、水肿、溃疡，极易出血，可伴有轻度发热及头痛等全身不适。或红色软性肿瘤，高出皮肤，易出血和感染。此外，肝脾郁结证和气血瘀滞证，瘀久也有可能化为热毒，而出现肿块增大膨胀、发热、疼痛等症状。

治宜凉血活血、清热解毒。方选芩连二母丸或犀角地黄汤合五味消毒饮；若在头面部则合普济消毒饮，在躯干部合黄连解毒汤，在下肢合五神汤，在上肢合五味消毒饮。常用药物有羚羊角、生石膏、生玳瑁、紫草、赤芍、牡丹皮、生地黄、生槐花、鸡冠花、半枝莲、半边莲、知母、黄柏等。

五、成药验方

（1）六军丸　蜈蚣（去头、足）、蝉蜕、全蝎、僵蚕、夜明砂、穿山甲各等份为末，神曲糊为丸，粟米大，朱砂为衣。每次服1g，每日2次。

（2）小金胶囊　每次4粒，每日2次。

（3）新癀片　每次4片，每日3次。

（4）大黄䗪虫丸　每次1丸，每日2次。

（5）散结灵　每次4片，每日3次。

（6）六神丸　每次10粒，每日2次。

（7）西黄丸　每次2小丸，每日2次。

六、外治法

（1）阳和解凝膏外贴。

（2）阿魏化痞膏外敷。

（3）消瘤二反膏外敷。

（4）天仙子适量，水调外敷。

体表非肿瘤性肿块

体表非肿瘤性肿块病变具有肿块的特点，但它不是肿瘤。本节论述的浅表肿物，是指肉眼看得见的，或经过简单的触诊即能诊断的体表局限性肿块。它们多数是独立性的疾病，也有一些是全身性疾患的一个表现。

体表非肿瘤性肿块就病变性质来说，包括了炎症、发育异常、增生或退行性变，还包括外伤、寄生虫、过敏、代谢障碍及其他不明原因所致的肿块性疾病。因此，体表非肿瘤性肿块，是中医外科临床中常见的疾病。本着从临床实际需要出发，本章辟专节讨论体表非肿瘤性肿块，着重论述感染性结节、囊虫病、胸与腹壁结核、局限性骨化性肌炎、慢性滑囊炎、痛风石等。

中医古文献没有特指体表非肿瘤性肿块的论述，而散载于瘿瘤疾病之中，如中医外科文献中所记载的"结核""发瘤""蛔虫瘤""蛆瘤""虱瘤"等，有的可能属于体表非肿瘤性肿块，可以作为我们整理和发掘体表非肿瘤性肿块的借鉴。

一、病因病机

体表非肿瘤性肿块大多表现为局限性增生积聚性的肿块，多为阴邪或半阴半阳之邪瘀滞而致，既有瘀滞增生的形态，又有气滞血瘀的病理产物。

1. 湿热滞结

湿热之邪滞结于体表，阻塞气机，湿热与瘀血、浊气互结，形成局限性肿块。湿热滞结亦可化毒，使滞结更甚。

2. 虫湿蕴阻

感染了猪绦虫以及其他寄生虫，虫卵或幼虫随血液运行停留或寄生于人体体表组织而形成肿块。虫多夹湿，虫湿蕴阻，局部经络不通，瘀滞结聚而成肿块。

3. 寒痰结聚

素体阳气亏损，以致不能抗御寒痰湿浊之邪，结于胸壁、腹壁及其他部位而成局限性的肿块。或因外伤，寒痰湿邪乘虚入侵，与瘀血互结而成硬质肿块。

4. 风湿热结

因肝脾功能失调，内生风湿热邪，循经外达于关节等处，加之复感风寒湿热之邪，使局部滞结更甚。若以热邪为主，或蕴化热毒，则红肿热痛、肿块结硬；若寒湿甚，则以结硬疼痛为主。

二、临床表现

（一）一般表现

1.感染性结节

本病是由于局限性感染而形成的结节状肿块。可见于各种年龄。发病隐袭，没有明显的感染史。软组织肿物可发生在各种层次中，大小为 1~3cm。肿物局限，质地较硬，表面不光滑，无压痛，活动度尚可。

2.囊虫病

本病是链状绦虫（猪绦虫）的幼虫——囊尾蚴寄生在人体各组织所引起的肿块性疾病。主要表现为皮下结节，数目可多可少，多则可达数百个；多分布在躯干部及头部；结节呈圆形或卵圆形，直径 0.5~2cm；质地较硬，可活动，没有疼痛及压痛，表面皮肤颜色正常；结节可分批出现，有的可自行消失。如伴有脑囊虫病和眼囊虫病，可有癫痫、视力下降、神经系统的其他症状和眼部炎症等表现。

3.胸壁结核和腹壁结核

（1）胸壁结核　多由于结核杆菌从肺或胸膜的原发病灶侵入胸壁所致。患者可见于任何年龄，以青年人为多。好发于胸壁的前侧。患者多有肺或胸膜结核的病史，也常见有全身结核病的中毒症状。局部在早期没有症状。形成脓肿后则在胸壁上呈现局限性的肿块，肿块常呈半球状的隆起，界限清楚；多无压痛或轻度压痛；有明显的波动感；表面皮肤无红热现象。如病情继续发展，则脓肿渐渐增大，表面皮肤呈暗红色、变薄，最后穿破、溢脓，形成窦道。

（2）腹壁结核　可发生在任何年龄，以青壮年较多。部分病例有结核病的中毒症状。主要表现为局部出现无痛性、缓慢进行性增大的肿物，呈椭圆形或圆形，大部分如鸡蛋大；肿块常略突出，境界不清，摸不清边缘，不活动；皮肤颜色正常；肿物呈囊性感，穿刺可得结核性脓液；肿物无压痛。

4.局限性骨化性肌炎

本病是发生在软组织的一种肿瘤样病变。其发生与外伤有关。好发于青年男性。以易受损伤的股四头肌、股内收肌、上臂肌肉最常见。病变开始时，局部常有疼痛，深处有边界不清的肿块，伴有温度升高及关节功能障碍。经过 2~6 个月的活跃生长以后，肿块变坚实，界限清楚，而疼痛则逐渐消失。有的可以逐渐消退或整个病灶完全骨化，最后表现与骨软骨瘤相似。

5.慢性滑囊炎

滑囊又称滑膜囊或黏液囊，其数目与分布和人的活动有密切关系。有些部位是人人都有的，称恒定滑囊，如肩峰下滑囊、髌前滑囊等。更多的则是在生后为了适应活动的需要而继发的，称为附加滑囊，如跟腱后滑囊等。

慢性滑囊炎造成滑囊积液和局部疼痛，是最常见的体表肿物之一。肿物逐渐增大或偶尔发现，也可在外伤后发现。囊肿的硬度与囊内压力有关，压力大的则较硬，界限清楚，较多见；反之则柔软，界限欠清晰。肿物有囊性感，无压痛，但常可因为摩擦、加压而出现疼痛或加重，为酸性或胀性痛。另外，常可见到滑囊炎的发病因素，如发生外伤、类风湿关节炎、痛风、局部骨突较大或畸形、局部经常受到挤压或摩擦等。

6. 痛风石

痛风石是痛风的症状之一，是尿酸盐等沉积在关节及其附近组织而形成的。好发于中年以上的男性。为关节附近局部一结节，质硬，无压痛，皮色正常。当结石增大时，表面皮肤可变薄、破溃，形成漏管，不易愈合而排出粉笔末状的尿盐结晶。此外还可伴尿路结石、肾功能损害、高血压、动脉硬化等表现。

本病主要表现为一种忽好忽犯、有急性症状的慢性无菌性关节炎，以趾跖关节最多，其次为踝、手腕、膝、肘以及足部其他关节。多在夜间突然感趾跖关节剧痛，局部红肿、发热、压痛及感觉过敏，也可伴有全身发热、头痛、心悸等症状。这种症状历时数日或数周后逐渐消退，关节活动尚可恢复。此后数月或数年后再出现或再度多次发作。当尿酸盐沉积增多，发作逐渐频繁，波及的关节逐渐增多，发作后肿胀也不会全消，即转入慢性期而有关节肥大、畸形、僵硬、活动受限等慢性关节炎表现。

（二）诊断要点

1. 感染性结节

（1）有化脓性感染病史。

（2）病理切片镜检，为纤维组织、炎性细胞浸润、巨噬细胞组成的肉芽结构。

2. 囊虫病

（1）结节肿块主要分布在躯干及头部。

（2）可结合脑部、眼部症状综合分析。

（3）可进行活检术证实。

3. 胸、腹壁结核

（1）根据临床特点诊断。

（2）X线摄片可显示胸、腹壁软组织、肋骨及胸骨的破坏情况。

4. 局限性骨化性肌炎

（1）有肌肉外伤病史。

（2）局部 X 线检查，可见致密的骨化性团块。

5. 慢性滑囊炎

（1）有外伤、类风湿关节炎、痛风等病史。

（2）穿刺抽液，可抽出黏性液体。

6. 痛风石

（1）疼痛性肿块出现在关节附近。

（2）血尿酸盐测定可浓度上升，在 357μmol/L 以上。

（三）鉴别诊断

1. 脂肪瘤

好发于皮下，单发或多发，通常为扁圆形或圆形，质地柔软，无全身性症状。

2. 神经纤维瘤病

有家族史，肿物大小不等，质软，有的有蒂，表皮有咖啡色斑。

3. 滑膜瘤

多发于小关节附近，生长缓慢，病变较小，为圆形、椭圆形或结节状，边界清楚，质地坚韧。多发于指、趾、腕、踝关节，右侧多于左侧。

4. 韧带样纤维瘤

好发于多产妇的腹壁筋膜及肌肉内。30~40 岁发病最多，为一个发展缓慢的肿块，质硬表面光滑，边界清，大小直径为 3~8cm，一般无疼痛。

三、辨证论治

1. 湿热滞结证

肿块的发生与曾经有过化脓性感染有关，或没有明显的感染史。肿块无压痛或轻度压痛，肿块皮肤微红或暗红，质地较坚硬，表面不光滑，肿块与周围有轻度粘连但尚可活动。可伴有纳减或脘腹胀满、便溏，舌苔微黄腻，舌质淡红，脉细数。

治宜理湿解毒化瘀。方选平胃散合仙方活命饮加减。常用药物有苍术、厚朴、金银花、白芷、当归、赤芍、川贝母、天花粉、皂角刺、黄柏、全蝎、土鳖虫等。

2. 虫湿蕴阻证

主要表现为皮下结节，数目可多可少，生长在躯干部及头部，为圆形或卵圆形结节，结节可分批出现，有的可自行消退。有的可伴有虫扰心神的癫狂症，有的可出现虫毒内耗肝血而视力下降，可伴烦躁、胸胁作胀、纳差或嗜食生米等症。舌苔微黄，舌质红，脉弦滑。

治宜杀虫理湿化瘀。方选乌梅汤加减。常用药物有乌梅、百部、细辛、干姜、花椒、甘草、川楝子、芜荑、槟榔、苍术、土茯苓、车前子、香附、赤芍、茜草等。

3. 寒痰结聚证

肿块发生于胸部或腹部或其他部位，局部出现无痛性肿块，缓慢地、进行性地增大，表面皮肤无红热现象。可伴有畏寒，舌苔白，舌质淡红，脉细。病情继续发展，则肿块寒化为热，而肿块皮肤暗红、微热、有波动感，以致穿破溢脓，形成窦道。

治宜散寒祛痰化瘀。方选阳和汤加减。常用药物有鹿角霜、麻黄、白芥子、肉桂、桂枝、猫爪草、浙贝母、橘核、土鳖虫、楤木、鬼箭羽、当归、莪术、红花、桃仁、香附等。

另一类是四肢肌肉因外伤后，肿胀疼痛，并且受伤肿痛之肌肉逐渐温度升高，疼痛加剧，此种瘀滞化热证，在感受寒痰湿邪后，因寒邪收敛凝滞，而肿块缩小，变得很坚实，局部肤温下降，疼痛消失，功能活动障碍。舌苔白腻，舌质淡而有瘀斑，脉沉涩。

4. 风湿热结证

主要表现为关节部位肿胀疼痛，肿块结聚较硬，也有的软而有囊性感。若风热为主，或风湿热蕴化热，则红肿热痛；若风湿为主，则暗红肿痛不热，或单纯肿痛而皮色不变。病证可波及多个关节而有游走倾向。若以湿邪为主则固定于某些关节，并湿滞成石。本病证可伴关节变形、僵硬、活动受限。舌苔微黄或黄腻、白腻，舌质淡红，脉浮数或弦细数。

治宜疏风清热、利湿化瘀。方选祁茜汤（经验方）。常用药物有蕲蛇、茜草、虎杖、制川乌、制草乌、防风、豨莶草、苍术、蚕沙、防己、赤小豆、天花粉、板蓝根、忍冬藤、秦艽、大血藤、鸡血藤、白花蛇舌草等。

四、成药验方

（1）新癀片　每次4片，每日3次。

（2）大活络丸　每次1丸，每日2次。

（3）散结灵片　每次4片，每日2次。

（4）跌打丸　每次1丸，每日2次。

（5）感染性结节验方　七叶一枝花15g，萆薢15g，橘核20g，莪术10g。每日 1 剂，煎 2 次服。

（6）囊虫病验方　芫荑 10g，槟榔 6g。每日 1 剂，连服 15 天。

（7）胸、腹壁结核验方　猫爪草 10g，豨莶草 15g，九香虫 15g，全蝎 3g。每日 1 剂，连服 15 天。

（8）慢性滑囊炎验方　苍术 15g，十大功劳 15g，千斤拔 10g，菝葜 20g。每日 1 剂，水煎 2 次服。

（9）痛风石验方　阿胶 10g，鸡血藤 20g，鸡内金 15g。水煎服，每日 1 剂。

五、外治法

（1）感染性结节　用紫金锭研末醋调外搽。

（2）囊虫病　用二味拔毒散以醋调外搽。

（3）胸、腹壁结核　冲和散或冲和油膏外敷。

（4）骨化性肌炎　金荞麦根粉以醋蜜各半调敷，或用落得打根捣烂外敷。

（5）慢性滑囊炎　用麝香壮骨膏或阳和解凝膏，掺山柰粉少许贴局部。

（6）痛风石　用冲和散或冲和油膏外敷。

论　岩

岩，泛指发生于体表的癌症。在古代，"岩"与"嵒""巖""嵓""癌"通用，都是表示体表部位发生的坚硬如石、状如岩突、形状不规整的恶性肿瘤。

一、概述

癌症是一类严重危害人们健康的常见病、多发病。征服癌症，这是医学科学研究的最高目标之一。癌症是临床各学科共同研究的对象，中医外科主要研究常见体表的恶性肿瘤，它包括了舌岩（舌癌）、茧唇（唇癌）、失荣（颈淋巴结转移癌）、石疽（恶性淋巴肉瘤）、乳岩（乳腺癌）、肾岩（阴茎癌）、肾子岩（睾丸癌）、石瘿（甲状腺癌）、骨癌（骨肉瘤）、锁肛痔（肛管癌）、恶性皮肤肿瘤、体表软组织恶性肿瘤等。根据中医外科学的篇章结构特点及疾病的归类，其中石瘿在瘿病中论述，骨瘤和体表软组织恶性肿瘤在瘤病中论述，锁肛痔在肛肠疾病中论述，恶性皮肤肿瘤在皮肤病中论述。这些癌症和恶性肿瘤共同的特点是肿块高低不平，边缘不规整，质地坚硬如石，推之不活动或活动度差，溃后翻花和流脓血不止，初起无明显全身症状，后期有癌症恶病质发生。

我国很早就有关于肿瘤的记载，在殷墟甲骨文中已有"瘤"这一病名。在公元前12世纪的《周礼》一书中，记载了在周代已有医学分科，中医外科研究和治疗的范围包括了肿疡，即体表一切未溃之肿块，包括了体表的良性和恶性肿瘤。《内经》一书中论述的肿瘤，其中体表肿瘤占大多数。《肘后备急方》有石痈记载，《诸病源候论》说："石痈……其肿结坚实，坚牢有根，核皮相亲，不甚热，微痛……硬如石，故谓之石痈。"说明石痈即恶性体表肿瘤。东轩居士的《卫济宝书》最早使用"癌"，尔后《仁斋直指附遗方论》论癌："癌者，上高下深，岩穴之状，颗颗累赘……毒根深藏，穿孔透里。"至宋元以后，文献中多用"岩"字命名体表恶性肿瘤，此外还用"翻花""恶疮""顽疮"等描述或诊断体表溃破的恶性肿瘤。纵观文献对属于中医外科的体表恶性肿瘤的论述是比较多的，古人认识体表恶性肿瘤也是由浅入深地逐渐总结，积累了不少防治肿瘤的宝贵经验。近40年来，我国出现了不少中医研究肿瘤的专著。全国高等中医院校教材《中医外科学》五版和六版在继承的基础上，有很大的提高，加大了"瘿""瘤""岩"的论述篇幅，把瘤和岩分开专章论述，在病因病机的研究上进行了大胆的探索，在辨证施治、理法方药诸方面，更加接近现代科学，更加符合临床。本章将在上述的基础上，进一步充实有关内容，总结和归纳现代中、西医研究体表恶性肿痛的理论和实践，以求更加深刻和准确地认识体表恶性肿瘤。

二、病因病机

病因是指岩肿发生的原始动因，没有它，岩肿就不会发生。但并不是说有了病因，岩肿就一定会发生。因此，一个岩肿的发生，除了病因之外，还需要有岩肿发病条件。西医学认为，癌瘤是由多种原因引起人体细胞的反应性增生而形成的异常新生物。这种增生组织的细胞具有异常的结构和功能，其生长能力旺盛，与整个身体的代谢不协调。这种增生对人体的危害很大。这种由正常细胞增生而转变为癌细胞的过程叫做"癌变"。这个转变过程的本质、原理及经过，叫做"癌变原理"，即癌的发病机制。医学科学还未能找出恶性肿瘤的单一病因，但多认为，除了各种致癌因素以外，癌症的发病与患者的易感性和遗传因素密切相关。故陈士铎的《外科秘录》说："天地之六气无岁不有，人身之七情何时不发，乃有病者不病者何也？盖气血旺而外邪不能感，气血衰而内正不能拒。"李中梓的《医宗必读》也说："积之成者，正气不足，而后邪气踞之。"说明了恶性肿瘤的病因分内、外二因，而且内因（易感性、遗传因素）是主要的。而在内因研究方面，一致认为精神因素是癌症的重要发病因素。以下就分外因、内因两个方面来论述岩的病因病机。

1. 外因

（1）感受阴毒　这里的阴毒指的是一种很难用肉眼觉察的物质，伤人多可致周身倦息、胸闷不舒、乏力肢软、脱发、少汗等症状。阴毒凝聚于体表组织，致使气血与阴毒结聚而成为岩肿。

放射线是人的肉眼不能看见的，西医学认为它是致癌的一种重要原因。由于天空中存在着宇宙射线及放射线的广泛利用，加之环境污染致臭氧层的破坏，人类接触射线的机会越来越多。放射性物质发放微粒（α 或 β 线）或电磁型（γ 线）的电离辐射，作用于人体体表组织，使细胞癌变，多发生石疽（恶性淋巴肉瘤）、石瘿（甲状腺癌）、骨瘤（骨肉瘤）和皮肤癌等。

（2）感受热邪　热邪作用于人体肌肤，可使皮肤红肿灼痛。邪热壅滞于肌肤可以化毒，热毒与气血互结，而形成某些体表岩肿。

这种热邪不单指气候异常的热，还包括紫外线和热辐射在内，它们作用于体表，可使组织细胞变性而发生癌变。

（3）外感湿热和寒湿毒邪　湿邪具有重浊黏滞的特点，湿邪中人可害人皮肉，同时阻滞气机，伤害脾胃，而使痰湿内生。湿邪最易与热邪、寒邪相结合致病。湿热、寒湿邪毒与体表某些组织相结合，毒瘀互结而成岩肿。

西医学所说的病毒具有湿热或寒湿的性质和特点。肿瘤病毒学的现代研究进展很快，很多实验和临床证明，不少病毒能诱发肿瘤，特别易发生淋巴瘤、肉瘤、乳腺癌等体表恶性癌瘤。

（4）感受特殊邪毒　这种特殊邪毒属化学物质及其他不能用六淫观点来阐述致病机制的毒性物质。这些物质可直接或间接地作用于人体，其邪毒与组织细胞相结合而形成体表岩瘤。

2. 内因

（1）饮食不节　包括营养太过、营养不良及误食毒性食物等，它们可以从各个不同角度来影响机体，而发生体表岩肿。例如嗜食膏粱厚味及辛辣炙煿之品，可伤败脾胃，致湿热痰浊内生，循经输送于体表，留滞结聚而成岩瘤。当然，合理的营养饮食，是气血的化生重要物质，是生成卫气的重要原料，是养先天肾气的物质，可以起到抗癌抑癌的重要作用。

（2）情志失调　历代中医文献都十分强调岩瘤的发生与精神因素具有密切的关系。如《外科正宗》论乳岩的病机说："忧郁伤肝，思虑伤脾，积想在心，所愿不得志者，以致经络痞涩、结聚成核。"说明情志活动是以五脏精气为物质基础；情志活动太过不仅可过度消耗五脏精血，而且导致脏腑功能紊乱，产生郁气、郁痰，阻塞气机，凝滞血运，瘀结于体表成为岩肿。很多研究表明，人的情志失调可以提高个体对癌的易感性。从精神因素研究癌症，是强调生物－心理－社会的医学模式。精神因素不仅是致癌的一个重要原因，而且还影响着癌症的发展、治疗和预后。

（3）先天亏损 肾藏精，为先天之精气。先天之精气是由父母的生殖之精禀赋的。肾的精气可以化生卫气，具有抵抗各种邪毒和维持人体阴阳平衡等功能。若先天禀赋不足或缺陷，可使上述功能障碍。又因为肝藏血，血可化精；肾精不足则需肝血补充，久之可耗伤肝血，致肝肾不足，使冲任失调。因而，体内各种阴阳对立统一的物质失衡、失调，机体内环境紊乱，使机体处于对癌瘤呈易感性的状态，在各种致癌因素作用下，发生体表岩肿。

（4）脾肾气虚 肾为先天之本，脾为后天之本，先天生后天，后天养先天，脾肾同为人体健康的根本。这是因为卫气为脾肾所化生，卫气的卫外作用包括了对外邪侵袭的监视和防御等方面的功能。若脾肾气虚，则卫气亦亏，而监视和防御功能障碍，外邪易于入侵，使体表细胞突变，形成岩肿。

通过上述的分析可以看出，体表岩瘤的发生存在一个机体的易感性问题，情志失调、肝肾亏损、脾肾气虚等，可使脏腑功能紊乱、阴阳失调、正气不足，易于感受各种邪毒，从而导致气机不畅，气血运行失常，发生局部气滞、血瘀、痰凝、湿热、寒湿、阴毒等结聚不散而形成岩肿。所以体表岩瘤的病因病机特点是正气亏虚为本，气滞、血瘀、痰凝、湿热、寒湿、阴毒结聚为标，本虚而标实。

三、临床表现

1.早期诊断

体表癌瘤的早期诊断，是指在癌或肉瘤的发生、发展过程中，其病变尚局限于器官组织的一小部分，并未侵犯周围器官组织，也未发生局部淋巴结或远处转移，患者无明显症状，而能尽早应用各种检查方法作出正确诊断。体表恶性癌瘤出现的第一个症状就是肿块，此肿块一般无痛。如肿块近来发生，伴有红、肿、热、痛现象，经抗炎治疗后肿块迅速缩小或消失，则属急性炎症。若经抗炎治疗无效，反而继续发展，应考虑有恶性肿瘤的可能，必须做进一步检查，以确定诊断。

2.局部症状

（1）肿块

①视诊和触诊：明确体表肿块发生的部位以及侵袭的范围。

②肿块表面：皮肤颜色是正常或潮红，表面有无结节，是平滑还是凹凸不平，肿瘤与皮肤或基底有无粘连，皮肤及皮下静脉怒张情况，有无溃疡。良性肿瘤表

面多平滑；恶性肿瘤表面多凹凸不平，静脉怒张明显或溃烂；皮肤基底细胞癌溃烂后多呈鼠咬状溃疡。

③肿块形状：良性肿瘤多为圆形或椭圆形，如纤维瘤、神经纤维瘤、腺瘤，而脂肪瘤呈分叶状；皮肤癌多为菜花状。

④肿块边界：良性肿瘤有完整包膜，边界清楚；恶性肿瘤浸润生长，边界不清。

⑤肿块硬度：癌瘤质多坚硬或韧实，其中央坏死液化者有囊性感；脂肪瘤质软，纤维瘤、纤维肉瘤、横纹肌肉瘤等质韧实；恶性淋巴瘤为橡皮样硬度，略带弹性；甲状腺、乳腺肿瘤呈囊性感，但囊内充盈液体时则质韧实；骨肉瘤一般较坚硬。

⑥肿块活动度：良性肿瘤作膨胀性生长，与周围组织无粘连，活动度良好；恶性肿瘤早期可活动或活动度受限，但由于浸润性生长，侵入周围组织内，故在中、后期活动度很低或完全固定。

⑦压痛：肿块有压痛，通常表示炎症、外伤或血肿；肿瘤肿块一般无压痛，如溃烂、感染或压迫邻近神经者多有轻度、中度或重度压痛。

⑧皮温：肿块局部皮温增高，提示炎症或血管性肿瘤；富有血管的恶性肿瘤如骨肉瘤、血管肉瘤等，其患部皮肤及皮下血管充血，局部皮肤温度多较高。

（2）肿块的溃疡 体表岩肿后期不少病例可发生溃疡并合并感染，每有腥臭分泌物或血性液排出。癌性溃疡的边缘隆起外翻，溃疡基底凹凸不平，坚实，易出血，有腐臭。另外有些经久不愈的炎性溃疡，也可癌变。

（3）区域淋巴结受累情况 头、面、颈、胸、腹、背、臀、四肢、外生殖器、肛门等部位发生肿瘤者，除有上述肿块本身情况外，还应检查有关区域的淋巴结有无肿大，以及硬度、数目、分散或融合等，以判断有无淋巴结转移。

3. 全身症状

恶性淋巴肉瘤、骨肉瘤等体表癌瘤，常以发热为主诉症状。当癌瘤转移至相关组织、器官时，则出现相应的症状，并随着病情的发展而日趋明显。晚期患者可出现消瘦、发热、乏力、贫血等全身症状，这些症状称为恶病质。

4. 有关检查

包括 X 线检查、细胞学检查、病理活检、放射性同位素诊断、超声波检查及免疫诊断等。

四、辨证论治

体表岩肿的病机非常复杂，既有机体正气亏损的一面，又有邪毒积聚的邪实一面。脏腑功能失调可产生郁气、郁火、郁痰、浊气等内生之邪毒，外可感受阴毒、湿热、寒湿、热邪和特殊邪毒，外邪与内邪可相互合并致病，或数种内外邪气混合致病，病情虚实夹杂。虽然如此，体表岩肿在早、中期或未溃之前尚是以实证为主，在后期或岩肿溃后则以虚证为主。根据临床规律可分为如下证型。

1. 气郁湿痰凝滞证

主要表现为局部结块硬肿，无痛，尚可活动，患部皮色不变。伴有胸闷、胁胀、脘腹胀、纳差、精神抑郁等症状。舌苔薄白微黄腻，舌质淡红，脉细弦。

治宜理气解郁、化痰散结。方用开郁散加减。常用药物有陈皮、青皮、香附、枳壳、枳实、柴胡、橘核、八月札、郁金、厚朴、远志、川贝母、浙贝母、法半夏、僵蚕、牛蒡子、胆南星、夏枯草等。

2. 寒痰凝聚证

局部肿块，质硬，无痛，表面光滑有弹性，肿块活动度较差，患部皮肤色白，肤温不高。伴周身倦怠、乏力、肢软、胸闷不舒、畏寒怕冷。舌苔白或白腻，舌质淡，脉沉而滑。

治宜温经散寒、化痰散结。方用阳和汤加减。常用药物有鹿角胶、熟地黄、麻黄、白芥子、细辛、肉桂、桂枝、小茴香、台乌、猫爪草、蜈蚣、全蝎、浙贝母、法半夏、乳香、没药、橘核、香附等。

3. 毒热蕴结证

硬结肿块增大，压痛，患处皮肤色红，肤温较高；或肿块溃烂，状如翻花，时流血水，痛如火燎，分泌物有恶臭味。伴发热、心烦、口渴、尿黄、大便干结。舌质红，少苔或苔黄，脉弦滑或滑数。

治宜清热解毒、软坚散结。方用五味消毒饮合当归芦荟丸。常用药物有十大功劳、黄柏、肿节风、半枝莲、白花蛇舌草、黄连、黄芩、板蓝根、天花粉、牡蛎、夏枯草、鳖甲、龟甲、山豆根、石上柏、七叶一枝花、龙葵、半边莲、川贝母、胆南星、金银花、蒲公英、紫花地丁等。

4. 气血瘀滞证

肿块坚硬，表面高低不平，推之不动，自觉疼痛或刺痛及胀痛，局部青筋显露。伴肋胀不适、易烦躁。舌苔薄黄，舌质暗红或有瘀斑，脉弦或涩。

治宜活血化瘀、软坚散结。方用活血散瘀汤或散肿溃坚汤加减。常用药物有丹参、川芎、桃仁、红花、赤芍、水红花子、五灵脂、凌霄花、刘寄奴、三棱、莪术、水蛭、虻虫、土鳖虫、王不留行、乳香、没药、苏木、鬼箭羽等。

5. 正虚邪实证

岩肿晚期多见。肿块增大、增多，有邻近或远处转移；或岩肿溃烂，创面灰暗、渗流血水，疮底高低不平、易出血，久不收口。伴全身消瘦、发热、面色㿠白、身体倦怠、肢软乏力、不思饮食等。舌苔薄而微黄或少苔无苔，舌质淡红，脉细数。

治宜扶助正气为主，或扶正解毒。方用保元汤或生脉饮合五味消毒饮。常用药物有太子参、西洋参、生黄芪、炒白术、茯苓、扁豆、北沙参、南沙参、麦冬、五味子、制何首乌、黄精、墨旱莲、女贞子、菟丝子、仙茅、淫羊藿、鹿衔草、白花蛇舌草、肿节风、半枝莲、金银花、蒲公英、半边莲等。

五、成药验方

（1）小金胶囊　0.35g×4粒，每日2次。

（2）西黄丸　每次3~6g，每日2次。

（3）猴菇菌片　每次4片，每日2次。

（4）肿节风片　每次4片，每日2次。

（5）平消片　每次4片，每日2次。

（6）核葵注射液　每次4ml，每日2次，肌内注射。

（7）猪苓多糖注射液　每次40mg，每日2次，肌内注射。

（8）洋参丸　每次4粒，每日2次。

（9）灵芝片　每次4片，每日3次。

（10）蟾蜍酒　活蟾蜍5只，黄酒500ml，共蒸1小时，过滤，冷藏备用。每日3次，每次10ml。

（11）斑蝥烧鸡蛋　将鸡蛋钻一小孔，放入去头足之斑蝥2只，再用纸封闭小洞，微火烧熟，去蝥吃蛋。隔日1次，连服5次，休息5天再服。3个月为1个疗程。

六、外治法

（1）阳和解凝膏、冲和膏、回阳玉龙膏、太乙膏、玉露膏、金黄膏等，或阳毒内消散、阴毒内消散、桂麝散、红灵丹等，可辨证选用外敷肿块。

（2）紫金锭、小金胶囊、新癀片等分别研末，以茶水调搽肿块部位。

（3）对于溃疡创面，可选用红升丹、白降丹或三品一条枪药线等，使癌性组织分离、脱落，外盖藤黄膏。腐肉已尽可用生肌膏。

茧　唇

茧唇是发生于唇部的岩肿，因其外形似蚕茧而得名。本病多发生于下唇，为无痛性局性硬结，或如乳头及覃状突起，溃烂后翻花如杨梅。茧唇是常见的口腔恶性肿瘤，其发病率列所有口腔肿瘤的第3位。

早在16世纪，中医学对于茧唇的临床表现和治疗就有较为详细的论述。窦汉卿的《疮疡经验全书》有一段关于茧唇的症状和治疗的论述："茧唇者，此证生于嘴唇也，其形似蚕茧，故名之。《内经》云，脾气开于口；又云，脾之荣在唇。但燥则干，热则裂，风则瞤，寒则揭，若肿起白皮皱裂如蚕茧，故定名曰茧唇也。"这是说明本病的命名依据。对于本病的基本形态，《疮疡经验全书》有这样的论述："始起一小瘤，如豆大，或再生之，渐渐肿大，合而为一，约有寸厚，或翻花如杨梅，如疙瘩，如灵芝，如菌，形状不一。"认为本病的病因病理的演变过程是"皆由六气七情相感而成。或心思太过，忧虑过深，则心火焦炽，传授脾经；或食酿酒厚味，积热伤脾，而肾水枯竭以致之"，应用脏腑生理病理观点，说明唇部恶性病变与脾、心、肾的密切关系。并提出了应用脏腑辨证的观点辨治本病证的法则，这一基本原则是"补肾水生脾血，则燥自润、火自除、风自息、肿自消矣"。此后王肯堂的《证治准绳·疡医》在此基础上有了进一步的发展，不仅认为茧唇与脾肾亏损有关，而且还提出了肝火、胃热、风热、气虚等病因病机和治则方药。陈实功的《外科正宗》进一步强调了本病与饮食的关系，并创造了艾灸法和贴蟾酥饼膏等外治疗法。清代《医宗金鉴·外科心法要诀》又将本病分为津伤、气实、虚火三种类型，分别应用生津润燥、泄热通便、滋水养阴等疗法，在总结前人治疗经验的基础上同时也体现了当时的独特见解。

一、病因病机

本病的发生和发展与心、脾、胃、肝、肾等脏腑功能障碍有密切关系，而长期的唇部不良刺激，也是不容忽视的发病因素。

1. 心脾火毒湿浊

因思虑太过，致使心火焦炽，移热于脾经，夹脾之郁结湿浊，循经上升结于唇部，致使唇部气血瘀滞，火毒湿浊与瘀血互结而成茧唇。

2. 脾胃湿热痰浊

因过食肥甘厚腻之品及辛辣炙煿之味，久之使中焦脾胃内蕴湿热火毒，火毒可灼津为热痰，痰随火行，循脾经上升至唇部，湿热痰浊之邪瘀结于唇部而成本病。

3. 肝肾阴虚火旺

肝藏血，肾藏精，精血可相互转化。肝肾精血受损，或脾胃气血化生障碍，久之可造成肝肾阴虚，阴虚则不能潜阳，阴虚火旺，炼液成痰，痰火久结而成痰毒，虚火痰毒循经留结于唇部发生本病。

4. 唇部不良刺激

长期的局部慢性刺激，如长期吸烟，特别是使用烟斗者刺激性更大；此外，局部使用化妆品不良刺激、阳光曝晒，以及唇炎、唇部湿疹、口唇白斑等均可诱发本病。

总之本病的发生根本是由于脾胃正气亏虚，一则不能御邪抗邪，二则严重影响其本身的生理功能，导致邪毒内生或易外感病邪。其病机是火毒痰浊之邪及其局部的气血瘀滞。

二、临床表现

1. 一般症状

本病多见于老年人，年轻患者较少见。好发年龄为 51~70 岁。绝大多数为男性，少数为女性。本病病程较长，多为 0.5~4 年。病变多发于下唇的中、外 1/3 交接处的唇红边缘，发生于口角及上唇者较少见。多在良性病变的基础上发生，如长期不愈的角化增生、白斑、皲裂或乳头状瘤等。起初为局限性硬结，状如豆粒、渐渐增大，以致唇上皮皱裂，时流血水，张口进食困难。多数患者颌下及颏下淋巴结肿大，常为癌肿转移之征象。

2. 诊断要点

（1）多发于下唇部中、外 1/3 交接处唇红缘部。

（2）多见于 50 岁以上男性患者。

（3）初为下唇部局限性硬结，无痛而坚硬；增大可致皮肤黏膜皱裂，逐渐发生疼痛；溃破后状如翻花或杨梅及菜花状。

（4）可有颏下、颌下淋巴结肿大。

3. 鉴别诊断

（1）盘状红斑狼疮　亦可发生于下唇的唇红部，开始表现为充血性红斑和角质性脱屑，久之病变可呈萎缩性白色瘢痕，自觉唇部病变发干、发紧，风吹日晒后可加重而成皲裂、出血、疼痛，或糜烂、经久不愈。本病局部或全身应用激素治疗有一定效果。

（2）角化棘皮瘤　为良性自愈性病变，常发生于颊、鼻和手背皮肤，很少发生于黏膜，偶可发于唇部。多为老年男性患者。肿块开始生长较快，达到直径1cm左右即缓慢不再生长，病变圆形，边缘高起，中心凹陷如脐，数月后常可自行消散。

（3）慢性唇炎（唇风）　下唇常见，初起发痒，色红伴肿，但肿不高突，表面干燥，有时有细小的纵裂，易出血，因皮裂而疼痛较剧烈，基底部不坚硬，无溃烂翻花之症状。

三、辨证论治

根据病因病机和临床特点，本病可分为心脾火炽证、脾胃实热证和阴虚火旺证3个证型。

1. 心脾火炽证

下唇部肿胀坚硬，结多层痂皮，形如茧唇，或溃烂状如翻花或杨梅或菜花，渗流单纯血水，疼痛较为剧烈，张口进食困难。常可因情绪变化而症状加重或缓解。伴口渴、尿黄、面红、心烦、失眠。舌质红，苔黄，脉数或细数。

治宜清火解毒、养阴生津。方用清凉甘露饮加减。可酌加栀子、土茯苓、僵蚕、蜂房、山豆根、半枝莲等。

2. 脾胃实热证

唇红缘肿块突起，口唇红肿、燥裂、灼热、疼痛；或肿物突然增大，口唇红肿，肿物溃破、渗流血，下颌部可同时肿痛。伴口渴、大便秘结、小便黄而短少、张口困难、不思饮食、口臭。舌苔黄，脉滑数。

治宜通腑泄热、解毒化痰。方用凉膈散合清胃散加减。可酌加射干、山豆根、蜂房、七叶一枝花、牛蒡子、川贝母、夏枯草等。

3. 阴虚火旺证

肿块溃烂呈凹坑状或夹有赘生突起之菜花状物，疮色紫暗不鲜，时流血水，痛如火燎。伴乏力、肢软、倦怠、低热、颧红、手足心热。舌质红绛无苔，脉细数。症状有日轻暮重的特点。

治宜滋阴降火解毒。方用知柏地黄汤加减。可酌加石斛、天花粉、十大功劳、鹿衔草、紫草等。

四、成药验方

（1）西黄丸　每次服3~6g，每日服2次。

（2）小金胶囊　0.35g×4粒，每日2次。

（3）新癀片　每次服 4 片，1 日 3 次。

（4）验方　蜈蚣 1 条，僵蚕 10g，全蝎 3g，栀子 10g，甘草 10g，防风 10g，藿香 10g，生石膏 15g。共研细末。每次服 3g，每日服 3 次。

五、外治法

（1）皮癌净外敷，每日或隔日 1 次。

（2）蟾酥丸醋研磨后外敷患部。

（3）红灵丹油膏或青吹口散油调外敷，每日 1~2 次。

失　荣

失荣是岩肿发生于颈部及耳之前后，因岩肿晚期气血亏乏、运行阻滞，出现面容憔悴、形体消瘦，状如树木失去荣华、枝叶焦黄发枯而命名。历代文献对本病证尚有"脱营""失精"等名称。本病证相当于西医学之颈部淋巴结转移癌。

《素问·疏五过论》称本病为"脱营"，并指出："凡未诊病者，必问尝贵后贱，虽不中邪，病从内生，名曰脱营。尝富后贫，名曰失精。五气留连，病有所并。医工诊之，不在脏腑，不变躯形……身体日减，气虚无精，病深无气，洒洒然时惊"。张志聪《黄帝内经素问集注·疏五过论篇第七十七》进一步阐发："此病生于志意，而不因于外邪也……夫脾藏营，营舍意；肾藏精，精舍志。是以志意失而精营脱也。五气留连，谓五脏之神气，留郁于内而不得疏达；并者，谓并病于五脏也。五脏之气，外合皮肉筋骨，是以身体日减。"上述条文说明本病与情志有关，本病的发生非外邪所致，而是"并病于五脏也"。因此失荣应属颈部的淋巴转移癌较为妥当，而颈部原发性淋巴结的恶性肿瘤则命名为"石疽"更为适宜。

明代陈实功的《外科正宗》将本病定名为"失荣"，并认为本病主要由情志所伤而发病。清代王维德的《外科证治全生集》认为恶核失荣属阴疽的范畴。清代吴谦等人所著《医宗金鉴·外科心法要诀·失荣证》将本病的病因病机、临床表现、转归和预后都描述得更为准确："失荣证，生于耳之前后及肩项。其证初起，状如痰核，推之不动，坚硬如石，皮色如常，日渐长大。由忧思、喜怒、气郁、血逆与火凝结而成。日久难愈，形体渐衰，肌肉消瘦，愈溃愈硬，色现紫斑，腐烂浸淫，渗流血水，疮口开大，胬肉高突，形状翻花。"以后高秉钧的《疡科心得集·辨失荣马刀生死不同论》认为本病难疗，属"四绝之一"。余景和的《外证医案汇编·失荣证附论》论述至深且精，在治疗原则方面从理论到实践作了高度精辟的分析。

综上所述，中医学对失荣的研究是比较全面和深刻的，既认识到了本病是"四绝之一"的难治之证，也没有放弃攻克绝症的探索和努力。如余景和治疗本病所述"气郁宜达之，血郁宜行之，肿则散之，坚则消之"，这对后世很有启发。现今临床多采用疏肝理气、活血化瘀、软坚散结、清热解毒等治疗法则，以达到祛邪的目的，取得了治疗本病的宝贵临床经验。

一、病因病机

本病证系并病于五脏六腑，为肝脾气郁，脏腑之气内郁不达，包括气郁痰结、瘀毒结聚于颈部、结毒化火、局部溃破、正亏邪恋等病理过程。本病证不仅有局部的肿块及溃烂，而且还有全身或脏腑的病证。

1. 气郁痰结

肝脾郁滞，气机升降失调，郁气郁痰内生，郁气郁痰循经络结于颈部而成肿块；脾胃为气机运动之枢纽，肝脾郁结可使五脏之气内郁不达，精气血不能滋养肌肤及躯体，因而消瘦及颈部患部皮肤枯黄；脏腑之精不达，则外部正气亏损，郁气郁痰瘀结日益加重，故坚硬不移。

2. 毒瘀互结

素体阳气不足，五脏精气亏损、气化不利，导致寒湿痰邪内生，循经发于颈部积聚赘生。寒湿痰皆属阴毒之邪，最易阻塞气机，气滞则血瘀，于是阴毒与郁气郁血互结，表现为局部坚硬如石的肿块及全身气血瘀滞之征。

3. 瘀滞化火

无论是气郁痰结还是毒瘀互结，瘀滞日久皆可化火，热盛则岩肿溃腐；因病因有湿痰瘀滞，故可生成胬肉及翻花之状；又由于脏腑精气亏损、气血不足，故渗流血水，溃腐不能愈合。

4. 正虚邪恋

岩肿溃破、脓腐排泄，脓血为血肉所化，故可伤及脾胃肝肾。日久肝肾脾胃更虚，气血衰败，以致局部溃烂、肉芽不鲜、苍白水肿、全身消瘦、低热。

二、临床表现

1. 一般表现

失荣（颈部转移癌）一般表现为颈部淋巴结肿大、坚硬，病变开始时多为单发结节，可活动，常先出现于原发病灶附近淋巴引流区，如口腔肿瘤先转移至颌下区，喉癌转移至颈内静脉淋巴结中组。但亦可首先出现远区淋巴结转移，如舌癌当上颈部尚无肿大淋巴结时，可出现颈内静脉淋巴结下组转移。病变进展后淋巴结转移增多，表现为多区域淋巴结转移或淋巴结融合成团，与周围软组织粘连固定。通常淋巴结转移癌无疼痛，但亦可有刺痛、压痛，若有合并感染时出现炎症症状，肿块变形固定。日久癌肿溃破，创面渗流血水，高低不平，可有胬肉，或形似翻花状。其肿胀波及范围可向面部、胸部、肩背部扩展。

颈部转移癌来源有以下几方面：

（1）原发于头颈部肿瘤的颈部转移癌　在颈部转移癌病例中，原发病灶在头颈部者占 65%~80%。不同部位器官的肿瘤，不同病理类型的肿瘤，向颈部转移发生率也不相同，以鼻咽低分化癌为最多，原发于声带、鼻腔、上颌窦等处的鳞状细胞癌转移率较低，口腔癌也常向颈部转移。

（2）原发于胸、腹腔各部位肿瘤的颈部转移癌　这些部位的肿瘤转移至颈部者为远处转移，是晚期肿瘤的一个征象，常为锁骨上窝或颈深下组淋巴结转移，病位深在，发现时其肿块大多已固定。

（3）原发部位不明的颈部转移癌　患者以颈部肿块就诊，原发病灶无症状或症状轻微。一部分患者经过反复各种检查仍查不到原发灶，有的在几年后才出现。这些不明的部位，可以是鼻咽部、扁桃体、肺部、纵隔、乳房、肝或胃等。

2. 诊断要点

（1）根据颈部转移癌的部位，按淋巴引流的一般规律寻找原发病灶。

（2）根据颈部转移癌常见的原发部位来寻找原发灶。颈部转移癌原发部位依次为鼻、咽、扁桃体、舌根、咽喉、甲状腺、肺、食管、腹腔等处。

（3）根据颈部转移癌病理诊断，结合转移癌的部位寻找原发灶。其病理检查可分别采用针吸活检或切取活检。

三、辨证论治

根据临床表现可分为肿块期和溃疡期，具体可分 4 个证型。

1. 痰火郁结证

颈部或耳前、耳后有坚硬之肿块，肿块较大，聚结成团，与周围组织粘连而固定，有轻度刺痛或胀痛，颈项牵强感，活动转侧不利，患部皮色暗红微热，逐渐转为橘皮色。伴胸闷、腹胀、胁痛、心烦、口苦等症。舌苔微黄腻，舌质红，脉弦滑。

治宜清火化痰解郁。方选化痰开郁方（经验方）。药物有玄参、牡蛎、夏枯草、天竺黄、川贝母、胆南星、荔枝核、橘核、鹿衔草、半枝莲、山豆根、射干等。

2. 阴毒结聚证

颈部肿块可发生于锁上乳突肌中段或颌下，肿块坚硬，不痛不胀，尚可推动，患部开始皮色如常，以后可呈橘皮样变，肿块部位较深。伴畏寒、肢冷、纳呆、便溏。舌苔白腻，舌质淡，脉沉细或弦细。

治宜温阳散寒、化痰散结。方选温散阴毒方（经验方）。药物有法半夏、鹿角胶、麻黄、熟地黄、白芥子、香附、浙贝母、山慈菇、猫爪草、半枝莲、黄药子、莪术、槟榔、土鳖虫等。

3. 瘀毒化热证

上述两型的颈部岩肿迁延日久，肿块突然增大，肿块中心质软、周围坚硬，肿块溃破、流脓流血，溃疡状如翻花，同时以肿块为中心，向四周漫肿，范围可波及面部、胸部、肩背等处。伴疼痛、发热、消瘦、头颈活动受限。舌苔黄，舌质红，脉数。

治宜清热解毒、化痰散瘀。方选五味消毒饮合四妙勇安汤。药物有金银花、蒲公英、紫花地丁、野菊花、天葵子、生甘草、当归、玄参、川贝母、山慈菇、半枝莲、紫草、天花粉等。

4. 精气亏绝证

颈部肿块溃破以后，长期渗流脓血，不能愈合，创面苍白水肿，肉芽高低不平，胬肉翻花。伴低热、精神差、语音低微、乏力、肢软、消瘦等恶性体征。舌苔白或无苔，舌质淡或暗红，脉沉细。

治宜补气益精、解毒化瘀。方选四妙散合六味地黄汤。药物有生黄芪、当归、金银花、生甘草、山茱萸、熟地黄、生地黄、牡丹皮、泽泻、黄柏、知母、鳖甲、紫草等。

以上 4 个证型的辨证论治，除根据颈部岩肿的症状辨证外，还须注意根据原发癌病灶所产生的症状辨证论治，具体参考有关癌瘤的辨证论治，并把二者紧密结合起来。

四、成药验方

（1）西黄丸　每次 3~6g，每日 3 次。

（2）清热消炎宁　每次 4 片，每日 3 次。

（3）验方　新鲜野灵芝 1 个，鲜半枝莲 100g，共煎出 300ml 药液，为 1 日量，分 2 次服。

五、外治法

（1）早期颈部硬肿为痰火郁结证者，可外贴太乙膏。或外敷天仙子膏，方法是取天仙子50g，用醋、蜜各半调敷，1日换1次。

（2）早期颈部硬肿为阴毒结聚者，可外贴阳和解凝膏或冲和膏。

（3）岩肿溃破有胬肉翻花及脓腐者，可用白降丹或各半丹掺创面，其上盖贴太乙膏。若溃久气血衰败，创面不鲜、根脚硬者，可用神灯照法，创面掺阴毒内消散，其上盖贴阳和解凝膏。

（4）局部病变尚可用X线放射治疗。

石　疽

石疽是发生于浅表淋巴结的恶性癌肿，因其状如核桃，皮色不变，肿块坚硬有弹性或坚硬如石，难消难溃，不痒不痛而得名。属于阴疽的范畴。相当于西医学的恶性淋巴瘤。

隋代巢元方《诸病源候论》称本病为"石痈"。《外科理例》《疡科经验全书》等都对石疽作了论述。清代吴谦等编著的《医宗金鉴·外科心法要诀》阐明了石疽有上、中、下之分，分别定名为上石疽、中石疽、下石疽，指出上石疽"生于颈项两旁，形如桃李，皮色如常，坚硬如石，臀痛不热"，中石疽"生于腰胯之间，其疽时觉木痛，难消难溃，坚硬如石，皮色不变"，下石疽"生于膝间，无论膝盖及左右俱可以生，坚硬如石，牵筋疼痛，肿如鸡卵，皮色不变"。说明石疽可生于身体上、中、下淋巴结汇集之处，是一种全身性的恶性癌瘤。

西医学认为，恶性淋巴瘤是起源于网状系统的一种恶性增生性疾病，其发生与人体免疫系统功能有密切关系。本病的发病率在西方国家较我国为高，在北美、西欧和澳大利亚、新西兰等地区和国家高达10~17/10万人口。在我国根据上海市1976年的统计为4.52/10万人口。本病好发于青壮年，也常发生于儿童和婴幼儿。

西医学将恶性淋巴瘤（石疽）分为霍奇金病和非霍奇金病两大类，虽然分类不同，但都属于原发于淋巴组织的恶性实体瘤。

我国中医药学研究本病历史悠久，主要是应用中医学理论研究本病的病因病机、辨证施治、外治疗法，以及民间应用单方、验方治疗本病的实践经验。目前我国治疗石疽（恶性淋巴瘤）具有中医中药辨证论治的优势，加上结合适当的放疗、化疗等治疗，不少患者获得治愈。单纯的中医辨证论治或中西医结合治疗本病，都获得了不少的宝贵经验。

一、病因病机

1. 外感邪毒

素体正气不足，易感寒湿痰浊之邪；或因正气内亏，不能抵御放射性物质及有害化学物质的侵袭。这些阴毒物质损伤机体，使气机郁滞，寒湿痰浊之邪凝聚，结于颈项及腹股沟等处，形成局部的寒痰凝聚性肿块。此外，寒邪伤气，湿浊伤脾，使气血化生障碍，可形成气血亏损之证。

2. 肝脾郁结

情志内伤或饮食伤脾、瘀血伤肝，都可使肝脾气机郁结。肝气郁结可产生郁气郁火，脾气郁结可发生湿浊痰邪，气郁火郁痰郁循经结于体表肝经部位而形成肿块。另外，肝脾郁结，导致肝不藏血、脾不生血，则肝脾亏损、气血俱虚，可发生贫血及肝脾肿大。

3. 肝肾亏损

若因先天不足或后天调摄不慎，而致肝肾亏损、精血不足，一则气虚易感受邪毒，二则精血不足可使虚火内生。气虚不固及虚火都可使腠理开泄，而盗汗不止；虚火炼液成痰，痰火互结，而成为淋巴结肿块。

上述病因病机可以相互结合，可多种因素同时存在，也可以一种因素单独发生，这些病因病机可以产生寒痰凝聚证、气郁痰凝证、痰热瘀阻证和气血亏损证。它们既有体表肿块结硬的症状，又有发热、贫血、肝脾肿大、盗汗等全身症状。

二、临床表现

1. 一般表现

多数患者在早期表现为无痛性颈部淋巴结肿大，以后其他部位的淋巴结亦陆续发现肿大。淋巴结可以黄豆到枣大，中等硬度，坚韧，一般与皮肤不粘连；初期和中期互不融合，可活动；晚期淋巴结可长大，或相互融合，可大如拳头，且与皮肤粘连，患部可现青筋或黑色斑片；肿块溃破无脓，时流污浊血水，创面经久不愈。

部分患者以肝脾肿大为首发症状，但肝功能多无明显异常，少数患者可有脾功能亢进的表现。发于脾的恶性淋巴瘤预后较好，肝受侵者则预后不佳。

恶性淋巴瘤尚可侵犯肺及胸部器官。发生于肺者，患者自觉症状很少，X 线摄影可见肺野内边界清楚的圆形或分叶状阴影。若侵犯胸膜，常表现为单侧或双侧胸膜腔积液。侵犯心脏可出现心包腔积液或心包缩窄的改变。

恶性淋巴瘤侵犯消化道，患者常常以发作性腹部绞痛和持续性隐痛，或发现腹部有可活动的肿块为主要症状。

有的患者以发热、皮肤瘙痒、盗汗及消瘦等全身症状为最早出现的临床表现。有的患者长期不规则发热原因不明，经 2 年以上始发现浅表淋巴结肿大才确诊。1/3 左右的恶性淋巴瘤患者在淋巴结肿大的同时，以及大部分晚期患者，都有程度不等的全身症状，并常伴有乏力和贫血。进行性贫血是临床上判断恶性淋巴瘤发展与否的重要指标。持续性发热、多汗、体重下降等标志着疾病的进展和机体免疫功能的衰竭。

除贫血外，恶性淋巴瘤尚可有其他血液学异常，部分患者白细胞及血小板总数高于正常；极少数患者可有类白血病反应，中性粒细胞明显升高，嗜酸性粒细胞也轻度升高。病情进展时可有血沉增快。骨髓检查能查到里－施细胞或淋巴肉瘤细胞。

2. 诊断要点

（1）无明确原因的无痛性颈部及全身浅表淋巴结进行性肿大、质硬；早期无粘连，晚期可融合成块；溃破后无脓，渗流污浊血水。

（2）常伴有长期低热或周期性贫血、皮肤瘙痒，以及疲乏、消瘦、多汗、纳差等。

（3）血象检查白细胞、淋巴细胞升高，可有轻中度贫血，血沉加快。

（4）有的可伴有肝脾肿大等脏器损害。

（5）骨髓检查能查到里－施细胞或淋巴肉瘤细胞。

3. 鉴别诊断

（1）臖核（慢性淋巴结炎）　多有明显的感染灶，且常为局灶性淋巴结肿大，淋巴结较扁平，伴有疼痛或压痛，抗炎治疗后可缩小。

（2）瘰疬（淋巴结核）　淋巴结肿大位于颈后区，呈串珠状分布。石疽（恶性淋巴瘤）与瘰疬（淋巴结核）都可有发热、盗汗、血沉增快等，如经过抗结核治疗而淋巴结继续增大，则应考虑诊断为石疽。

（3）失荣（淋巴结转移癌）　多一侧颈部发病，常在锁骨上凹处，质硬如石，表面不光滑，活动性差，多能找到原发性病灶，很少为全身淋巴结肿大。

三、辨证论治

1. 寒痰凝聚证

肿块坚硬，或肿块融合成团，患部皮温不高，皮色晦暗，不痛不胀。伴形寒肢冷、乏力、纳差、腰膝酸软。舌质淡，舌苔白，脉沉迟。

治宜温化寒痰、散结消肿。方选阳和汤加减。阳虚，可选加仙茅、淫羊藿、制附子；若痰结难化，可选加二陈汤、猫爪草、远志等。

2. 气郁痰凝证

肿块发于颈侧及身体两侧肝胆部位，多发性肿块，肿块质地坚硬而有弹性，无痛或轻度胀痛，患部皮色不变或有青筋显露。伴胸闷不舒、两胁胀满、口苦咽干、性情急躁。舌苔薄黄，舌尖红，脉弦滑或弦细。

治宜疏肝解郁、化痰软坚。方选舒肝溃坚汤加减。若气郁甚，可加橘核、槟榔、远志，亦可加浙贝母、川贝母、法半夏、枳实等行气化痰药；气郁化火血瘀者，加黄芩、栀子、黄柏等清热药以及土鳖虫、猫爪草、重楼等软坚散结药。

3. 痰热瘀阻证

肿块融合成团而巨大，与周围组织粘连，周围组织同时肿胀发硬，有疼痛感，患部皮肤温度升高，皮色紫红或暗红。可伴发热不退、多汗、面色红赤、肝脾肿大等。舌苔少或薄黄苔，舌质红或绛，脉滑数。

治宜清热化痰、解毒消肿。方选清肝芦荟丸加减。可选加玄参、牡蛎、夏枯草、川贝母、胆南星、天竺黄等清热化痰药；痰热化毒者，加金银花、半枝莲、十大功劳、连翘等清热解毒药。

4. 气血亏损证

石疽病中、晚期，或石疽巨大肿块溃破、渗流血水，致气血耗伤，而身体日渐消瘦、乏力、发热、多汗、少气懒言。舌质淡红，舌苔少，脉细数或细弱。

治宜益气补血化痰。方选香贝养荣汤加减。可加入黄精、山茱萸、生黄芪、灵芝、紫河车等补气扶正药，亦可加川贝母、茯苓等化痰不伤正的药物。

石疽的演变在临床上有一定的规律，但因其发病往往有诸多病因相兼而致，临床证候混杂出现。除按上述辨证论治外，不管哪一型，只要出现下列症状，都可根据具体情况加减治疗。

若发热不退，可选加银柴胡、生石膏、地骨皮、青蒿、羚羊角、玳瑁等。

若盗汗不止，可选加浮小麦、黄芪、白术、防风、五味子、山茱萸、芡实、金樱子等。

若合并皮肤瘙痒，可选加乌梢蛇、白鲜皮、苦参、地肤子、制何首乌、全蝎、蜈蚣等。

若肝脾肿大，可选加绣花针、半枝莲、菝葜、莪术、虎杖、鳖甲、龟甲等；或配服大黄䗪虫丸、鳖甲煎丸等。

若合并贫血，选加紫河车、阿胶、鹿角胶、制何首乌等。

四、成药验方

（1）西黄丸　每次 6g，每日 2 次。

（2）小金胶囊　0.35g×4 粒，每日 2 次。

（3）验方　取活蜗牛（野生，有壳者）5~7 只，置碗内，用白糖少许使蜗牛熔解，随后喝下熔化之液体，每日 1 次，连服 15 次为 1 个疗程，治疗 2~3 个疗程。

五、外治法

（1）寒痰凝聚证和气郁痰凝证的肿块，可用阳和解凝膏掺黑退消盖贴。

（2）痰热瘀阻证肿块，可用太乙膏掺红灵丹盖贴。

（3）肿块溃后，可用各半丹药线引流，并用藤黄膏外贴。

第四部分

常见外科疾病诊治举隅

下肢静脉血栓

一、病因病机

气（真气）包括宗气、中气、元气、脏腑之气（图7）。静脉属奇恒之腑，静脉气机的功能主要是运输静脉血液回心肺，由静脉气机动力，并在"百脉朝肺""肾纳气""肝疏泄"等协调下发挥这种功能。静脉这种气机功能又称"周围心脏"。若静脉气机衰弱，复因寒湿痰毒之邪凝滞，则气滞血瘀形成血栓。

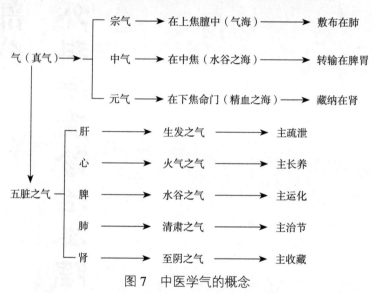

图7　中医学气的概念

1. 气机功能障碍

经曰："邪之所凑，其气必虚。"各种致病因素引起下肢深静脉栓塞，最主要的原因还是气虚。

气是什么，气是物质、功能、动力三统一的东西。

说气是物质，是真气物质。真气包括宗气、中气、元气和五脏之气；说气是功能，包括上述敷布、转输、藏纳、疏泄、滋养、运化、治节、收藏以及运行血液、通利经络等方面；说气是动力，气行则血行，气滞、气虚则血瘀，各种生理功能正常与否都与动力有关。

物质转化为功能，功能化生动力，动力又促进物质化生。气的生理如此，反之气滞、气虚，则反映物质、功能、动力三方面的病理变化。气的生理功能和病理变化，不是局部的一个生理病理改变，而是气的整体功能协调的变化。

静脉结构对于静脉功能及血循环具有重要意义，若静脉壁薄弱，肌细胞与弹性纤维较少以及胶原纤维含量减少，则静脉管壁强度减弱，缓冲能力下降而容易发生静脉壁结构异常，产生静脉病变，或管壁扩张或内膜损伤或血栓形成。

这些生理病理改变就是静脉气的物质和功能改变，以致发生血流动力也就是气的动力障碍。其病理表现为气虚、气滞等。

2. "百脉朝肺"功能障碍

下肢静脉血流能对抗重力向上回流，主要依赖静脉瓣膜向上单向开放功能、肌关泵的动力功能，驱使下肢静脉血流向上回流并降低静脉压；胸腔吸气期与心脏舒张期产生负压对周围静脉有向心吸引作用；腹腔内压升高及动脉搏动压力向邻近静脉传导，可促使静脉回流和瓣膜关闭。静脉血流向心回流的这些功能称为"周围心脏"。静脉"周围心脏"功能就是"百脉朝肺"功能。

依赖于下肢静脉之气的向上心肺运行动力，在上焦胸中宗气、中焦中气、下焦元气及脏腑之气的吸引和推动下，实现"百脉朝肺"向上回流。"百脉朝肺"功能是一个个体静脉气机与系统气机相结合的功能。

静脉瓣膜向上单向开放功能、肌关泵的动力功能、胸腔吸气期与心脏舒张期产生负压、腹腔内压升高及动脉搏动压力共同促进血液回心。

3. "肾纳气""肝主疏泄"调节静脉瓣膜关闭与开放

静脉瓣膜向上单向开放，关闭时可耐受 200mmHg 以上逆向压力，足以阻止逆向血流。肝肾的疏泄和纳气功能调节着静脉瓣膜的开放与关闭。若先天性静脉气机功能受损，或继发性瓣膜破坏，为先天肾气亏损，肝肾不足，影响了肝肾的疏泄与纳气功能。此外劳损及长期站立也可损伤肝肾此功能。

4. 寒湿痰浊凝结

《张氏医通·诸气门》："人之体中肌肉丰盛，乃血之荣旺，极为美事。但血旺易致气衰，久而弥觉其偏也。夫气与血，两相维护，何以偏旺耶？盖气为主则血流，血为主则气反不流，非气之衰也。气不流有似乎衰耳，所以一切补气之药，皆不用。而耗气之药反有可施。缘气得补而愈全固，不若耗之以助其流动之势。"说明肢体丰盈者易发生血流运行障碍。

《素问·调经论》："血气者，喜温而恶寒，寒则泣不能流，温则消而去之。"最常见的病邪为寒湿痰浊之邪，若久病卧床、手术中、术后，以及肢体制动状态如久坐不动等，耗伤阳气，诸邪入侵下肢静脉，阻碍脉道气机，使静脉血流缓慢，在瓣窦内形成涡流，使瓣膜局部缺氧，引起血细胞黏附分子表达、白细胞黏附及迁移，促使血栓形成。

妊娠、产后、术后、创伤及肿瘤组织分解产物，都可重伤肢体阳气、损伤下肢脉道，使血小板数增高、凝血因子含量增加，而抗凝血因子活性降低，导致血管内异常凝结，这些寒痰湿浊物质阻滞脉道产生血栓。

5. 邪毒瘀滞化热

《灵枢·痈疽》："寒邪客于经脉之中则血泣，血泣则不通，不通则卫气归之，不得复返，故痈肿""营卫稽留于经脉之中，则血泣而不行，不行则卫气从之而不通，壅遏而不得行，故热"。邪毒阻滞，气血运行受阻，故下肢明显肿胀，疼痛或压痛，患肢皮肤温度升高及体温升高，功能活动障碍；或瘀滞化热，过久而产生静脉性坏疽。

6. 气虚毒滞血瘀

《证治准绳·杂病·虚劳》："人生以血为荣，气为卫，二者运转而无壅滞。血气倦则不运，瘀滞疏漏，邪气相乘。"

《鲟溪医论选·卷二·论气滞由气虚者宜补》："凡常人之于气滞者，惟知破之散之而云补以行气，必不然也。不知实则气滞，虚则力不足运动其气，亦觉气滞。"

本病证若病久不瘥，则病邪耗伤机体正气导致气虚更重，此时全身之气虚包括局部静脉运行气血动力不足和邪毒瘀滞同时存在。或有极少数者，发病之初就有较严重阳气虚，邪毒不从热化，形成气虚邪毒瘀滞。

二、辨证论治

1. 邪毒蕴滞、气滞血瘀型

治则：清热利湿，解毒化瘀。

方药：五神汤合五根汤加减。

茯苓 15g、金银花 15g、紫花地丁 15g、川牛膝 10g、车前子 10g、板蓝根 10g、茜草 10g、紫草 30g、天花粉 20g、白茅根 30g、黄柏 10g、苍术 10g、香附 10g、槟榔 10g。

按：五神汤清热利湿解毒；三妙散清热燥湿，尤以苍术开湿郁；五根汤凉血活血；合香附、槟榔行气化滞通脉。

2. 痰湿瘀滞型

治则：化痰利湿化瘀。

方药：温胆汤合三拗汤加减。

黄连 6g、法半夏 10g、枳实 12g、竹茹 6g、陈皮 10g、甘草 6g、茯苓 12g、麻黄 6g、杏仁 10g、黄柏 10g、苍术 10g、川牛膝 10g、薏苡仁 20g、白蔻仁 6g、厚朴 10g、通草 6g。

按：此方药备三焦，三拗汤宣通上焦，二陈合平胃散化痰燥湿利中焦，三妙散通利下焦，黄连、黄柏清郁热，杏仁、白蔻仁、薏苡仁通利三焦。三焦者，水湿之道路也，此方使痰湿不仅内消，更可通过三焦调节排泄及代谢。

3. 寒湿瘀阻型

治则：散寒理湿化瘀。

方药：鸡鸣散合五苓散加减。

紫苏 12g、吴茱萸 5g、桔梗 6g、干姜 10g、茯苓 12g、泽泻 12g、白术 10g、桂枝 10g、猪苓 12g、细辛 3g、丝瓜络 6g、槟榔 10g、白芍 15g、甘草 6g、川芎 10g、丹参 15g、香附 10g。

按：寒邪伤肝，使疏泄不利。本方以吴茱萸散足厥阴肝寒；细辛深入足少阴肾经散肾经之寒，肾经寒邪消散则纳气及开阖功能恢复；干姜散脾寒，消散足太阴脾经寒邪；桂枝、紫苏调和营卫，散表寒；鸡鸣散本系治疗脚湿气方，主症亦为下肢肿胀，这里借用散寒除湿行气；五苓散化气利水，通利中下焦；桂枝汤调和营卫，宣通三焦；因应用较多温散药恐助热邪，故重用白芍收敛以监制之；槟榔、香附、川芎、丹参行气活血；丝瓜络疏利络脉，加强消肿。

4. 气虚血瘀型

治则：益气活血通脉。

方药：补阳还五汤合人参败毒散加减。

人参 10g、生黄芪 30g、赤芍 10g、川芎 10g、当归 10g、红花 10g、羌活 10g、独活 10g、柴胡 10g、前胡 10g、茯苓 15g、甘草 6g、枳壳 15g、桔梗 6g、三七 3g、台乌 10g、小茴香 6g、川牛膝 10g。

按：人参、黄芪益气，气旺则运行血液有力；赤芍、川芎、当归、红花、三七活血化瘀；羌活、前胡疏宣上焦风湿之邪；独活散下焦及下肢风寒湿邪；柴胡条达肝气，疏泄经络；茴香散肝寒而行气；台乌散肾寒而顺气；枳壳、桔梗通中上二焦；桔梗合川牛膝协调气机升降。

三、讨论

应用气血生理病理、气机升降出入、毒邪与正气关系等系统中医学理论，结合现代下肢静脉栓塞的基本理论，分析其病因病机，并指导治疗。应用的是系统中医辨证方药，而不追求化栓化瘀的攻克病理产物治疗，以防这些药物强行溶解血栓而不全溶解时，产生一些细小血栓。应用清热利湿解毒、散寒除湿化痰等系统辨证论治理论，分别可起到防黏附、降低血液高凝状态、促进抗凝因子活性的作用，而有可能达到消散血栓或部分消散血栓的临床疗效。

清热利湿解毒具有一定的防黏附作用、防血栓继续增大、减轻栓塞的治疗功效，对于稳定病情具有一定疗效，以保持静脉血液尚能在病理状态的脉管中通过。散寒、除湿、化痰、解毒具有一定的降低血液高凝状态的作用，可以预防和减少血栓形成。

散寒、除湿、化痰、解毒与行气活血有机结合，可以减少凝血因子产生及有效地降低其活性作用，促使抗凝血因子活性在纤维蛋白溶解酶的作用下，血栓可溶解消散。

血栓这种病理物质从无到有，有它的发生规律，掌握此规律应用系统辨证论治，以达到血栓消散或部分消散的"再通静脉"，从而治愈或好转的目的。

有头疽

《灵枢·痈疽》认为疽和痈一样，是由于毒邪阻滞，营卫稽留，血泣不行，壅遏生热，热盛肉腐成脓的一种皮肤与肌肉的化脓性疾患。历代对"疽"的论述的学术观点不一，现代学者一般把疽分为"有头疽"与"无头疽"两大类。本节论述的有头疽相当于西医学的痈，是多个相邻的毛囊和皮脂腺的急性化脓性感染。东轩居士《卫济宝书·痈疽背发》说："疽起初如麻豆子大……以次皮破，窍穴渐如蜂房，多有脓毒不出结痛。"《外科理例·疮名有三》论疽说："疽者，初生白粒如粟米，便觉痒痛、触着其痛应心，此疽始发之兆……三四日后，根脚赤晕展开，浑身壮热微渴，疮上亦热……疽顶白粒如椒者数十，间有大如莲子房者，指捺有脓下流，时有清水，微肿不突，根脚红晕，渐渐展开。"这指出了本病的特点是患部先有粟米粒样脓头，掀热、红肿、疼痛，易向深部及周围扩散，脓头逐渐增加，溃烂之后状如莲蓬、蜂窝。并且由于脓液排泄不畅而向周围蔓延扩展，病变范围则越来越大，常超过 9cm 以上，甚至大愈盈尺，所以古代文献有时把范围较大的有头疽也称作"发"。

齐德之《外科精义·论五发疽》说"其发于脑者，为脑疽也，其发于鬓、眉、须者，以类呼也"，说明了有头疽由于发病的部位不同而名称各异。通常把发生于脑后（项后）的叫"脑疽"，发生于腹部膻中穴的叫"膻中疽"，生于少腹的叫"少腹疽"，上述等等，尽管名称很多，发生的部位不同，但是它们的病因、症状和治法基本上是一致的，故本节合并论述。

本病以中、老年患者为多见，凡在皮肤较厚的坚韧之处均可发生，但一般发生于脑后、背部。发生于项后和背部的常常不容易透脓，而脓毒内陷证较为多见，故病情重。发于四肢的易于透脓，内陷变证较少见。应该指出的是，本病的轻重及内陷与否，主要与热毒的轻重、气血的盛衰、年龄的大小等有密切关系。

一、病因病机

1. 外感风温、湿热之邪

外感风温、湿热邪毒侵入肌肤，毒邪蕴结以致经络阻塞、气血运行失常。

2. 脏腑蕴毒

情志内伤，气郁化火，火炽成毒；或嗜食膏粱厚味、醇酒炙煿，以致脾胃运化失常、湿热火毒内生。此两者可使脏腑蕴毒。

3. 内伤精气

由于劳伤精气，以致气阴亏损。气虚则容易感受毒邪，而且感染毒邪之后，亦无力托毒外出；阴血亏，真阴伤败，虚火内生，而水亏火炽；气血两虚，在感受毒邪之后，往往毒滞难化。

总之，本病的病因病机是外感风温、湿热邪毒，内有脏腑蕴毒，邪毒凝聚肌表，以致营卫不和、经络阻塞、气血瘀滞而发病。如若内伤精气者，则更容易发病，故本病多见年老体弱之人及消渴病患者。阴虚者，因水亏火炽而使热毒蕴结更甚；气血两虚者，气虚无力托毒，血虚无血化脓，则不能使毒随脓出而解，故往往毒滞难化。故正气虚弱者，往往容易导致疽毒内陷，而出现严重的症状。

二、临床表现

患部呈现紫红色浸润，微隆起，较硬，界限不清；中间部分可有多数脓栓，先后破溃而呈蜂窝状；以后中央区逐渐坏死、液化、变软，皮肤有压痛，而且有扩散趋势。除有局部剧烈疼痛外，多有全身症状。处理不当及因正气虚弱，可能发生疽毒内陷。依据病程演化，临床可分为三期：

（1）初期　患部起一肿块，上有粟粒状脓点，肿块渐渐向周围扩大，脓头增多，色红灼热，高肿疼痛，并有发热、恶寒、头痛及食欲不振等症状。

（2）溃脓期　疮面渐渐腐烂形似蜂窝，肿块范围常超过9cm，伴有高热、口渴、便秘、溲赤。如脓液畅泄，腐肉脱落，则病情停止发展。

（3）收口期　脓腐渐尽，新肉开始生长，逐渐愈合。

整个病程大约1个月，分为四候：病情初期为一候，成形在第一周；二候化脓在第二周；三候脱腐在第三周；四候生新在第四周。

以上是顺证的一般发展规律，如阴虚及气血两虚者便可产生逆证或疽毒内陷的症状。

（4）阴虚水亏者　疮形平塌，根脚散漫，疮色紫滞，不容易化脓，或溃流出稀少的脓水，有的带血水，疼痛剧烈，伴有高热、唇燥、口干、食欲不振、大便秘结、小便短赤。此型多见于老年瘦弱之人。如阴液恢复、火毒渐化，则溃脓期及收口期与顺证相仿。

（5）气血两虚不能透毒外出者　局部疮形散漫，疮色晦暗，化脓迟缓，腐肉难脱，脓水清稀带灰绿，闷肿胀痛，疮口容易形成空壳。伴有发热、精神不振、面色苍白。此型多见于老年肥胖者。如气血恢复、毒邪外泄，则溃脓期与收口期和顺证相仿。

（6）内陷证　多见于脑疽、发背的患者，尤以脑疽为多见。余听鸿《外科医案汇编》论脑疽说："若化火太过，与脑门最近，肿甚脑气不得流通，脑为肾水之精华，最怕热烁，化热甚则髓热脑烁，神志溃乱，神去则死，此证外科大险证也。"指出了本病在病变过程中，若兼见神昏谵语、气息急促等全身严重症状，则为疽毒内陷，是中医外科的险恶证候之一。

三、辨证施治

根据病因病机及临床表现，本病的辨证施治可分为虚、实两大证，具体又可分为热毒蕴滞、阴虚火炽、气血两亏3个证型。

（一）实证

热毒蕴滞型

主症：肿块色红灼热，疮脚散漫，上有粟粒脓头，疮面腐烂，形似蜂窝，脓液不畅，伴疼痛、发热（或恶寒）、口渴、便秘、溲赤。舌红，苔黄，脉滑数。

证候分析：外感风温、湿热邪毒，内有脏腑蕴毒，邪毒蕴结于肌表，以致营卫不和、经络阻塞、气血凝滞故肿胀疼痛；热毒炽盛，故有发热（或有恶寒）、肤色红而灼热；热盛肉腐，故疮面腐烂；又因毒盛而正气相对虚弱，正气不能托毒外出而热毒蕴滞，故疮形似蜂窝脓出不畅；口渴、便秘、溲赤、舌红、苔黄、脉滑数皆为热毒内盛之象。

治则：和营托毒，清热利湿。

方药：仙方活命饮加减。

当归　赤芍　金银花　蒲公英　天花粉　乳香　没药　白芷　穿山甲　生何首乌　白茅根　生甘草

方解：当归、赤芍和营祛瘀；乳香、没药行瘀止痛；金银花、蒲公英、甘草清热解毒；天花粉养阴清热消肿；白芷、穿山甲透脓托毒外出；生何首乌解毒泄热通便，有"疮扫帚"之称；白茅根清热凉血利尿。若阴虚者加生地黄、玄参、石斛 1~2 味，以养阴清热；气血两虚者加生黄芪、党参以益气托毒；表证明显者，可适当加防风、荆芥等以解表祛毒。

（二）虚证

1.阴虚火炽型

主症：疮形平塌，疮脚散漫，疮色紫滞，脓水稀少或带血水，疼痛剧烈，伴高热、口唇干燥、大便秘结、小便短赤。舌质红，舌苔黄，脉细数。

证候分析：素体阴液亏虚，虚火内生，又感受湿热毒邪，阴虚无水制火热之邪，而使热毒蕴结更甚，故疮色紫滞、疼痛剧烈；毒甚走散，故疮脚散漫、疮形平塌；阴血亏，无血化脓，故脓水稀少；毒热入里，故有高热、便秘、尿赤等症状。

治则：滋阴生津，清热解毒。

方药：竹叶黄芪汤加减。

人参　生黄芪　麦冬　生地黄　白芍　当归　川芎　皂角刺　金银花　竹叶　甘草　黄芩

方解：人参、黄芪益气托毒；配合生地黄、麦冬、白芍益气生津清热；当归、川芎、皂角刺和营透脓托毒；金银花、黄芩、甘草清热解毒；竹叶渗湿利尿清热。

2.气血两亏型

主症：疮形平塌，疮脚散漫，化脓迟缓，脓水稀少、腐肉难脱，疮口成空壳，闷胀疼痛，伴精神萎靡、面色苍白。舌质淡红，舌苔白腻，脉数无力。

证候分析：气血虚弱者，气虚无力托毒和束毒，故疮平散漫；血虚无血化脓，故毒滞难化；气血虚，不能生肌长肉，故疮口成空壳而愈合迟缓。

治则：扶正托毒。

方药：托里消毒散加减。

方解：本方有补益气血、托毒消肿的作用，如若系顺证收口期，有气血两虚现象而出现创口愈合迟缓者，可用本方加减。

四、外治法

本病外治分初起、溃脓、收口三期治疗。初起和溃脓期宜用消散药合并提脓引流之剂，收口期可用生肌散。

1. 初起

用金黄散掺入千捶膏外敷。

2. 溃脓期

金黄膏掺入八二丹外敷。如脓水稀薄或灰绿，则改用七三丹；若腐肉阻塞、脓液积蓄难出而有波动感时，可按疮形大小采用"十"、双"十"字或平行纵切开手术，手术的原则是广泛切开、清除坏死组织、彻底引流。

3. 收口期

用白玉膏掺生肌散外敷。若疮口有胬肉高突，可掺平胬丹，或剪除胬肉后再掺生肌收口药；若疮口有空腔，皮肤与新肉一时不能黏合，可用垫棉法，如无效时，则应采用手术清创。

五、其他治疗

（1）消渴病并发有头疽者，应该积极治疗原发病。

（2）合并内陷者，参照内陷治疗。

（3）若气血两虚、疮形不起虽溃不腐，亦可配合神灯照法或桑柴火烘法。

六、预防调理

（1）实证宜忌食鱼腥辛辣等发物，气血两虚、阴虚者可适当增加营养。

（2）外敷药膏宜紧贴患部，掺药宜散布均匀。

（3）由于本病病情较长，因而疮口皮肤要经常保持清洁，以免并发湿疹。

泌尿系结石

泌尿系结石属中医学的"石淋""砂淋""血淋"范畴。上尿路结石（肾、输尿管结石）多好发于青壮年，临床表现以腰痛、腹痛和血尿为主要特点。下尿路结石（膀胱、尿道结石）多数由上尿路而来，少数原发于膀胱及尿道内，临床以排尿困难和尿流中断为主要特点。

《内经》一书已有"淋"的名称。张仲景《金匮要略》说："淋之为病，小便如粟状，小腹弦急，痛引脐中。"华佗《中藏经》论述成石机制说："此由肾气弱……虚伤真气，邪热渐强，结聚而成砂。又如水煮盐，火大水少，盐渐成石。"巢元方《诸病源候论》亦说："石淋者，淋而出石也；肾主水，水结而化为石。"此外，历代医家对石淋、砂淋、血淋的症状、辨证、治法都有较详细的论述。

一、病因病机

1.饮食不节

因过食肥甘厚腻、辛辣炙煿、醇酒，或偏食含钙盐多的食物，以致湿热内生、湿浊内阻、气化不利而形成结石。

2.湿热瘀滞

外感湿热，或因泌尿系功能、结构异常而内生湿热之邪，湿热瘀滞于泌尿系，下注膀胱，则气化不利、开阖失司。

3.情志损伤，冲任失调

肝主疏泄，肾主水液代谢。若情志损伤，则肝气疏泄不利；肝损及肾，则开阖失司、气化不利，水液代谢不得通调。或肝肾阴虚，虚热煎熬，致尿中水少盐多，则"如水煮盐""盐渐成石"。

二、临床表现

1.症状与体征

上尿路结石主要表现为疼痛和血尿，大多数患者可出现疼痛。未引起梗阻时为肾区或上腹部钝痛，若结石梗阻尿路，近端尿路充胀激发强烈的平滑肌痉挛而引起肾绞痛，持续数分钟至几小时或更长，常自行缓解；患侧肾区叩击痛，少数患者有肉眼血尿，一般进行尿常规检查可见镜下血尿；有的患者有砂石排出史；少数患者可继发急、慢性尿路感染和肾积水。

膀胱结石表现为耻骨上或会阴部钝痛或锐利剧痛，常因活动引起或加重，平卧能缓解。疼痛可向会阴、阴茎及龟头放射，伴尿频、尿急、终末尿痛。排尿时可尿流突然中断，阴茎头部剧痛；当患者变动体位使结石移动时，可使排尿通畅及疼痛缓解。发作时常有血尿，排尿终末时更为显著。

2.实验室检查

包括尿常规、尿 pH 值、肾功能、血常规及 24 小时尿钙、磷、尿酸检查等。此外 B 超、腹部 X 线平片、静脉肾盂造影检查等，可根据具体情况选用。

三、辨证施治

1.湿热瘀滞型

主症：腰胁、上腹、下腹或少腹疼痛，或腰腹绞痛如折，小便赤涩热痛、淋沥不畅，或有中断尿，或有肉眼血尿，可伴有发热。舌苔白腻或黄腻，脉滑数。

治则：清热利湿，行气活血，通淋排石。

方药：八正散合石韦散加减。

木通　车前草　厚朴　枳实　生大黄　海金沙　金钱草　石韦　白茅根　滑石　甘草

若疼痛剧烈，可加延胡索、川楝子；若疼痛伴血尿，可加蒲黄、五灵脂、大蓟、小蓟等；若伴发热，加蒲公英、金银花、半边莲等。

2. 气虚瘀滞型

主症：腰腹部隐痛，小便频数，尿无力，尿道涩滞感，伴腹胀、畏寒肢冷、自汗乏力、神疲体倦。镜检时有血尿。舌质淡红，舌苔白，脉细数。

治则：温阳化气，利水排石。

方药：五苓散合右归丸加减。

茯苓　泽泻　炒白术　肉桂　猪苓　制附子　熟地黄　山茱萸　甘草　鹿角胶　石韦　金钱草　海金沙　车前子

若乏力肢软，可加生黄芪、太子参；腹胀痛、排尿涩滞，加莪术；会阴部作胀、排尿不畅，加台乌、小茴香、补骨脂等；腰酸胀痛，加仙茅、淫羊藿、杜仲。

3. 阴虚瘀滞型

主症：泌尿系结石，伴有腰痛腿软、头晕耳鸣、失眠多梦、烦热盗汗、口干少津、腹胀便秘，小便频、量少、涩痛。舌质红，舌苔薄黄，脉细数。

治则：滋肾清火，补水排石。

方药：知柏地黄汤合二至丸加减。

知母　黄柏　山茱萸　茯苓　怀山药　泽泻　牡丹皮　鳖甲　龟甲　鸡内金　白茅根　枳壳　墨旱莲　女贞子

除上述辨证施治外，在临床时应着重抓住气滞、血瘀、湿热、脾肾亏虚等病机。行气选用枳实、枳壳、厚朴、青皮、台乌、小茴香等；活血选用川牛膝、蒲黄、琥珀、益母草、生大黄、王不留行、白茅根等；清热解毒利湿选用金钱草、蒲公英、白花蛇舌草、半边莲、金银花等；化石排石选用金钱草、鸡内金、龟甲、芒硝、龟胶、鳖甲、海金沙、石韦、滑石、甘草、泽泻、木通、川牛膝等；补益选用生地黄、熟地黄、山茱萸、肉桂、制附子、阿胶、龟胶、生黄芪等。

四、外治法

1. 针灸疗法

（1）体针　肾俞、膀胱俞、三阴交、关元、水道。疼痛重者加足三里、悬钟。中强度刺激，每日1次。

（2）电脉冲排石　应用脉冲排石治疗仪，根据结石部位，分别将正极及负极选扣左右两耳穴：肾、输尿管、膀胱，脉冲频率由小到大，以患者耐受为度。一般每日或隔日 1 次，每次 30~45 分钟，连续 7 次为 1 个疗程。

（3）加压耳穴排石 分别选择肾、输尿管、膀胱等耳穴，将磁石颗粒或王不留行籽粘于胶布上贴耳穴。

2. 体外冲击波碎石术

适用于肾、输尿管及膀胱结石，但对于全身出血性疾患、尿路急性炎症期及结石以下尿路狭窄者不宜采用。应该指出，即使是碎石后，仍应用中医辨证施治进行溶石、排石。

五、预防调理

（1）多饮水，既可增加尿量，又有冲击排石作用，还可促进盐类的溶解，起溶石作用。

（2）限制某些矿物质食物，如少饮咖啡、可可、酒、茶、矿泉水等，少食动物内脏、豆腐等。

（3）口服中药半小时后，可适当增加运动，如跳跃、跑步、弯腰或侧卧行肾区叩击等。

（4）及时治疗泌尿系感染性疾病等。

湿 疹

湿疹是一种常见的、多发的变态反应性皮肤病，以红斑、丘疹、水疱、渗出、糜烂等多种皮肤损害为临床特征，并且常对称性分布，伴瘙痒。

中医学将湿疹记载在有关带有"疮""风""癣"的病名文献中，并根据湿疹的发病部位和性质特点进行不同命名。如急性湿疹，以渗出为主者称为"浸淫疮"；若以丘疹、红斑为主者，则称为"血风疮"或"粟疮"；发于阴囊部的称为"肾囊风"；发于脐部的称"脐疮"；发于手部的称"痫疮"；发于肘、膝关节屈侧部的称为"四弯风"；等等。

现代中医皮肤科有的把湿疹称为"湿疮"或"湿疡"，本书沿用"湿疹"这个病名，是取其最主要的特点是具有明显的渗出和丘疹等临床表现，这样沿用病名，可以避免在学术上的混乱和繁杂，驭繁执简。

一、病因病机

湿疹的发病原因很复杂，有内在因素与外在因素的相互作用，病因常是多方面的，如《外科正宗·论血风疮》说："乃风热、湿热、血热三者交感而发。"本病的发生与风、湿、热邪阻于肌肤有关，此外与饮食不节也有一定的关系。如上书论奶癣说："奶癣，儿在胎中，母食五辛，父餐炙煿，遗热与儿，生后头面遍身发为奶癣。"

风湿热邪为病，可由外感而致，亦可由脾虚生湿壅热，血热和血虚皆可化燥生风。所以本病虽形于外，而致病机制与脏腑关系十分密切。本病的病因病机归纳起来有如下几方面。

1. 外感风湿热邪

外感风湿热邪皆可乘虚侵入肌表，风湿热毒之邪蕴阻肌肤，与气血相搏而发病。风为阳邪，善行走窜，耗血伤津，故皮损泛发，干燥、瘙痒、脱屑。湿为阴邪，重浊黏滞，淫蚀肌肤，故渗出、水疱、糜烂等症发生，且难于一时痊愈，甚至迁延不愈。热性上炎，消烁津液，故起红斑、丘疹、丘疱疹、溃疡，灼热及瘙痒等。

2. 饮食不节，伤败脾胃

若过食腥荤发物、辛辣厚味或醇酒浓茶等，可化热动风，风热毒邪随气血运行或循经外发，搏于肌肤而发本病。此外，饥饱失常，伤败脾胃，致使脾胃运化失职，水湿内生，外溢肌肤而发本病。

3. 情志内伤，损伤肝脾

情志内伤包括精神紧张、失眠、过劳、情绪剧烈变化等。情绪活动是以精血为物质基础的。情志内伤一则耗伤肝脾精血，使肝脾失养；另一方面使肝气郁结，肝脾不和，肝胆疏泄不畅，脾胃运化失职，湿热邪毒内生，外泛肌肤。

4. 正气亏损，湿热留恋

因湿性黏滞，阻碍气机，损伤正气，久病穷肾，肾之精气亏损，则脾肺之气、卫外之气同时耗伤，终致肺脾肾损伤。阳气不足则更不易化散湿热邪，卫气亏损则更易感染外邪，故机体呈高敏状态。湿热留恋，症状反复发作，迁延难愈。且热邪又有耗阴血的一面，可使肌肤失养，则皮肤出现肥厚、鳞屑、裂纹等症。

本病早期以实证为主，致病邪气主要是湿热风邪；后期虚实夹杂，既有湿热留恋，又有气血亏损、化燥生风等症见。

二、临床表现

（一）按皮损特点分类

根据病情和皮损特点，本病可分为急性、亚急性和慢性 3 种。

1. 急性湿疹

起病较快，常对称发生，可发生于身体任何部位。亦可泛发全身，但以面部的前额、眼皮、颊部、耳部、口周围等处和肘窝、腘窝、手部、小腿、外阴及肛门周围等处多见。

初起皮肤潮红、肿胀、瘙痒，皮损边界不清。继而在潮红斑或其周围的皮肤上，出现丘疹、丘疱疹、水疱，其分布可群集或密集成片。常因搔抓水疱破裂，形成糜烂、流津、结痂。最后痂皮脱落，露出光滑的红色的皮肤，并有少量的脱屑而愈。自觉瘙痒，重者不可忍受，呈间歇性或阵发性发作，常在夜间加剧，而影响睡眠。常 4~6 周才愈，愈后有复发倾向。若合并感染时，可有发热，皮肤可出现脓疱，还可合并疖及局部淋巴结肿大等。

2. 亚急性湿疹

急性湿疹的炎性症状减轻之后或急性湿疹未及时正确处理，拖延较长时间，则转入亚急性阶段。

其主要临床特点是：急性期的红斑、水疱减轻，流津渗出减少，皮损以小丘疹、鳞屑和结痂为主，仅有少数的丘疱疹或小水疱及糜烂，自觉仍有较严重的瘙痒，一般无全身症状。

3. 慢性湿疹

大多由急性、亚急性湿疹反复发作不愈转化而来，亦有少数病例一开始而呈现慢性表现。其特征为患部皮肤增厚、浸润、棕红色或带灰色，色素沉着，表面粗糙，覆盖少许糠秕样鳞屑，或因抓破而结痂。个别有不同程度的苔藓样变，呈局限性，边缘亦较清楚。外周也可有丘疹、丘疱疹散在分布。当病情急性发作时可有明显的渗出。自觉症状有明显的阵发性瘙痒，尤以夜间或情绪紧张时更甚。若发生在掌跖、关节等处，因皮肤失去正常弹性，加之活动，可以并发破裂而引起疼痛。病程长，可迁延数月至数年，或经久不愈。

（二）特定部位湿疹

湿疹虽有上述共同临床表现，但由于某些局部的特定环境或某些特殊的致病条件，临床表现可有一定的特异性，常见特定部位湿疹的临床特征有如下几方面。

1. 头面部湿疹

发于头皮者，多糜烂、流津、结黄色厚痂，有时把头发黏集成团。常因继发感染引起脱发。在面部者，多有淡红色的斑片，上覆细薄的鳞屑。

2. 耳部湿疹

多发生在耳后皱襞处，表现为红斑、渗出，有破裂及结痂，有时带脂溢性，常两侧对称。

3. 乳房湿疹

多见于哺乳妇女，发生于乳头、乳晕及其周围，境界清楚，皮损呈棕红色，糜烂，潮湿，间覆以鳞屑或薄痂，有时发生乳头破裂。自觉瘙痒并兼有疼痛。停止喂奶后多易治愈。如顽固不愈又为一侧者，应注意除外湿疹样癌。

4. 脐窝湿疹

皮损表现为鲜红或暗红色斑，有渗液及结痂，表面湿润，边缘清楚，不累及外围的正常皮肤。病程慢性。

5. 阴部湿疹

阴部湿疹包括前阴及后阴湿疹。皮损呈淡红色斑片，表面糜烂、结痂，滋水常浸湿衣裤。日久皮肤粗糙肥厚，色素沉着或色素减退。瘙痒剧烈，夜间更甚。在肛门周围者，往往发生辐射状皲裂。

6. 手部湿疹

皮损呈亚急性或慢性湿疹表现，多发生于指背及指端掌面，亦可蔓延到手背、手腕。皮损境界不清或呈小片状。至慢性时，有浸润、肥厚，因手指活动而有皲裂。甲周皮肤肿胀，指甲变厚或呈不规则形。

手部湿疹亦可发生于掌侧，呈局限性，但边缘可不甚清楚，多粗糙，有小丘疹、丘疱疹、疱疹，浸润肥厚，冬季发生皲裂。病程很长。

7. 小腿湿疹

多发于胫前或侧面，常对称性，呈亚急性或慢性湿疹表现。有些小腿湿疹常并发于静脉曲张，由于静脉曲张而致下肢静脉循环障碍、慢性淤血，故多发生在小腿下 1/3 处。初起暗红斑、弥漫密集丘疹、丘疱疹、糜烂、渗出；久之在接近踝部处发生营养障碍性溃疡；以后皮肤肥厚，色素沉着，中心部分色素减退，可形成继发性白癜风。

（三）特殊类型湿疹

临床上还有一些湿疹其临床表现、病程与一般湿疹不完全一样，为特殊类型湿疹。

1.传染性湿疹样皮炎

本病是一种因感染性病灶所致的自身敏感性炎性皮肤病。皮损多发生于化脓性感染病灶，如已溃的脓肿、化脓性中耳炎、压疮、瘘管等周围。皮损表现为边缘清楚或弥漫性红斑，其上有水疱、脓疱、糜烂、渗出、结痂等多形性损害，自觉瘙痒。

2.钱币型湿疹

因其皮损形态似钱币（古铜钱币）而得名。多发生于手足背、四肢伸侧、肩、臀、乳房及乳头等处。临床表现为直径 1~3cm、境界清楚的圆形损害，为红色小丘疹、丘疱疹密集而成，有很多渗液。慢性者皮损肥厚，表面有结痂及鳞屑，损害的周围散在丘疹、水疱，常呈卫星状。常冬重夏轻，不易治愈。

3.婴儿湿疹

本病是婴儿常见的一种皮肤病，中医学称为奶癣，是发生于婴儿头面部的一种急性或亚急性湿疹。

初发于出生后 1~6 个月的婴儿，皮疹常对称发生于面颊和头部，少数可累及胸背及上臂等处。皮疹有红斑、丘疹、水疱、糜烂、渗液、结痂、脱屑等多形损害，亦有仅呈红斑、丘疹、脱屑的干燥型者。两者均可伴有吐奶、腹泻等消化不良现象。因皮损奇痒，患儿吵闹不安，影响哺乳、睡眠。部分患儿伴有支气管哮喘、荨麻疹等过敏性病史。本病可反复发作，尤在寒冷季节为甚。部分患儿至 2 周岁后可自愈，但多数持续发展到儿童期或成年期。

4.自身敏感性湿疹

本病是由于患者对自身内部或皮肤组织所产生的某些物质过敏而引起。发病之前，在皮肤某部常有湿疹病变，较多见于钱币型湿疹或小腿湿疹。由于过度搔抓及外用药的刺激，或并发感染使湿疹恶化，而红肿糜烂、渗出明显增加；加之处理不当，创面不洁，使组织分解物、细菌产物等形成一种特殊的自身抗原，被吸收而发生致敏作用，结果在其附近及全身泛发。从原发皮损至全身泛发一般经7~10 天。

本病常突然发生，多数为散在丘疹、丘疱疹及小水疱，呈群集性，可互相融合，泛发或对称分布。在原发病灶好转后，继发病灶也自然减轻或消退。

三、诊断要点

1.急性湿疹

（1）皮损多形性，常数种皮损同时并存。

（2）常对称发病，严重者可泛发全身，皮损无明显境界。

（3）经适当治疗 2~3 周可治愈，但常反复发作。

（4）自觉灼热及剧烈瘙痒。

2. 亚急性湿疹

（1）症状介于急性与慢性湿疹之间的阶段特点。

（2）皮损较急性湿疹轻，以丘疹、结痂、鳞屑为主。

3. 慢性湿疹

（1）多局限于某一部位，境界不明显，炎症不显著。

（2）患部皮肤肥厚粗糙，呈苔藓样变。

（3）慢性病程，反复发作，尤以精神紧张为甚。

四、鉴别诊断

1. 接触性皮炎

皮损限于接触部位，境界较清楚；皮损常为单一型，除去病因而易于治愈。

2. 神经性皮炎

应与慢性湿疹相鉴别。常有瘙痒，搔抓后出现皮疹；皮损为多角扁平丘疹，无水疱、苔藓样变；以颈、肘、膝伸面及四肢内侧多见。

3. 脂溢性皮炎

主要发于头部、胸前、背部中央、腋窝、阴部等皮脂分泌较多部位，常自头部开始向下蔓延。皮损主要为黄红色或鲜红色斑，上覆有油腻性鳞屑或痂皮。

4. 手足癣

应与手足部湿疹区别。皮损境界清楚，有叶状鳞屑附着，夏季增剧，常并发指趾间糜烂。

5. 胎传梅毒

应与尿布皮炎区别。皮损好发于臀部、面部、眼、口、耳、鼻、肛门、掌跖等部位，呈铜红色浸润性斑块或溃疡，对称分布；患儿呈早老容貌。

五、辨证施治

1. 热重于湿型

本型相当于急性湿疹。发病急，病程短。局部皮损初起为皮肤潮红、痒热、轻度肿胀，继而粟疹成片或水疱密集、渗液流津，瘙痒无休。伴身热、口渴、心烦、大便秘结、小便短赤。舌质红，舌苔薄黄或黄腻，脉弦滑或弦数。

治宜清热利湿、凉血解毒；方用龙胆泻肝汤加减。常用药物有龙胆草、栀子、黄芩、生地黄、牡丹皮、泽泻、车前草、大青叶、白茅根、苦参、马齿苋、黄柏、柴胡等。若口干、发热，可加生石膏、知母；大便秘结，可加厚朴、生大黄；兼有风邪，可加防风、白鲜皮。

2. 湿重于热型

此型相当于急性湿疹或亚急性湿疹。表现为发病较慢，皮疹为丘疹、丘疱疹及小水疱，皮肤潮红、瘙痒、糜烂，渗出较多。伴纳食不香、胸闷、腹胀、大便不畅或溏、小便清长、身体疲倦等症。舌质淡，舌苔白或白腻，脉滑或弦滑或缓。

治宜利湿解毒，佐以清热；方选萆薢渗湿汤加减。常用药物有萆薢、薏苡仁、泽泻、苍术、茯苓、茵陈、厚朴、车前子、木通、连翘、栀子、苦参、黄芩等。若兼有风邪，可加刺蒺藜、荆芥；兼有小便不利，加六一散；发病以下半身为主，加川牛膝、黄柏等。

3. 风热型

此型相当于急性湿疹及亚急性湿疹。皮损可呈播散性，范围较广，丘疹、脱屑、红斑、肿胀、干燥，瘙痒较甚，常因搔抓而合并有抓痕及结血痂，渗出少。伴心烦、失眠、口干、大便干结、小便短赤。舌质红，舌苔黄白相兼，脉浮数。

治宜疏风清热利湿；方选消风散加减。常用药物有防风、蝉蜕、杭菊花、黄芩、大青叶、金银花、紫草、牡丹皮、生地黄、苦参、白茅根、栀子、生石膏、知母等。若灼热瘙痒明显，可加当归、火麻仁；口干明显，加石斛、玄参；咽喉肿痛，加山豆根、木蝴蝶、藏青果等。

4. 血虚风燥型

此型相当于慢性湿疹。病程较长，反复发作。皮肤干燥、脱屑、淡红斑、丘疹、抓痕、结痂，或皮损颜色暗淡、浸润肥厚、苔藓样变、脱屑、色素沉着。舌质淡红，舌苔白，脉弦缓或沉细无力。

治宜养血润肤、祛风止痒；方选当归饮子加减。常用药物有当归、何首乌、火麻仁、白芍、生地黄、麦冬、刺蒺藜、钩藤、首乌藤、鸡血藤、白鲜皮、陈皮等。若心烦失眠，可加龙骨、牡蛎、黄连、栀子；若月经量少、月经期症状加重，可加益母草、丹参、阿胶。

5. 脾虚型

此型多见于发育差羸弱小儿湿疹或脾胃虚弱的成人慢性湿疹。皮损以红斑、丘疹、鳞屑为主，少许渗出，皮肤粗糙无弹性。伴腹泻、纳呆、倦怠、乏力。舌质淡红，舌苔白，脉濡细无力。

治宜健脾化湿导滞；方选除湿胃苓汤加减。常用药物有茯苓、白术、厚朴、陈皮、太子参、泽泻、栀子、连翘、神曲、谷芽、麦芽、枳壳、大腹皮、茵陈、车前子等。若瘙痒较甚，可加当归、火麻仁；若兼心肝火旺，可加黄连、钩藤。

6.肝肾亏损型

此型多见于反复发作、迁延不愈的慢性湿疹。皮损淡红、干燥、脱屑、肥厚、苔藓样变，汗毛不长，瘙痒频作，尤以夜甚。伴耳鸣、头晕、腰膝酸软，性生活或月经后、劳累后诸症加重。舌质淡红，舌苔少，脉细数。

治宜调补肝肾、清热理湿；方选六味地黄汤加减。常用药物有生地黄、熟地黄、蚕沙、怀山药、山茱萸、牡丹皮、茯苓、泽泻、十大功劳、龟胶、鹿胶、五味子、竹叶、知母、栀子。若头晕、眼花、耳鸣，可加天麻、楮实子、菟丝子；若性生活及月经和劳累后加重者，可加芡实、金樱子、续断、杜仲等；若干燥、瘙痒明显，可加何首乌、乌梢蛇等。

此外，治疗婴儿湿疹时，要考虑小儿的生理特点是脾常不足，内服方药苦寒之味不宜过多，应以甘寒清热药为主。婴儿湿疹除脾虚型外，还有湿热型等，其治疗可参照湿偏重或热偏重型及其他各型施治。

急性湿疹发生在肝胆之经循行部位，如耳部湿疹、阴囊湿疹等，治疗时要注意疏泄肝胆之湿热。发于上部的湿疹，往往加桑叶、菊花、蝉蜕等祛风清热药；发于中部的湿疹当重用龙胆草、黄芩等；发于下部的湿疹重用生地黄、赤芍、牡丹皮；瘙痒甚者加白鲜皮、苦参、地肤子、茵陈等。慢性湿疹瘙痒明显者，尚可加珍珠母、牡蛎、龙骨、灵磁石、合欢皮、首乌藤等；皮损肥厚、苔藓样变者，可加丹参、益母草、鸡血藤等活血化瘀通络；顽固性瘙痒者，可加全蝎、蜈蚣、乌梢蛇等虫类药，入络搜风止痒。此外，还要把扶正与祛邪两方面关系处理好。

六、外治法

（1）以渗出、糜烂为主的皮损，宜用皮炎外洗1号，冷湿敷或外洗，其后外搽皮炎1号油膏。

（2）以红斑、丘疹、瘙痒为主的皮损，宜用三黄洗剂外搽或用黄柏六一散外扑。

（3）以肥厚、苔藓样变、瘙痒为主者，宜外用皮炎外洗2号外洗，后用黄连皮炎膏或苦参膏外搽。

红斑狼疮

红斑狼疮是一种原因尚未完全明确的慢性炎症性疾病，是一种自身免疫性疾病。多见于15~40岁女性患者。可分为盘状红斑狼疮和系统性红斑狼疮。前者损害主要局限于皮肤，后者除皮肤损害外，同时还有全身症状和多脏器损害。在中医学文献中，尚未有发现类似红斑狼疮的明确记载，但从本病的临床特征来分析，本病可以参照"温热发斑""水肿""心悸""胁痛"等来进行辨证施治。现代本病有"鬼脸疮""红蝴蝶""温毒发斑"等中医学名称。

一、病因病机

现代医学认为本病的发病机制可能是在遗传的基础上，由于某些外因作用，机体免疫调节功能紊乱，破坏了机体耐受性，使机体对自身组织产生免疫反应，结果造成组织损伤和生理功能障碍。中医学认为，先天禀赋不足，或七情内伤、劳累过度，或房事失节，以致阴阳气血失于平衡、气血运行不畅、气滞血瘀、经络阻塞是本病的内因；外受热毒是本病的条件。热毒入里、燔灼气血、瘀阻经脉、伤害脏腑、蚀于筋骨则可以发生全身性系统性损害。

1. 先天禀赋不足

《素问·金匮真言论》说："夫精者，身之本也。"说明精是构成人体的基本物质，又是人体各种功能活动的物质基础。"两精相搏合为形"，说明父母的生殖之精是构成人体的原始物质，肾藏精，为先天之本。所谓先天禀赋不足，实际上是指遗传问题，以及其胎儿在母体发育及某些物质形成的缺陷问题等。而先天的禀赋不足，可以通过调补肾的精气来补充或改善。

2. 后天亏损

后天有特指和泛指两种概念。"脾为后天之本"，这是特指；出生以后由于营养不良、发育异常、疾病折磨等诸种因素都可以引起脏腑精气亏损，而致免疫功能紊乱等，这是泛指之后天亏损。

脾虚则精血化生乏源，尤其运化失职致湿热邪毒内生。各种疾病因素皆可导致脏腑亏损、功能失调、邪毒内生，形成脏腑蕴毒状态。这不仅导致机体各种功能不正常，而且这些内生潜伏的邪毒在外因的作用下，很容易发生严重的病因变化。

3. 外感邪毒

外感邪毒包括感受具有某些六淫性质的病毒及其他病原微生物；具有某些六淫性质特点的物理因素，如日晒、放射线、紫外线等；某些药物因素甚至食物因素等。

这些具有六淫性质特点的致病因素的致病机制是，具有阳邪特点的风、热、暑邪，其阳热毒邪可耗伤精血；具有阴邪特点的湿、寒之邪，可阻滞气机，影响水液代谢。另一方面，六淫邪毒皆可化热，耗气伤阴，内攻脏腑，发生热毒炽盛的病理变化。

4. 阴阳失调

无论是先天禀赋不足及后天亏损，还是外感邪毒等致病因素，都可以导致精气亏损。无论是阴、阳、精、气、血、津液等，哪一方面损伤及亏损明显，也都可能发生阴阳失调的病理变化。张景岳在《景岳全书》中说过："阴不可以无阳，非气无以生形也；阳不可以无阴，非形无以载气也。"说明了人身之阴阳气血，本浑然一体、互相滋生、互相涵养，一损则俱损，形成阴阳失调的病机表现。而这一病机的主要表现为"阴胜则阳病""阳胜则阴病""阳胜则热""阴胜则寒"等自身免疫性损害。

5. 脏腑损害

精气亏损、邪毒炽盛、阴阳失调等因素，可损害五脏六腑，但从临床观察来看，其发生严重损害的脏腑可为肺、脾、肾三脏。

精气亏损则卫气不足，而卫气根源于下焦，生发于中焦，宣发于上焦，可见精气一亏，肺气先夺，脾肾之气耗损。临床表现为极易外感，而一旦外感，即触发本病。

三焦为水液代谢的通道，肺为水之上源，脾主运化，肾司开阖。肺脾肾功能受损的另一重要方面，表现为水液代谢障碍：脾虚不制，水湿泛滥；肾阳虚气化不利，寒水泛滥。当然也可发生水气凌心之证。

热毒从卫气营血或三焦传变，可先耗胃津，后伤肾液；耗燥胃津则见发热、烦躁、口渴等症；耗伤心、肝、肾之精血，则可见神昏、谵语及动风抽搐之症。此外，热毒伤心则心悸气急，热毒伤肺则呼吸不利，热毒伤肝胆则胁痛、黄疸，热毒伤脾胃则腹胀、便结、恶心呕吐，热毒伤肾则尿少、血尿。

阴阳失调，可致脏腑功能不调，发生心肾不交及水火不济、肝脾不和、寒水射肺、水气凌心。脾不主肌肉四肢，致肌肉关节疼痛无力；肝肾不能华发，致发枯脱落；脾肾阳气不温，致遇冷肢端青紫发冷等。

6. 经络阻塞

经络具有运行气血、联系整体、沟通内外等功能。《灵枢》说："经脉者，所以行气血而营阴阳。"精气亏损、外感邪毒、脏腑损伤、阴阳失调等因素，都可导致经络阻塞。这种经络阻塞包括了虚实两个方面：各种实邪如热毒、寒湿、气郁、痰浊等可阻塞经络；脏腑精气亏损，虚则气弱则力不足运动其血，亦可致瘀致滞，此言因虚致滞。

经络阻塞，则气血瘀滞。王肯堂《证治准绳·疡医》说："夫气阳也，血阴也，阳动则阴随，气运则血行，阻塞则阴凝，气弱则血死，血死则肌死，肌死则病未有不死者。"说明了经络阻塞不能行气血而营阴阳,使组织器官变性坏死。本病临床病理检查,可见真皮、皮下小动脉及重要脏器发生血管炎,产生组织水肿、红斑、紫癜、结节、坏死、溃疡等病理变化,说明了经络阻塞、气血瘀滞是本病病理变化的结果。

红斑狼疮是一个病理机制十分复杂的多脏腑多系统的全身性病变。在其疾病过程中,症状往往虚实交替出现,变化多端。因此,临床分析病因病机除上述论述以外,还需审证求因,认真分清疾病症状的性质,进一步确定病位,综合分析考察,才能够正确地进行辨证施治。

二、临床表现

(一)盘状红斑狼疮

为持久性皮肤盘状红斑,境界清楚,表面毛细血管扩张并有黏着性鳞屑,剥离鳞屑,可见其下扩张的毛囊口,鳞屑底面有很多刺状角质突起拴在毛囊口中。在发展过程中,损害中心逐渐出现萎缩、微凹、色素减退,而周围色素沉着。皮损好发于面部,特别是两颊和鼻部,呈蝶形分布,其次发生于口唇、耳郭、头皮、手背、手指等处。

慢性病程,少数病例皮损可自行消退。一般愈后留下色素减退的萎缩性瘢痕,严重的瘢痕可引起毁形,头皮则形成萎缩性脱发区。有时在日晒或过度劳累后加剧。少数转变成系统性红斑狼疮。有的经久不愈的陈旧性皮损因局部用药不当及其他各种慢性刺激,可发展为鳞状上皮细胞癌。

(二)系统性红斑狼疮

1. 全身症状

(1)发热 90%以上的患者有不规则发热,以低热为多;疾病恶化时常有高热,甚至可达40~41℃;伴畏寒、头痛等症状。

(2)关节痛 约90%患者有关节症状。好于侵犯四肢大小关节,有时出现风湿性或类风湿关节炎症状。关节症状往往是本病的最早表现,甚至在长时间内为唯一的表现。5%~40%患者可发生无菌性骨坏死,股骨头最常累及,其次为肱骨头、胫骨头等,多数为双侧性,系因局部血管闭塞、供血不足,致骨无菌性坏死。临床表现除骨关节疼痛外,还表现为骨关节活动受限。

(3)肾脏损害 狼疮肾病是系统性红斑狼疮最常见和最严重的内脏损害,约75%的患者可见到各种肾炎的表现。肾脏损害可出现于本病任何阶段,严重的肾脏损害患者一般见于活动性系统性红斑狼疮。临床表现为肾炎或肾病综合征。肾炎时，尿内出现红细胞、蛋白尿及管型；肾病综合征时，全身浮肿，大量蛋白尿，低蛋白血症，血胆固醇正常或增高，早期肾功能正常，后期可出现尿毒症和高血压，常死于肾衰竭。

（4）心血管系统损害　约见于1/3患者，以心包炎为多，可有心包积液。心肌炎亦常见，可有心内膜炎。心包炎时患者感心前区不适、气急，心前区可听到心包摩擦音。心内膜炎波及瓣膜（多为二尖瓣）时，心前区常听到收缩期杂音。心肌受损时可产生心动过速、奔马律、心脏扩大，最后可导致心力衰竭。心电图有相应改变，如心包膜或心肌受损呈低电压，ST段变化，T波倒置，P-R间期延长。此外，有时还可伴发血栓性静脉炎、血栓闭塞性脉管炎。

（5）呼吸系统损害　主要表现为间质性肺炎和干性或渗出性胸膜炎。出现咳嗽、多痰、呼吸困难、紫绀、胸痛等症状。X线检查可见肺纹理增强、双肺片状浸润、胸膜增厚或胸腔积液等。

（6）消化系统损害　约见于40%患者，胃肠道任何部位均可受累，系胃肠道血管发生血管炎和栓塞所致。临床症状可见食欲不振、恶心、呕吐、腹痛、腹泻、呕血、便血等。少数病例可伴有肝脏肿大、黄疸、肝功能受损等慢性肝炎样表现。

（7）神经系统损害　主要为情绪变化和精神分裂症样表现。情绪变化轻者为抑郁状态，重者为痴呆。精神症状多变，常为可逆性。精神症状主要表现为癫痫样发作；其次为颅神经损害，可突然发生，常见失明、外眼运动异常、视神经乳头变化、单侧眼睑下垂、同侧偏盲等。此外可有偏瘫、痉挛性截瘫、多发性硬化症样临床表现，以及脊髓炎、脑膜炎等。

（8）其他　约50%患者有局部或全身淋巴结肿大，脾脏可中等度肿大。约1/4患者有视网膜病变。有的患者可以发生泪腺、唾液腺损害，发生眼、口干燥症状。有的患者可与其他自身免疫性疾病或有关疾病合病，如桥本甲状腺炎、重症肌无力、类天疱疮、疱疹样皮炎等。

2. 皮肤变化

约80%患者有皮肤损害，一般呈广泛性对称性分布。初起时多在面部，主要分布于两颊、鼻梁、前额、下颌、耳缘等处，或四肢同时发生。损害为大小不等、不规则的水肿性红斑，颜色鲜红或紫红，边缘清或不清。鼻柱和面颊的损害常融合成蝶形。在掌跖、四肢大小关节面、肩胛、上臂、臀部等易受摩擦的部位，可见压之不褪色的水肿性红斑，其上可发生坏死，干燥后结成厚痂。皮疹发生在指甲根周围者为紫红色斑片，高热时红肿光亮，时隐时现。发生在口唇者，多为下唇部红斑性唇炎的表现。皮损严重者可全身泛发多形性红斑、紫红斑、水疱等；

口腔、外阴黏膜有糜烂、破溃；头发可逐渐稀疏、脱落。部分患者可有典型的盘状红斑狼疮的皮疹。红斑消退时常遗留色素沉着或脱色性斑片。

部分患者手部遇冷时有雷诺现象，常为本病早期症状。约有 1/3 的患者对日光敏感性增加，曝晒日光后皮损发红而出现新的皮疹。少数患者在整个病程中始终没有皮疹表现，故皮疹并非本病诊断的必备条件，临床上应予注意。

3. 实验室检查

（1）贫血　血常规呈中度贫血，血红蛋白和红细胞减少。

（2）白细胞减少　一般低于 4.000/mm^3，严重者嗜酸性粒细胞减少或消失。

（3）血小板减少　可发生血小板减少性紫癜，有抗血小板抗体。

（4）血沉增快　病变活动期可明显加快，缓解期恢复正常，但也有临床症状控制后血沉仍不下降者。

（5）血清蛋白　白蛋白降低，球蛋白和总蛋白增加，蛋白电泳显示 γ- 球蛋白明显增高，有时 α$_2$- 球蛋白和纤维蛋白原增多。约 75% 患者有多株峰高球蛋白血症。IgG 及 IgM 的平均值比正常高而 IgA 可正常，偶可见 IgA 减少。

（6）红斑狼疮细胞试验　对于诊断系统性红斑狼疮价值较大，75%~90% 活动性患者为阳性，随病情好转阳性率下降，部分患者临床症状已明显好转而狼疮细胞试验仍为阳性，使用过激素的患者其阳性率低。

（7）尿常规　尿中有蛋白及红细胞、白细胞和管型。

（8）肝功能　约半数患者肝功能不正常。

（9）抗核抗体试验　免疫萤光抗核抗体或抗核因子试验，阳性率可高达 90% 以上，其滴度高者对本病诊断意义较大。

（10）血清补体测定　75%~95% 的系统性红斑狼疮患者血清总补体值下降。分补体 C1、C4、C3、C2 及 C6 均下降，下降的程度和系统红斑狼疮的活动性一致。

（11）血液流变学测定　全血黏度、全血还原黏度及血浆黏度等增加，红细胞电泳时间延长，血沉增速，K 值增大等，一致表明红细胞聚积性增加。但细胞压积普遍稍低，血中纤维蛋白原增高，血液积集性增加，导致血流缓慢。

三、鉴别诊断

（一）盘状红斑狼疮的鉴别诊断

1. 酒渣鼻

好发于面颊、鼻端、额部及下颏，皮损潮红，境界不清，伴有丘疹、脓疱，晚期鼻端肥大，可形成鼻赘。患者多有皮脂溢出。

2.寻常狼疮

幼年发病，病程缓慢，好发于面部，非对称性，损害处有狼疮结节，倾向破溃，瘢痕上仍可出现狼疮结节，破坏组织力强，可致毁容。组织病理切片呈结核样结构。

3.皮肤淋巴细胞浸润

少见于颜面，为淡红或褐红色略有硬度的丘疹或盘状斑块，可自然消退，但易再发，无毛囊口角栓及萎缩，与日照无关。

4.多形日光疹

皮损为多形性，不呈蝶形分布，无角化及角栓形成，可见于面部、颈及胸前"V"形区，日光曝晒后增剧，剧烈瘙痒，停晒后症状减轻。光敏试验阳性。

5.烟酸缺乏症

亦常发生于面部和手背，有营养缺乏史，皮损呈紫褐红色，有水疱、大疱及色素沉着；虽可出现萎缩，但无毛囊口哆开现象。多伴有下痢及精神症状。

6.脂溢性皮炎

虽可见于面部，但皮损呈黄红色，有脂样菲薄鳞屑，易于除去，无角栓及毛囊口哆开。

7.剥脱性唇炎

为慢性脱屑性炎性损害，亦多见于下唇唇红部，口唇干燥，反复脱屑，亦可糜烂结痂，自觉灼痛，有时对日光过敏。多为接触刺激物所致的变态反应。

（二）系统性红斑狼疮的鉴别诊断

1.风湿性关节炎

关节肿痛明显，可出现风湿结节，抗风湿因子大多阳性。无系统性红斑狼疮特有的皮肤改变，LE细胞及ANA阴性，对光线不敏感。

2.类风湿关节炎

虽有关节疼痛，但类风湿因子大多阳性，无红斑狼疮特有的皮肤改变，LE细胞阴性。

3.红斑性天疱疮

面颊部及多脂区可出现鳞屑红斑和痂皮性损害，但全身症状一般轻微，尼氏征阳性，可查到天疱疮细胞，LE细胞阴性。

4.皮肌炎

多于面部眶周开始，出现紫蓝色水肿性红斑，伴有血管扩张。多发性肌炎症状明显，尿肌酸排泄量增加，血清肌酶（醛缩酶、乳酸脱氢酶、谷草转氨酶等）

均升高。肌电图显示肌源性萎缩。

5. 干燥综合征

本病虽可出现关节痛，抗核抗体试验阳性，但很少有系统性内脏损害，其主要症状为干燥和萎缩性角膜炎，口腔干燥和常伴有风湿性关节炎。汗腺受累致皮肤干燥，呈鱼鳞病样改变，毛发干燥稀疏和变脆，呈现弥漫性脱发。

四、辨证施治

1. 热毒炽盛型

面颊部发生水肿性鲜红色斑片或典型的蝶形红斑，手足等处先后出现形态不规则的红斑、瘀斑、紫斑，或甲下及眼结膜有出血点。肌肉、关节疼痛，全身酸痛乏力。伴高热、烦躁、热度持续不退、口干、唇裂，咽燥；严重者出现神昏、谵语、抽搐；少数患者伴有吐血、衄血、便血、尿血等。舌质红绛，舌苔薄黄或光如镜面，脉细数或濡芤。

治宜清营凉血、解毒化斑；方用清瘟败毒饮加减。常用药物有生地黄、黄连、黄芩、生甘草、生石膏、竹叶、水牛角、玄参、知母、牡丹皮、赤芍、金银花、板蓝根等。若合并出血、衄血、紫斑者，加侧柏叶、琥珀；高热不退者，加冲服羚羊角粉；热甚动风抽搐者，加羚羊角、钩藤、珍珠母；神昏谵语者，加服安宫牛黄丸或紫雪丹。

2. 气阴两虚型

高热后持续低热不退，或邪退正虚阶段见低热或潮热，或症见五心烦热、心烦、神疲、倦怠、少气懒言、头晕、心悸气短、口干咽燥、腰酸、眼花、耳鸣、面色不华、肌肉关节酸痛、头发稀疏脱落。舌质淡红，苔少或花剥，脉细数而软弱。

治宜益气养阴、解毒清热；方用生脉饮加味。常用药物有麦冬、五味子、人参、生黄芪、北沙参、石斛、生地黄、当归、金银花、秦艽、鸡血藤、白花蛇舌草等。若偏阴虚，可加知柏地黄汤；若偏血虚，可加四物汤；若偏气虚，可加四君汤。此外尚可加首乌藤、忍冬藤、络石藤、桑寄生等通络之品。

3. 心脾两虚型

病程日久，迁延不愈，反复发作。症见心慌气短、胸闷、胸痹、面色不华、形瘦体弱、乏力肢软、关节疼痛、周身不适、纳食不香、大便溏软、失眠、多梦、健忘、少气懒言。舌质淡红，舌苔薄白，脉沉细。

治宜养心健脾、益气补血；方用归脾汤加减。常用药物有太子参、炒白术、黄芪、大枣、茯神、炙甘草、广木香、龙眼肉、当归、山茱萸、生地黄、五味子等。若合并毒邪攻心或心火亢盛，有心悸、心慌、烦热、自汗、脉细弱或结代者，宜清热解毒、益气养阴安神，方用炙甘草汤合黄连解毒汤。若心阴虚为主，症见心悸而烦、不眠易惊、肢软无力，宜养心安神，方用一贯煎、生脉饮合四物汤加减。若以心阳虚为主，症见面色苍白、心悸气喘、胸前区痛、自汗，甚则四肢发冷，治宜温阳益气、活血化瘀，方选地黄饮子、归脾汤合血府逐瘀汤加减。

4. 肝脾不和型

水肿性红斑或蝶形红斑不能消退，红斑狼疮各种症状处于缓解期而迁延不愈，急躁易怒，心烦失眠，症状可随情绪变化加重或减轻。伴两胁胀痛、胸膈痞满、肝脾或淋巴结肿大、食少或食后腹胀、时有腹痛；或有黄疸、月经不调或闭经、头晕、视物昏花、失眠，甚者面色黧黑。舌质淡红，舌苔薄黄或黄腻，脉弦细或弦数。

治宜疏肝理脾、条达气机；方用逍遥散加减。常用药物有当归、白芍、柴胡、黄芩、炒白术、甘草、川楝子、九香虫、厚朴、陈皮、玫瑰花、益母草、丹参。若腹胀、纳差、不思饮食，可加山楂、谷芽、麦芽、鸡内金、莱菔子等；若情绪不畅明显，可加郁金、远志、合欢花或合欢皮、首乌藤等；若郁热伤肝，症见胁痛、黄疸、肝脾肿大、肝功能异常者，宜加清利肝胆的茵陈蒿汤；若兼肝阳上亢，伴有眩晕、四肢麻木、头痛，或有半身不遂者，宜加滋阴潜阳平肝柔肝之品，选加镇肝熄风汤或天麻钩藤饮。

5. 脾肾两虚型

红斑不明显或无皮损，腰膝疼痛，神疲乏力，月经不调，头晕，眼花，耳鸣，头发稀疏，面如满月，畏寒肢冷，腹胀便溏，不思饮食，蛋白尿或小便清长。若脾肾阳虚者，则颜面浮肿，或全身水肿、腰以下为甚、按压凹陷难起，腰酸重，尿少，尿中有蛋白及管型和红细胞等，形寒肢冷，倦怠懒言，腹胀，恶心呕吐，便溏。舌体胖嫩，苔白或白腐，边有齿印，脉沉细或沉细迟。

治宜补益脾肾、利湿解毒；方用四君子汤合二仙汤加减。常用药物有太子参、白术、茯苓、怀山药、炙甘草、生黄芪、菟丝子、仙茅、淫羊藿、当归、车前子、鸭跖草、泽泻等。若水肿、尿少，可加五苓散化气利水；若见蛋白尿、管型，可加益母草、土茯苓、蝉蜕、鱼腥草；若尿中出现红细胞，可加琥珀、栀子、淡竹叶、小蓟等。若以阳虚水泛为主，尿少、水肿严重、畏寒肢冷，治宜温阳利水，用真武汤合五苓散加减。

6. 气滞血瘀型

皮肤紫斑，固定性盘状斑片损害持久不息。手指或足趾端遇冷青紫或白紫交替发作，网状青斑，色素沉着或异色，肌肤甲错，关节肌肉疼痛，胁部胀痛，情志不畅，或月经不调、闭经等。舌质暗红或有瘀斑，舌苔薄黄，脉涩或弦数。

治宜行气活血、解毒化瘀；方用桃红四物汤或血府逐瘀汤加减。常用药物有当归、生地黄、桃仁、红花、赤芍、香附、槟榔、青皮、九香虫、楤木、鬼箭羽、莪术、白花蛇舌草、天花粉、鸡冠花、益母草等。若红斑不退，可加秦艽、漏芦、半枝莲等；若色素沉着、皮肤异色、肌肤甲错，可加丹参、菝葜、茜草、乌梢蛇、全蝎、蜈蚣等；若闭经、月经不调，可加重益母草、鸡血藤，或加二仙汤；若见雷诺征，可加鹿角胶、鹿角霜、制附子、细辛、麻黄、熟地黄等；若血瘀低热，可加秦艽、首乌藤、青蒿、鳖甲、生地黄等。

五、外治法

（1）皮损暗红或鲜红，鳞屑较多时，可选用清凉膏、20% 青蒿膏、白玉膏等外搽，每日 2~3 次。

（2）皮损有溃疡时，可用生肌散或冰石散，外涂黄连膏。

附：常用西药

（1）皮质类固醇激素　原则为早期、适量及规则用药，病情稳定后逐渐减量，持续用药至少 2 年或更长。泼尼松：轻症每日 20~30mg，中度 30~60mg，重度 60~80mg 或更大。一般在病情控制 2 周后，血清抗 dsDNA 抗体滴度下降、补体水平上升、血沉下降等可考虑激素减量。原则是日剂量较大时，减量可稍快；日剂量愈小，减量应愈慢；一般维持量为泼尼松 5~15mg，晨起 1 次顿服或隔日顿服。

对于重症患者，如急性溶血性贫血、严重血小板下降伴有出血倾向、明显的中枢神经系统症状、大量心包积液或严重心肌病变等，可采用激素冲击疗法。方法是甲基泼尼松每日 0.5g（半量冲击）或 1g 静脉滴注，连续 3 天为 1 个疗程，以后给予泼尼松每日 60mg，随病情好转再逐渐减量，必要时 1 个月后可重复冲击治疗 1 次。

激素治疗的同时应注意缓解其不良反应，如给予钙剂、鱼肝油胶丸、保护胃黏膜的药物。定期监测血压、血液电解质及血糖变化。

（2）免疫抑制剂　主要用于激素治疗不敏感、因激素不良反应不能耐受或狼疮性肾炎单独应用激素不能控制的患者。免疫抑制剂可单独应用或与激素联合应用。如环磷酰胺 50mg，每日 2 次口服；或硫唑嘌呤 50mg，每日 2 次。

对于顽固性狼疮性肾炎或高度活动性狼疮性肾炎，可考虑给予环磷酰胺冲击治疗，其方法：按每平方米体表面积给予环磷酰胺 0.5~1.0g 加入 200ml 生理盐水中，静脉滴注，1 个月 1 次，总量达 8g 后，酌情 2~3 个月治疗 1 次，可能会收到较好效果。

（3）氯喹　0.25g，每日1次口服，对本病的皮疹、光敏现象、关节痛有效。

（4）氨苯砜或沙利度胺　能改善皮疹、光敏、黏膜溃疡等。

（5）非激素类抗炎药　吲哚美辛、阿司匹林、布洛芬等，对关节肌肉疼痛有较好疗效，常作为激素治疗的辅助用药。

（6）雷公藤多苷片　20mg，每日2~3次，具有抗炎和免疫抑制作用。

（7）免疫调节剂　胸腺肽、转移因子、卡介苗核糖核酸等具有提高免疫能力、预防感染等作用。

第五部分

部分学术观点

逆病机疗法与肿块消散

一、肿块的生成

这里所说的肿块主要指体表肿块。浅表肿物没有一个精确的涵义，也缺乏明确的范围，我们所研究的是指肉眼能看见的，或经过简单的触诊即能明确诊断的体表肿瘤和浅表性局限肿块。它们多数是独立性疾病，也有相当多的是全身性疾病的一个表现。

中医外科古称疡医，疡包括肿疡和溃疡两个方面。肿疡泛指一切体表未溃肿块，溃疡泛指体表一切溃破的疮面。浅表肿块属中医外科肿疡范畴，包括体表常见肿瘤、炎症、发育异常、增生或退行性病变，以及由外伤、寄生虫、过敏、代谢障碍等原因引起的肿物。其分类如下：

（1）皮肤及附属器肿物　皮赘、乳头状瘤、疤瘢疙瘩、皮肤囊肿、皮肤癌、色素瘤、结节性红斑、硬结性红斑。

（2）软组织肿瘤及非肿瘤性肿块　脂肪瘤、纤维瘤、周围神经瘤、血管瘤、淋巴管瘤、软组织肉瘤、感染性结节、软组织结核、骨化性肌炎，痛风结石。

（3）骨性脓肿、骨瘤、软骨瘤、成骨肉瘤。

（4）淋巴结肿块　淋巴结核、淋巴结炎、淋巴瘤、淋巴结增生。

（5）颈部肿块　甲状腺癌瘤、非化脓性甲状腺炎、腺肿瘤、腺癌、腮腺结核、舌下腺囊肿、颈部淋巴结转移癌。

（6）乳腺肿块　乳腺纤维瘤、乳腺增生、乳腺结核、乳腺瘤。

（7）生殖器肿块　阴茎癌、阴茎硬结症、睾丸肿瘤、附睾肿物、精索肿物、阴囊肿物，女性前庭腺囊肿、女性外阴癌等。

由于论述的浅表肿块种类很多，现代医学已有充分数据研究资料，以说明各种不同性质肿物的成因，其机制较为复杂，这里不论述，可详见有关参考资料。我们这里主要论述浅表肿块的中医病因病机。

浅表肿块总的来说属肿疡范畴，根据其不同的性质，又分为瘿、瘤、岩、痰核、瘰疬等。具体又分为良性肿块和恶性肿块两类。

（1）良性肿块　薛己认为："夫瘤者留也，随气凝滞，皆因脏腑受伤，气血乖违。"陈实功说："瘤非阴阳正气结肿，乃五脏瘀血、浊气、痰凝而成。"皇甫中《明医指掌·瘿瘤》说："若人之元气循环周流，脉络清顺流通，焉有瘿瘤之患也，必因气滞痰凝、隧道中有所留止故也。"

（2）恶性肿块　中医学注重内在因素在发病中的主导地位，其中七情内伤、脏腑功能失调，可使阴阳失调、正气不足、气机不畅、气血运行失常，从而导致局部气滞、血瘀、痰凝、阴毒结聚不散而成肿块。因而正气内亏为本，气滞、血瘀、痰凝、阴毒结聚为标。

陈实功论乳岩说："忧郁伤肝，思虑伤脾，积想在心，所愿不得志者，故经络痞涩，结聚成核。"朱丹溪论乳岩说："忧郁怒闷，朝夕积累，脾气消沮，肝气横逆，遂成隐核。"说明脏腑功能失调的病理产物可发生癌肿，而且脏腑功能失调可直接发生某些相关部位的恶性肿瘤，如：心脾郁热——舌岩，肝肾阴亏——肾岩，脾胃湿浊——唇茧等。一些慢性物理刺激因素及饮食因素，也可以使湿浊内生、痰火互结，而促使肿瘤的发生。因此，《灵枢·九针论》说："四时八风之客于经络之中，为瘤病也。"说明了各种化学、物理、病菌等致病因素，也可以促使肿瘤的发生。综上所述，可将浅表肿块的发生列图分析如下（图8）。

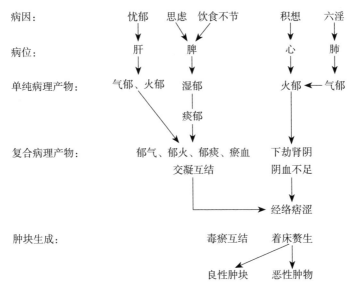

图 8　浅表肿块的生成

二、逆病机消散肿块

机体发生浅表肿块的过程，自始至终都存在着机体正气与病邪相互斗争的矛盾。而肿块的发生就是在脏腑功能紊乱、机体正气虚弱的条件下，由显现的或潜在的致病因素，发展到单纯的病理产物和复合的病理产物，最终生成体表肿物。体表肿块的生成过程，也就是它的病理发展、矛盾运动转化、结局的全过程。辩证唯物主义认为，一切事物都处于不断地发生、发展和消亡的运动过程。因此，当体表肿块一旦完成了它的生成发展运动的过程，也可能在一定的条件下，逆转病机运动使肿块及其病理产物消散及灭亡。遵照这一事物发生发展的规律，采用逆病机运动的治疗方法，通过外部用药来改善机体内部环境和条件，来逆转肿块的病机运动，使有形的肿块消散于无形之中。逆病机运动转化的条件是一个完整的系统，其包括了条件的系统性和有序性等方面。

（一）肿块病机逆转的系统性

根据体表肿块生成的病机分析，可以得到调节脏腑系统功能为逆病机总的治疗原则，这样才能杜绝和防止新的单纯病理产物和复合病理产物的继续发生。若治肿块以化痰解毒为总原则，就可能会边化痰边生痰、边解毒边生毒，所以，中医学称之为"见痰休治痰"。常说的"无痰不成核"，就是说明痰毒是肿块发生的主要病理物质。从系统论来讲，必须健脾疏土，以绝痰湿之源；疏肝理气，以除生火之祸；清热泻火，以消炼液成痰之因；对于虚火之痰，则采用滋肝肾阴血，以制阴虚之火，不使其炼液成痰；对于因寒凝水液为痰，则当温脾肾之阳，以化阴之痰；对于外感风痰，则健脾、宣肺、疏风化痰。以上治痰无不从系统上进行整体调节，使机体内环境趋于正常，从而创造一个有利于病机逆转的有利内部条件。

（二）肿块病机逆转的有序性

在系统性的前提下，其有序性主要针对肿块的形态和病理产物，分别按如下次序进行。

1. 攻坚

由于病理转化，邪毒盘结，日积月累，形成坚硬或较为坚硬的有形肿块。在调节脏腑功能前提下，而且机体相对不太虚弱，都应该采用攻坚疗法。所谓攻坚疗法，实际就是"以毒攻毒"，应用具有攻坚破积的虫、蜂房、水蛭、全蝎、蜗牛、守宫、蟾皮、制马钱子等虫类药及其他有毒药。目前国内应用蛇毒、蝎毒抗癌已有较成熟的经验和成果，这是"以毒攻毒"在新的历史条件下的科学发展。蛇毒的纯化工艺，去掉其对人体组织脏器不利的一面，取其用于治疗的一面。如蝮蛇毒是一种混合毒，分离出的抗凝剂可促使癌细胞溶解，分离出的蛇毒膜活性多肽可干扰癌细胞膜，同时去除有害于人体的神经毒成分。

攻坚破积的有毒药物系反物质属性，反物质具有用量小、能量大、轰击性强的特点。虫类毒性药物的毒是一种毒蛋白物质，经干燥炮制、煎煮及消化液的处理后，已基本纯化，对人体害处不大，而且可保留治疗作用。很多实验证明，毒蛋白是高级蛋白质，富有营养性，可强壮身体（祁蛇就有壮阳的作用，常用于治疗阳痿），可增强免疫力。反物质毒蛋白的双向调节功效，用于攻坚破积，可谓安全。

2. 分解复合的病理产物

毒瘀互结是使郁气、郁火、郁湿、郁痰交凝结合的媒介物质。复合病理产物相当于现代医学抗原－抗体复合物或肿瘤细胞。抗原－抗体复合物一旦毒瘀互结则可成为不可溶性，目前西医学对不可溶性的抗原－抗体复合物没有较好办法，认为不可清除，因此对结节性红斑、硬结红斑、持久性隆起性红斑及其他自身免疫性疾病至今尚无一个满意的疗效。因为肿瘤细胞结构及功能尚与组织细胞有相似之处，而且常与正常细胞混杂一团，现代抗肿瘤药难于针对靶细胞，这正是肿瘤性疾病的难治之处。从中医辨证的角度认为，久病多瘀，瘀滞化毒，毒瘀互结形成顽症，故可从活血解毒破瘀论治。常应用三棱、莪术（莪术注射液广泛用于抗肿瘤及治疗不可溶性抗原－抗体复合物疾病）、菝葜、鬼箭羽、白花蛇舌草（既解毒又化瘀）、生大黄、五灵脂、制乳没、半枝莲。

不可溶性抗原－抗体复合物及肿瘤细胞已和组织结合，其解毒分离需网内系统和肝脏参与。因此，可应用灵芝、白花蛇舌草等解毒药调动网内系统吞噬功能，用锈花针、茵陈、九香虫、十大功劳等疏肝利胆，促进肝脏解毒排毒功能。

3. 清除单纯的、游离的病理产物

当肿块变软、缩小，复合病理产物大都分解了，这时症状已有明显的好转，但是病理产物并没有完全消除，而是从复合的分解为单纯的、游离的病理产物，如湿邪、痰邪、热邪、郁气团、郁血块、瘀毒小节等。如不加以处理，在一定条件作用下，又可以重新集结成复合病理产物。这些单纯的、游离的病理产物大致相当于自由基、肿块分解物、组织代谢物及其他物理的、化学的、生物的因素。对于这些病理产物，可分别采取利湿、化痰、行气、活血、解毒等治疗方法。利湿用苍术、薏苡仁、茯苓、茵陈、车前子；化痰用川贝母、浙贝母、胆南星、猫爪草、远志、海藻、昆布、夏枯草、牛蒡子、法半夏；清热解毒用玄参、十大功劳、牡丹皮、栀子、鳖甲、知母、生石膏、板蓝根、青黛、半枝莲、白花蛇舌草、肿节风等；行气用九香虫、陈皮、厚朴、神曲、香橼皮、枳壳、大腹皮、槟榔、荔枝核、橘核等；活血用紫草、丹参、益母草、茜草、天花粉、牡丹皮、赤芍、当归、三七、鸡冠花等。

在癌变的诱癌与促癌期都有自由基的参与，致癌物质必须经过代谢成为自由基后才致癌。自由基是机体代谢过程中产生的一类内源性毒物，包括超氧阴离子（O_2^-）、过氧化氢（H_2O_2）、羟基自由基（OH^-）和单线态氧（O_2）。其生成的自由基的能力与其致癌能力之间有平行关系，一些药物所以能抗癌也与消除自由基有关。

应用逆病机治疗，可使致病的动因和动机都得到消除，从而使肿块从有到无。这种从有到无的基本形式，有液化、气化及二者相兼三种。通过攻坚、清热、利湿、化痰，使肿块液化，通过脾的吸收运化、肺的宣泄、肾和膀胱的尿液排出，或经脾运化而重新改造吸收；通过攻坚、行气、化瘀、通络、解毒而使肿块气化，经肝胆的疏泄、肺的宣泄、肾的气化而外出或改造利用；有的肿块的消散则兼有气化和液化二者的综合形式。

综上，本文研究肿块的成因，根据"百病生于气"和"无痰不成核"的观点，认为肿块与气滞、痰凝、毒结有关。因此，顺病机、逆病机及其治疗都应遵循这一观点。脏腑系统调节达到消除有利肿块的生存环境；攻坚破结从总体上动摇肿块的根基；毒瘀交结是复合病理产物的媒介物质或黏合剂；单纯和游离的病理产物得不到清除，在一定条件下尚有可能重新集结为复合病理产物。

利用事物发生、发展、转化的运动规律，采用逆病机疗法，符合矛盾运动规律及事物发展的规律。肿块从有到无是一种逆向运动，是随着逆病机疗法而运动消亡的。其消散的形式可分为气化、液化或二者兼有三种形式，这可以使我们比较科学地坚定信念，即不经从形态上开刀切除，也可以应用中医药治疗使肿块消散。

论系统性红斑狼疮之阴精亏损

系统性红斑狼疮是一种自身免疫性疾病。所谓自身免疫是机体自稳功能紊乱，不能识别自身组织，而对自身组织产生免疫反应。《素问·生气通天论》说："阴平阳秘，精神乃治。"说明阴阳平衡是保证人体内环境稳定的重要前提。这种平衡一旦失调，便发生"阴胜则阳病，阳胜则阴病"的自稳失调性病变。张景岳说："阴阳二气，最不宜偏，不偏则气和而生物，偏则气乖而杀物。"说明阴阳偏胜引起自稳障碍，进而可产生自身组织的损伤。

《素问·金匮真言论》说："夫精者，身之本也。"说明精是构成人体的基本物质，又是人体各种功能活动的物质基础。精属阴，故常称阴精。它包括了先天之精和后天之精。后天之精来源于饮食水谷，转输脏腑，作为各脏腑和全身活动的物质基础，故又称为脏腑之精，它包括了血、津液等物质。从中医学理论和根据我本人20多年来治疗系统性红斑狼疮的临床实践来看，我认为系统性红斑狼疮的发病与阴精亏损有着密切的联系，下面从临床几个病例的剖析来加以阐述。

一、典型病例剖析

1. 阴精亏损，热毒炽盛

潘某，女，29岁。1992年9月23日初诊。患者一贯月经量多，每次行经一星期以上，经常头晕眼花，全身乏力，关节酸痛。一年前经省某医院确诊为系统性红斑狼疮，一直西医治疗。

现症：每日发热，体温38.5~39℃，烦躁，口渴喜冷饮，大便干结，小便量少，面部有蝶形红斑，关节、肌肉酸痛，心悸气促，胸闷。脉细数，舌质红，苔薄黄。

辨证分析：患者素因月经过多，耗伤精血，以致阴精亏损。阴不胜阳则热毒炽盛，热邪伤肺胃之阴，故口渴，喜冷饮，大便干；热邪伤肾阴，故小便少，发热不退；热伤心阴，心神失养，故心烦心悸；热壅胸中，宣降失利，故气促胸闷；热性上炎，迫血妄行，故颜面有蝶形红斑；热结成毒，毒性黏滞，故发热延绵；关节、肌肉疼痛，为毒热阻塞经络所致。

证属：阴精亏损，热毒炽盛。

治则：清热凉血，养阴通络。

方药：生玳瑁10g、白茅根30g、赤芍10g、牡丹皮10g、生地黄16g、天花粉15g、板蓝根30g、白花蛇舌草30g、川黄连面3g（冲）、丹参10g、秦艽15g、鸡血藤15g。

药7剂，发热退至37.5℃，心悸好转，关节、肌肉酸痛缓解，面部红斑减退，口渴减轻。原方去生玳瑁继服7剂，而诸症基本平悉。

治疗分析：本方以犀角地黄汤清热凉血，用生玳瑁易犀角之缺；辅以板蓝根、白花蛇舌草清热，解壅滞之毒，以免热去而毒留致再次火毒燔炽；川黄连清心除烦；天花粉合生地黄养肺胃之阴而除口渴；白茅根渗利导热；秦艽、鸡血藤、丹参活瘀血而通热毒阻滞之络。方用犀角地黄汤乃邪热在营血之治；加解毒通络使毒邪与热同解，络通则肌肤、关节及脏腑得养；加重养阴生津之品，是以滋阴壮水使火热潜降。

2. 气阴两伤，经络阻塞

许某，女，20岁。1993年8月15日复诊。患者素体虚弱，3岁患小儿肺炎，8岁患伤寒病，7年前先患盘状红斑狼疮，3年后经当地某医院确诊为系统性红斑狼疮。伴月经不调、肝肾损害及雷诺征。从1988年起在当地某医院用西医方法治疗，其中地塞米松每日0.75mg×10片，症状加重则加量，激素一减病情就恶化。1992年8月10日来本院初诊，按益气养阴、通络行滞施治。处方：生黄芪10g、党参 10g、白术 10g、茯苓 10g、菟丝子 10g、女贞子 15g、枸杞子 10g、车前子 15g、鸡血藤 15g、丹参 15g、石斛 15g、沙参 15g、益母草 10g、片姜黄 10g。每日 1 剂。地塞米松逐渐减至每日 2 片，但停服中药症状就加重，故一直在当地坚持服上方。现地塞米松每日 0.75mg 已维持 3 个月。

现症：月经基本正常，肝功能恢复正常，雷诺征发作减轻、次数减少，饮食一般，失眠梦多，乏力，关节疼痛，上肢及颜面尚有轻度水肿性红斑，面部盘状溃疡已愈，但口唇仍有溃疡，大便日数次不爽，小便少黄，苔微黄，舌尖红，舌体胖嫩，脉沉细。

辨证分析：患者素体多病以致气阴亏损，而发生系统性红斑狼疮。现症气阴亏虚尚未完全恢复，气虚则力不足以运动其血亦可瘀滞；精血虚，血不充则流而不畅亦可致瘀。气血瘀滞、经络不畅，故有关节、肌肉疼痛及雷诺征；阴精亏损，虚火上亢无制，故有面部红斑及口唇溃疡。

证属：气阴亏损，经络阻塞。

治则：气阴双补，活瘀通络。

方药：补益通络汤。生黄芪 10g、党参 10g、茯苓 10g、菟丝子 10g、女贞子 30g、枸杞子 15g、车前子 15g、首乌藤 30g、莲子心 10g、合欢花皮 20g、鸡血藤 15g、丹参 15g、秦艽 15g。

治疗分析：张景岳说："善治精者，能使精中生气；善治气者，能使气中生精。"本方气阴双补，是以补阴精以化阳气，补阳气以生阴精。这样滋阴不离补气，补气不离滋阴，既补气阴之双亏，又能促使气阴的相互转化，阴虚得补则虚火有制，阴血得补则血充脉道流畅，阳气得补则运于诸末。加活血通络之品，通达因虚之滞。则气血畅通，自然痹阻解除、红斑能散、坏死复生、溃疡能敛。

3. 脾肾两虚，湿毒留恋

王某，女，35 岁。1993 年 6 月 2 日来诊。患者从 1970 年起四肢关节疼痛，1979 年经某院诊为风湿病，1984 年患肝炎病，1989 年 9 月经某院确诊为系统性红斑狼疮。

现症：全身浮肿，面部有水肿性红斑，纳差，乏力，肢软，肌肉关节疼痛，腰痛，眼花耳鸣，脱发，腹胀便溏，尿少，月经不调，舌苔白腻，舌质淡，舌体胖嫩边有齿印，脉沉细。尿化验：蛋白（＋＋＋），红细胞 2~5 个 /HP，白细胞 3~7 个 /HP。

辨证分析：病由风湿热毒之邪久恋，耗伤阴精所致。肾为先天精之本，脾为后天精之源，精亏则脾受损，精亏则阳气生化乏源。脾虚不制水则水湿泛滥；肾虚气化不利，故浮肿尿少；肾虚则肝亏，故脱发并月经不调；脾有统摄气血之功，虚则统摄失司，故属阴精的红细胞、白细胞、血蛋白等随尿丢失。

证属：脾肾两虚，湿毒留恋。

治则：补气益精，利湿解毒。

方药：补益解毒汤。生黄芪 15g、党参 10g、白术 10g、茯苓 10g、菟丝子 10g、女贞子 15g、车前子 15g、鸭跖草 15g、萹蓄 15g、瞿麦 15g、石韦 15g、白茅根 30g、秦艽 15g、鸡血藤 16g。

经中药配合激素治疗 1 个多月，水肿消失，面部水肿性红斑消除，月经基本正常，诸症显著缓解，尿检查：蛋白（＋）、红细胞 0~1 个 /HP，白细胞 0~1 个 / HP。

治疗分析：方以参、术健脾气，脾旺则能制水，脾旺则化生精血有源，脾气固摄则血蛋白、红细胞等不致丢失；菟丝子合女贞子益肝肾之精气，肾气充则开阖有权；又脾气一虚，肺气先绝，故用生黄芪护皮毛而闭腠理，充卫气而御外邪；湿毒留恋不去，故用车前子、石韦等渗利水湿，用鸭跖草利湿解毒。本方补泻并重，然补精气而无滋腻留邪之品，泻湿毒而无苦寒伤正之弊。

4. 阴损及阳，脾肾阳虚

涂某，女，22 岁。1993 年 6 月 9 日初诊。患者 3 岁丧母，其母长期关节疼痛，后全身浮肿死亡。患者确诊系统性红斑狼疮 10 余年。

现症：浮肿，腹胀，纳差，便溏，尿少，畏寒肢冷，心慌心悸气短，脱发，关节疼痛。舌苔白滑，舌质淡暗，舌体胖嫩，脉沉细。

辨证分析：患者很可能是由于先天禀赋不足而发生系统性红斑狼疮。今因病久阴精愈损，阴精乃阳气之根，如无阴精之形，便不足以载阳之气，则阳气化生乏源且无阴体所附而易耗散。

证属：脾肾阳虚，寒水泛滥。

治则：温阳利水，益气行滞。

方药：真武汤加减。制附子 10g、茯苓 15g、白术 10g、干姜 10g、淫羊藿 10g、仙茅 10g、生黄芪 15g、党参 10g、菟丝子 10g、枸杞子 10g、冬瓜皮 15g、抽葫芦 15g。

药 7 剂，肢体转温，畏寒减轻，心慌心悸气短改善，小便通利，浮肿大消。

治疗分析：方用干姜、附子等温阳益火以消阴翳；参、术补气，黄芪固表御邪，此皆益气，气旺可行水；菟丝子、枸杞子等益肝肾之阴精，是从阴中求阳；厚朴行气化滞，气行水亦行；车前子、冬瓜皮、抽葫芦之辈使寒水渗利外出。

二、理论探讨

1. 阴精亏损是系统性红斑狼疮的发病基础

通过上述病例分析，可以看出阴精亏损与系统性红斑狼疮的发病有密切关系。例一为长期月经过多致阴精耗损而发病，张景岳说"血即精之属也"，脱血即亡精。例二和例三则因素体长期多病耗伤精血所致，张景岳说"五脏之伤，穷必及肾"，说明久病会耗伤肾精。例四与先天遗传有关，其母患过类似疾病。《灵枢》曰："人之生也，有刚有柔，有弱有强，有短有长，有阴有阳。"说明先天之精存在着"性格""体格"及机体反应等禀赋的差异。上述原因皆可引起阴精亏损，使机体阴阳平衡失调，而发生"阴阳更胜"的自身损害性病变。

2. 热毒炽盛是阴精亏损的病理变化

薛己说："阴血既伤，则阳气偏胜，而变为火矣。"说明阴精亏损则阴不胜阳，而阳气偏亢产生火热毒邪的病理变化；又阴精亏损，卫气化生乏源，则卫气虚弱而外邪易于侵入，若合并外邪入侵则邪热更炽。

吴鞠通说："盖热病未有不耗阴者。"叶天士进一步指出："热邪不燥胃津，必耗肾液。"若热邪先伤肺胃之津，则见发热、烦燥、口渴、大便秘结；若耗伤心肝肾之精血，则可出现神昏谵语及动风抽搐之症。热毒伤五脏精气，可产生脏腑损害，热毒伤心则心悸气急；热毒伤肺则呼吸不利；热毒伤脾，使固摄精血及运化水湿失职，则红细胞、血蛋白等从尿中丢失，以及水液泛滥形成浮肿；热毒伤肝脾，使疏泄、运化障碍，湿热壅滞肝胆可发生黄疸，阻于脾胃则食欲不振及恶心呕吐。

总之，阴精亏损引起热毒炽盛，热毒炽盛又可耗伤阴精，形成一对互为因果的病理机转。

3. 阴阳失调是阴精亏损的病机表现

张景岳说："阴不可以无阳，非气无以生形也；阳不可以无阴，非形无以载气也。"人身之阴阳气血，本浑然一体，互相滋生，互相涵养，阴精亏损，则一损俱损，形成阴阳失调的病机表现。《张氏医通》说："气不耗，归精于肾而为精；精不泄，归精于肝而化清血。"阴精亏损，则气无所归而耗散，不能归精于肾，久则气阴双亏，临床表现为全身乏力、精神萎靡、心悸气短、低热、心烦、脱发等。又阴精亏损，久则损及阳，可导致脾肾阳虚，故有阳虚生寒及寒水泛滥的症状。

4. 经络阻塞是阴精亏损的结果

陆平一说："凡常人之于气滞者，唯知破之散之……不知实则气滞，虚则为力不足运动其气，亦觉气滞。"说明阴精亏损，精气虚则力不足运动其气；精血虚，血不充则流而不畅，二者都可使气血瘀滞、经络阻塞。《灵枢》说："经脉者，所以行气血而营阴阳。"王肯堂说："夫气阳也，血阴也。阳动则阴随，气运则血行，阻塞则阴凝，气弱则血死，血死则肌死，肌死则病未有不死者。"说明经络阻塞不能行气血而营阴阳，使组织器官变性坏死，临床病理检查可见真皮、皮下小动脉及重要脏器发生血管炎，产生组织水肿、红斑、紫癜、结节、坏死、溃疡等病理变化。故在诸方中应用补益通络之品，以助其正气、疏通其经络，使因虚之滞再通。

三、结语

系统性红斑狼疮是在阴精亏损的基础上，在阴阳失去平衡的条件下，产生"阴胜则阳病，阳胜则阴病"的自身阴阳更胜之变。故应该自始至终"谨阴阳之所在以调之"，以达到"以平为期"的治疗目的。

阴精包括先天之精和后天之精，先天之精与后天之精存在着生养关系。后天之精包括了脏腑之精和血、津液等，它们之间存在着极其密切的关系，我们必须把精和血、津液等共同联系起来，以求系统地、全面地认识阴精亏损的本质。

系统性红斑狼疮的发生和发展，都与物质基础"阴精"内在运动状况紧密相关，因而辨证论治必须立足于阴精这个基础上，始终注意扶植正气。要防止一见热毒只知清热解毒，一见湿滞便一味利水渗湿，这样才不至于重伤阴精，而引起更复杂的病理变化。

系统性红斑狼疮是一个病理机制十分复杂的多脏腑多系统的全身性病变。我们强调阴精亏损作为本病辨证论治的宗旨，并不排除适当结合使用激素和其他西医疗法，其阴精亏损、阴阳失调等病理变化，需要长期和耐心的调理。

呼吸功能的中西医理论讨论

气是维持人体生命活动的基本物质之一。机体在新陈代谢的过程中，不断地消耗氧气，同时产生大量的二氧化碳。氧气由外界吸入，经肺胃之气肃降于肾，经肾的摄纳而布于周身；二氧化碳由肾间动气升腾，借肝的疏升，经脾转运于肺而排出体外。机体不断地和外界进行气体交换，这种降升入出，即肺通气、换气，组织换气，血运气的过程称为呼吸。

五脏都有其维持呼吸的功能。肺主气，在上司呼吸；心主血，气血相依，血能载气；脾主升，胃主降，是气机升降的枢纽；肾纳气，肾间动气在下司呼吸；肝主疏泄，具有升发气体、调节呼吸的功能。各脏腑之间相互协调，则阴阳相交、呼吸乃和、清浊既分。

心、肺为人身之阳，皆居于上焦，位于隔上胸腔之内。肺由许多肺泡组成，细支气管互相连接和气管相通，上出咽喉，开窍于鼻。肺主气，司呼吸。肺体借助于胸廓运动被牵拉扩张，有节律地扩大与缩小，形成呼吸运动，将外界的氧气吸入肃降于内，将体内二氧化碳呼出宣发于外。肺体是气血交会之处。右心室的静脉血带二氧化碳由肺动脉流经肺部注入肺毛细血管，当吸气时肺泡扩张，氧分压升高，于是二氧化碳与氧进行气体交换（$H_bCO_2 \rightarrow H_bO_2 + CO_2 \uparrow$），二氧化碳呼出体外，带氧的血经肺静脉流入左心房，通过"肺朝百脉"，下纳于肾，散布周身、经络、脏腑、腠理分肉之间，以营养各组织器官，并维持它们的正常功能活动。"诸气者，皆属于肺"，起到主持一身之气的作用。

心主血，肺主气，气为血帅，血为气母，气行则血行，气滞则血瘀。这种气血相依、相互为用的生理功能，在于心脏经脉吻合于肺，构成温肺化气，血得气温，气得血柔，故血流而不滞，气行而不亢。故吴澄在《不居集》中论述："气即布形之血，血即元形之气……人身气血，不能相离，气中有血，血中有气，气血相依，循环不已。"

在肺淤血或全身血液循环速度减慢时，可造成气体交换障碍的机体缺氧的血瘀气滞现象，故用活血祛瘀药物促进血液循环，有加快气体交换的作用。

在肺脏功能障碍，如由于呼吸道阻力增加致肺内压增高，则可使肺循环阻力增大，从而增加右心负担，久之发为肺心病，产生气滞血瘀的病理。治疗这类疾病时，在辨证论治的原则基础上，略加宣降肺气的药，亦有助于保持呼吸道通畅。解除肺气郁滞现象，减少肺循环阻力，改善心淤血。

"肺为气血交会之处"。临床上在风寒束肺、风热犯肺等引起肺气宣降不利的情况下，均可使气血交会不良，造成气滞血瘀的病机。因此，在治疗上除宣肺、清肺、降气等方法外，往往略加活血祛瘀药物，确有更好疗效。

综上所述，肺主气司呼吸的功能，必须在心阳的温化、心血的濡养下，才能将外界吸入之气，肃降并溶解于血液之中，下纳于肾；心血必须在肺气的推动下，才能运输着气体周流不息。肺主气，司呼吸，主宣发与肃降的功能，必须在没有外邪干扰的条件下，才不受影响。如机体卫外能力低下，在受凉和过度疲劳等情况下，可削弱上呼吸道的生理保护功能，病毒和细菌感染、物理和化学的刺激、风寒和风热之邪的侵入，均可影响肺的宣发与肃降，造成宣降不利。其病理变化是支气管黏膜充血水肿，纤毛上皮细胞脱落，黏液腺肥大，分泌物增加，黏膜下层水肿，致使气道阻力增大，肺通气换气障碍，肺气不宣，呼气困难，产生咳嗽、喷嚏等症状。进而邪闭肺气，化热生痰，痰热内壅，阻塞气道，肺气不降，吸气困难，如肺炎、水肿。肺淤血者，肺泡牵张感受器敏感性增高，肺稍扩张即反射性引起吸气动作的抑制，而产生呼气，形成肺气不降，发生浅而快的呼吸。

脾、胃位于中焦，胃纳脾输，同为气机升降出入的枢纽，又为气血生化之源。《难经》第四难说："呼出心与肺，吸入肝与肾，呼吸之间脾受谷味也。"丁绵为之注论："心肺居上，阳也，呼出必由之；肝肾居下，阴也，吸入必归之；脾受谷味在中，则呼出吸入无不因之。"喻嘉言说："中焦为呼吸之总司。"黄坤载说："脾以体阴而抱阳，气阳动则升；胃以体阳而含阴，阴精降则降。脾升则肝气亦升，故乙木不陷；胃降则肺气亦降，故辛金不逆。"由此看来，脾胃为调节和司理呼吸的中枢，二者之间有节律的交替兴奋与抑制，形成节律性呼吸。

"中焦乃多气多血之海"，脾胃为后天之本、气血生化之源。这种化生功能是由脾胃吸收饮食中的水谷精微，不断补充造血所需的原料。《内经》说："中焦受气取汁，变化而赤，是为血。"姚国美老先生说："天气通于鼻，一呼一吸，吐故而纳新，果顺其常，则出心肺，而入肝肾，脾居中焦转运，何喘之有。"这种转运是由脾胃化生的血液中的血红蛋白等物质作为运输氧气和二氧化碳的工具进行转运的。

血液中的血红蛋白等物质赖于脾胃吸收水谷精微所化生，当营养摄入不足或脾胃吸收不利，可使血红蛋白等物质合成障碍，造成营养不良性贫血。由于血红蛋白的减少，活动增强必然进一步引起血氧含量降低和二氧化碳含量增高，通过主动脉弓和颈动脉窦、迷走神经反射或直接影响呼吸中枢，发生呼吸困难。所以喻嘉言说："中气旺则浊气不久停于下脱，而脐丹田之真气方能上下无碍，可以呼之于根、吸之于蒂。"

临床上慢性胃炎、胃酸缺乏、铁吸收障碍的缺铁性贫血、维生素 B_2 缺乏所致的巨幼细胞贫血、胃肠功能紊乱影响吸收所致的贫血，均可采取补脾健胃、消导等方法治疗，这样能加强消化系吸收功能和消化功能以及补充各种造血所需物质。

血红蛋白运输气体的过程，表现为升降出入的气随血流的运输过程，是呼吸的血液运行氧气和二氧化碳的过程。即带二氧化碳的血红蛋白流经肺交换氧气后，血红蛋白又运输着氧气到组织器官，在肾间动气和肝气的疏泄下，再与组织中的二氧化碳交换，再由肾间动气的升腾、肝气的疏升，经脾升提于肺，二氧化碳排出体外，氧再与血红蛋白结合，如此循环不息、周而复始。血液由脾胃化生，血液中的血红蛋白这种转运作用，体现了"脾主运化""脾胃为气机升降枢纽"的作用。

肾纳气，肝疏泄，肝肾同居下焦，古称"乙癸同源"。肾藏精，主发育生长，是维持人的生理功能的重要脏器。肝主疏泄，一切气机都赖于肝气疏泄条达，才能和顺通畅，肝疏泄对调节人的精神活动、支配内脏功能起着重要的作用。

肾有阴阳，为水火之脏和先天之本。肾阴又称肾水或肾精，对人体各脏腑起着濡润的作用；肾阳又称命火或相火，对人体各脏腑起着温煦生化的作用。肾阴肾阳都以肾的精气为基础，对人的生长发育、新陈代谢、功能活动起重要的调节作用，这种调节物质即内分泌系统中的激素，它受肝气疏泄条达的影响。

肝主疏泄，亦能主情志，能调节大脑皮层的紧张度及精神情志的变化。皮层有调节垂体的作用，垂体有调节内分泌的作用，内分泌又有反馈调节垂体的作用。肝主疏泄的这一过程叫神经－体液调节过程。由此可见，肝肾之间的关系之一在于相互协调，维持体内神经、体液的平衡，使之阴阳平衡，保持正常的功能活动。

内分泌系统是人体功能的重要调节系统。在内分泌系统中有作用于呼吸道、支气管的肾上腺素和去甲肾上腺素等，由肾上腺髓质所分泌，能松弛支气管平滑肌，解除支气管痉挛，缓解支气管哮喘，使肺通气量不受影响，发挥肾纳气的功能。

肝气疏泄主要关系到人体气机的升降调畅。气机是人体生命活动基本形式的概括，气机调畅，升降正常，表现为某些内脏的正常生理活动。人体内脏由自主神经系统所支配，自主神经分交感神经和副交感神经，交感神经节后纤维所分泌的 β_2 受体与肾上腺素结合，能松弛支气管平滑肌，故肝亦有助肾纳气的作用。

内分泌系统中的另一种激素如氢化考的松之类，由肾上腺皮质所分泌并受垂体前 ACTH 的刺激而分泌，对新陈代谢生长发育即促进后天重要作用，并能提高机体的卫外和抵抗能力，增强各脏腑及组织器官对病邪的抵抗，提高其对缺氧的耐受力。这种卫外的能力来源于肾且由肺所主。肺主皮毛，卫气分布于体表，是机体和脏腑的"藩篱"。《张幸青医案》说："肾者主蛰，封藏之本，精之处也，精气闭蛰于内，表气固封于外。"肾阳肾气充足旺盛，卫气才固外，则肺脏不受外邪侵袭，起到其主气司呼吸的作用。

综上所述，肾纳气是通过神经－体液的调节，保持呼吸道通畅以及增强机体抵抗力，使肺主气、司呼吸的功能不受外邪干扰。这仅仅是肾纳气的外在部分。

两肾之间有命门。《难经》三十六难论述："命门者，诸精神之所舍，原气之所系也。"《难经本义》说："原气谓脐下肾间动气，人之生命，十二经之根本也。"蔡陆仙说："人之一呼一吸，在上膻中宗气司之，在下肾间动气主之。"肺吸入之气在脾胃运输下，随经血流到达组织器官，由于这些地方氧分压低，在肾的摄纳、肝的疏泄下，血液中的氧气和组织中的二氧化碳进行气体交换，因此氧气渗入组织供组织器官利用，而组织中的二氧化碳浊气则和血液中血红蛋白结合，由肾间动气和肝气的升腾经脾上升至肺而呼出体外。

临床上有两种原因可造成肾阳虚肾不纳气。一是由于肾小球滤过率降低，代谢物质排出障碍，血中酸性物质潴留引起代谢性酸中毒，H^+浓度增高，表现为呼吸加深加快的肾不纳气症状。亦有由于慢性支气管炎、肺气肿等慢性肺部疾病所致肺换气不足，血中 H_2CO_3 浓度增高，肾小管上皮细胞对 Na^+ 的重吸收增强引起呼吸性酸中毒，出现咳嗽、气促、动则气喘等呼吸困难，以及水肿、形寒肢冷的肾阳虚、肾不纳气的症状。这种肾不纳气的形成是肺虚不能将清气下降济肾所致。其机制是因呼吸困难，肺内感受器反射影响及缺氧而使垂体－肾上腺皮质系统功能改变所致。肾阳虚、肾不纳气、肾上腺皮质功能低下，又可影响肺使之通气功能不良，造成恶性循环。临床上采取补肾纳气及降气法治疗这种疾病效果较好。以上所述是肾不纳气内在部分，它包括一部分酸碱代谢功能。

中医皮肤给药系统及创新实践

皮肤给药的发展是社会的需求、科学的进步和经济的制约等因素综合推动的结果。中药的发展，一天也未停止过，我们总得不断地有所发明、有所创造、有所前进。随着研究新药的要求越来越高、难度越来越大，迫使我们考虑新的中医外用剂型的研发，皮肤可作为一个给药的"窗口"已被证实，加之体内的微量药物检测方法，如色谱分析、放射免疫法、同位素标记等，经皮肤给药有了质量控制的方法。新的高分子材料的出现，为外用给药奠定了物质基础，如合成橡胶、合成树脂、压敏胶等。中医药传统外治理论及经验，始终是中医外用药皮肤给药的核心理论；独特的制剂方法、辨证施治和理法方药，支撑着中医皮肤给药外治法继续发展前行。

基于上述，更加坚定了我们研究中医外用药的信心，在这个过程中，我们也能获得更多的智慧与力量。

一、现代皮肤外用给药系统的主要类型

1.膜贮库型经皮给药系统

将药物均匀分散于固体聚合物或是悬浮于黏稠的糊状物中，药物由贮库向皮肤表面释放。这种固体聚合物或糊状物对药物有一定的渗透性，并对药物释放起控释作用。

控释膜材料：聚氯乙烯、聚乙烯、聚丙烯、聚酯、乙烯－醋酸乙烯共聚物、聚乙烯醇、硅橡胶、醋酸、纤维素等成膜剂。

2. 骨架控释型经皮给药系统

将药物均匀分散或溶解于多聚物骨架中，制成一定面积与厚度的药物贮库，含药物的多聚物骨架起控释作用。基质在微观上可以看成是一种由液相和固相相组成的网状结构，其控释机制与膜控释的不同之处在于基质本身是药物贮库，又是控释介质，而不是像膜剂控释系统中药物贮库与控膜截然分开。

骨架材料：PVA（聚乙烯醇）、PVP（聚乙烯吡咯烷酮）、海藻酸钠、琼酯等。

3. 微贮库控释系统

这是贮库型和骨架型给药系统结合体。药物贮库为药物固体分散在亲水性聚合物中，然后再均匀分散于亲脂性硅酮弹性体中，交联形成弹性体后，形成含有无数液体微室的药物贮库，释药速率靠有机硅聚合物骨架控释。

4. 胶黏剂控释型

将药物直接均匀分散于黏合剂中形成药物贮库，上面覆盖有不含药物的、起控释作用的、有通透性的黏合材料。这是膜——贮库型经皮给药系统的一个变型，不同的是起控释作用的是一层空白胶黏剂，而不是聚合物膜。

二、中医皮肤给药系统及创新

我们都知道的中医外用给药，是将药物制成不同剂型施于患处，使药力直达病所。常用剂型有：膏药、油膏、箍围药、草药、掺药、酊剂、洗剂等。

1. 研制药粉及有效成分的释放

研制药物是中医外用药的重要工艺流程。根据临床要求分别制成粗细不同粉末（见图9）。如：慢性病一般应用粗末，以缓释及持久发挥药物疗效；亚急性疾病应用中粉，以中等释放速度发挥疗效；急性病症选用细粉，以快速释放药物有效成分，起到快速见效的作用。

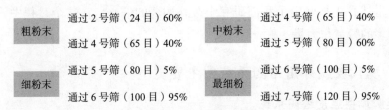

图 9　药物粉末分类

2. 传统贮库

硬膏：先用油浸药，再炸熬药，提取有效成分于油中，与广丹共同凝膏，或在敷贮时再掺入细粉末，形成贮库。敷贴后药物有效成分从贮库中释放。

半硬膏：用凡士林、羊毛脂、蜂蜡等融化，将药物纳入其中，达到贮库并制成药膏。

油膏：用植物油或动物油调药粉末而贮库于油中，做成油剂外用药。

膏霜剂：用细粉或极细粉按比例纳入膏霜剂中，达到贮库并制成霜剂。

3.创新贮库

柚子皮骨架：用柚子皮肉经深煮去苦汁，晒干，此为网状纤维素、蛋白等形成的骨架。将药物粉用水、油等调匀渗于此骨架之中，并作为一种皮肤给药的一种新的贮库型。

丝瓜络骨架：取7~8分老熟的丝瓜络，经深煮、压揉，形成柔和网状结构。用于贮库粗粉末。

土茯苓贮库：土茯苓以粗蛋白、纤维素、淀粉为主体，研成中粉末。应用时以溶剂调药物粉末合土茯苓粗末和匀，形成土茯苓贮库。

天花粉及百合粉贮库：二者以淀粉、蛋白质、胶体为主，以此二者和药，类似胶黏剂控释型。

鲜仙人掌贮库：此物富含胶黏剂、成膜剂，早在1968年—1970年，我当赤脚医生时，就用其干粉冲服治疗胃溃疡。用鲜仙人掌做贮库具有膜 – 贮库型作用。

仙人草（凉粉草）：含果胨、瓜尔胶、酯类，用精细药粉贮库其中，是理想的美容面膜剂。

三、经皮给药系统的优点及局限性

1.经皮给药系统的优点

一次用药可以长时间使药物以恒定的速率进入体内，类似于长时间的静脉滴注。避免了肝脏的首过滤效应以及胃肠道因素干扰和降解作用，可以使得药物以人体内被清除的速率进入体内，以维持恒定有效的血药浓度，避免了其他给药方法产生的药液浓度峰谷现象。同时经皮给药使用方便，容易被患者接受，可以随时中断或恢复治疗。

2.经皮给药系统的局限性

由于皮肤的屏障性能，经皮给药系统有一定的局限性，它只适用于通过一定面积的皮肤吸收能达到的有效血药浓度的药物，而且少数有皮肤不良反应。

四、展望

（1）理论研究　中医外用经皮给药系统的吸收作用和疗效机制，是药代动力学作用还是经穴作用？是否为外输药物还是有内生药源的机制？

（2）皮肤模型　皮肤模型决定药物是否有透皮吸收的可能性，最理想的方法是对人体的实际研究。人体皮肤模型难以得到，故应用一些与人体皮肤结构近似的动物皮肤模型是我们今后研究的发展方向。

（3）药物的载体　这是一项重要的内容，目前中西医外用药载体尚不完美，急需不断创新，其研究空间非常大。

（4）促渗剂　古代应用芳香开窍剂，现代应用氮酮等为代表的促渗剂亦尚未能尽如人意，其研究仍然十分艰巨。

（5）中医药配方与基质关联研究　中医药配方是理论方法与君臣佐使相统一，但要大力吸收现代科学技术来使基质与药物协同，使贮库不至于失散，使释放能有效掌控。

伏邪温病学说治疗银屑病

喻嘉言又名喻昌，清代大国医，代表作有《尚论篇》《尚论后篇》《医门法律》《寓意草》《（痘疹）生民切要》。主张寒温统一，重视伏邪温病学说，创新燥证理论及实践。

一、银屑病与温热证

银屑病是一种以红斑、鳞屑为主要特征的皮肤病。国内专家及教科书一致认为本病多因素体营血亏损，血热内蕴，化燥生风，肌肤失养所致。临床分血热内蕴证、血虚风燥证、气血瘀滞证、湿毒蕴积证、风寒湿痹证、火毒炽盛证。这六证除湿毒蕴积证、风寒湿痹证两个变证异证外，其余四证均属温热病范畴，应用温病的辨证及治法，方用犀角地黄汤、清瘟败毒饮等。而且湿毒蕴积证和风寒湿痹证两证，蕴久亦可化温热。按照温病学卫－气－营血－血传变规律，目前大多采用营血论治，这是当今治疗温热证银屑病的成熟经验。但这一理论临床应用还有较大的欠缺，如血热及热毒证久治不能有效消除，很多病证不配合西药治疗或其他综合治疗不能有效地控制。为此，不能墨守成规，应该多找方法和理论。

二、喻氏伏邪温病三因学说

清代大国医师喻嘉言的《尚论篇》是研究伤寒论的，他的《尚论后篇》是研究温热病的。他认识到了伏邪的重要意义，指出"阳分之邪（指伤寒表邪）浅而易疗，阴分之邪（指温证伏邪）深而难愈"。他把温病成因归纳为三，其一为"冬伤于寒，春必病温"，他认为"冬伤于寒，邪藏于肌肤，感春月之温气而始发"。

其二为"冬不藏精，春必病温"，他说"人身在冬月，阳气潜藏于至阴之中，精动则开关开而气泄，冬月关开气泄，则寒得入至矣。至春月地气上升，于是吸引肾邪，勃勃内动"。其三为"冬既伤于寒，冬又不藏精，至春月两邪同发"。这就是喻嘉言著名的伏邪温病三因学说。

喻氏的伏邪温病学说，病因是风寒，病时是冬月。邪感的病机是邪潜伏于人体，至春而发。其机制有三方面：①冬伤于寒，邪潜伏阳明肌肤；②冬不藏精，风寒之邪侵入，潜伏于少阴；③冬伤于寒，加之冬又不藏精，致邪气潜伏阳明肌肉及少阴肾经。

三、热邪的产生及转归

现时理论一般认为，银屑病的发病以内因营血亏损为主，血热内蕴外泛肌肤而成为红斑鳞屑性损害。这已经认识到了银屑病的伤精、伤阴的重要方面。但对产生血热之邪的机制缺乏认识。可以这样认为，伤于寒或伤于阴精，寒邪潜藏于阳明或少阴，在一定的因素诱导下，如风邪、热邪引导、劳伤思虑等可诱其化热。邪热由阳明传太阳，郁热腠理不得发泄，故肌肤发生红斑鳞屑；郁热不得发泄，复返于里，入其营血，致血热证加重，红斑鳞屑加重，则病情进一步加重。而不藏精者，郁邪化热从少阴开始。"自内达外，既从太阳之户牖而出，势不能传遍他经，表里只在此二经者恒也"。是说不藏精的温热病，因其邪伏于少阴，故化热亦在少阴，热化或再传返太阳经试图外出，但外出不达，只在太阳和少阴两经互传，成为太少合病。

四、实证与虚证

银屑病之伤于寒者，红斑灼热、鳞屑较厚、点状出血，同形反应严重，发生血热实证。伤于精者，表现为淡红斑、鳞屑较薄，同形反应不明显，发生血热虚证。而既伤于寒又伤于精者，如实证居多，则红斑、鳞屑严重；若虚证为主，则红斑较淡、鳞屑较少，并可出现虚实并见、虚实互相转化之症见。

五、伏邪温病之治法

由于温病病机以里证为主，喻嘉言认为"温热病表证间见而里病为多……法当以治里为主，而解肌兼之；亦有治里而表自解者"。根据喻氏理论，治疗银屑病，当以清里为主，应用凉血、清热（清阳明热）、解毒为大法，即使有些表证，可佐以辛凉解表之剂。

六、清热之法

喻氏还认为"温证未必从表始,故攻之亦不为大逆,然郁热必从外泄为易"。故银屑病的泄热之法,除辛凉透热,亦可渗利,亦可通下,使邪有出路,外泄而不郁于内。

七、津液亏损是温热病主要内因

喻嘉言先生认为"冬不藏精"是温病的主要病因之一,而津液的亏损是其发病的内因,其津液亏损及其程度是温热病转归的决定因素,亦是银屑病血热证的转归因素。

八、慎用汗、下之法

喻嘉言说:"只虚邪久据阳明,胃中津液先伤,故当汗而惟恐过于汗,反重伤其津液,当下而惟恐不急下,以亟存其津液也。"伤于津液的银屑病,其肝肾精血亏损,邪毒蕴滞于内,热毒耗伤身体的津液(重伤津液),应慎用汗下之法。

九、引领潜少阴之邪外出

"冬不藏精"所致的温病虚证,由于其邪伏于少阴,喻嘉言认为应"始先用药深入肾中,领邪外出,则重者轻、轻者愈也"。怎样才能引领伏邪外出:"在里之邪其尽透于表……取附子、细辛、麻黄温经散邪"。

十、温散应兼顾护阴

治疗这类型银屑病不是单独应用汗法,具体应用温经散邪法时,要注意患者阴亏的程度而兼顾补阴,即根据阴阳互根的生理病理而用药。如对于体型较为消瘦,兼有肝气郁结、内热灼其肾水,症见红斑潮红、鳞屑较薄而色白、皮肤较为干燥、心烦易怒、失眠或有头晕眼花者,在应用麻附之时,更要倍加白芍、生地黄、石斛、玄参之类辅之。

十一、注意两经俱病

对"冬不藏精"又"伤于寒"所致的虚实夹杂银屑病,重要的是分清虚实主次。注意有可能出现"两经俱病,从太阳汗之则动少阴之阴血,从少阴温之则助太阳之邪"。即所谓的"祛邪而伤正,扶正碍邪"之意。

十二、虚实夹杂、阴阳错杂银屑病之治法

虚实夹杂之温热证银屑病患者最为多见。应用此法应做到：阴盛阳微以温为主，阳盛阴微以下为主；其阴阳错杂，温下两有所碍，则参伍以调其偏盛为主。即正确处理好温与下、祛邪与调补扶正的关系。根据以上的学习及临床经验，制订阴阳错杂银屑病温热证的方证。

辨证：少阴潜邪，气营热毒，阴津亏损，邪毒难泄。

治则：平调阴阳，泄毒祛邪。

方药：紫草 20g、生槐花 20g、生地黄 15g、牡丹皮 12g、麻黄 10g、细辛 3g、生石膏 30g、金银花 15g、连翘 15g、白芍 10g、麦冬 10g、五味子 10g、石斛 30g、山茱萸 15g。

十三、理论不可拘泥

"冬伤于寒，春必病温；冬不藏精，春必病温"。其理论用于银屑病证治，是与冬天有关而春天发的银屑病。其实不必拘泥，其对四时发病亦有重要指导意义，关键的病因是有伤寒、伤精。

十四、避免"作茧自缚"，应有新潮思维

银屑病的发病机制中西医都认识到极为复杂。固有中医学理论虽然说明很多问题，但由于时代背景的局限性，其认识远不能适应今日之临床。我们既要发扬传统理论之中医特色，又要避免其"作茧自缚"的消极影响。之所以提喻嘉言温病伏邪理论学说，在于多渠道开拓银屑病的证治思维。

过敏性皮肤病的辨证施治

一、过敏性皮肤病概述

过敏性反应是由变应原引起的异常免疫反应，结果导致组织炎症或器官功能障碍（以皮肤、呼吸道、消化道受累多见）。过敏反应包括四要素：过敏原、易感者、变态反应机制、结果。

二、过敏性皮肤病常见变应原

1. 吸入过敏原

能够经呼吸道吸入的物质，如尘土、微生物、动物皮屑皮毛、烟雾、漆、气体及药物。产生呼吸道症状，风寒、风热犯肺、犯表引发特异性（异位性）皮炎、荨麻疹、接触性皮炎，化热化毒可致全身性重症过敏。

2. 食入过敏原

食物、药物、病菌污染物、腥荤发物，动风化热，生湿化毒，外犯肌肤，内侵脏腑，发生荨麻疹、湿疹、异位性皮炎、药疹、过敏性胃肠炎、哮喘等。

3. 注射入过敏原

包括使用药物及昆虫叮咬、毒蛇咬伤注入人体的毒液。由于禀赋不耐，药反成毒，成为风毒、火毒、湿毒；虫蛇之毒，更大多具有风火毒邪特性；风火相煽，邪毒炽盛，可引起荨麻疹、药疹、血清病样综合征等严重损害。

4. 接触过敏原

通过皮肤或黏膜直接接触过敏原，如衣物、染料、化妆品、首饰、外用品、漆、胶等。亦为机体禀赋不耐，接触后化热化毒，引起的接触性皮炎。

三、过敏性皮肤病发病机制

1. Ⅰ型变态反应（速发型变态反应）

Ⅰ型变态反应是由变应原特异性 IgE 抗体介导的变态反应。过敏原系大分子蛋白质或糖蛋白，如鱼虾、牛羊肉、蛋、血液制品、疫苗、药物、昆虫等。

过敏原反复接触人体后，产生过敏原特异性 IgE 与肥大细胞或嗜碱性粒细胞表面的 IgEFcε 受体结合后，引起肥大细胞脱颗粒并释放炎症介质，如组胺、激肽释放酶等，合成血小板激活因子、白三烯及细胞因子等。

炎症介质可使毛细血管通透性增加，发生组织水肿、风团，使平滑肌收缩导致哮喘、咳嗽，使消化道平滑肌收缩产生腹痛、腹泻，使周围血管扩张发生红斑、风团，血液再分布、血压下降，严重者出现过敏性休克。这些邪毒蕴化风寒、风热之邪犯表，卫气壅遏而不得行，风邪热邪寒邪犯肺，肺失宣降；风、寒、湿、热邪致胃肠气机逆乱；风邪还可使气血逆乱、阴阳失调、阴阳互格发生危重证候。治宜祛风、散寒、清热、利湿、解毒、活血、调气、调血、调理阴阳。

2. Ⅱ型变态反应（细胞毒型变态反应）

Ⅱ型变态反应是由 IgG、IgM 抗体介导，对携带了过敏原的自身细胞产生的毒性反应。过敏因素包括物理、化学、感染、药物等，或内环境变化。

在上述因素作用下，自身细胞结构发生变化成为新的抗原，并刺激机体产生抗体，产生的 IgG、IgM 抗体与抗原细胞结合后，通过激活补体系统，引起细胞溶解；或通过调理吞噬作用，吞噬细胞吞噬、破坏靶细胞，使具有 Fcε 受体的多形核白细胞、巨噬细胞、淋巴细胞、NK 细胞等效应细胞溶解或杀伤靶细胞。临床表现除严重的皮损外，还包括药物性肝、肾损害及血液系统损害，IgG、IgM 抗体阳性，血清补体下降。病程需 2~3 个月。

表现为热毒、火毒、湿热为主，蕴滞肌肤，客入营血，腐败组织，损伤脏器。治宜清热、泻火、化湿、解毒、清营、凉血、活血、护肝护肾，仿卫气营血及三焦证治。

3. Ⅲ型变态反应（免疫复合物型变态反应）

Ⅲ型变态反应是由过敏原与其特异性 IgG、IgM 抗体复合物在局部沉积，激活补体造成的反应。主要过敏原包括药物、动物血清及微生物等。

当抗原稍超过抗体量，可形成中等大小的可溶性免疫复合物。该复合物不能通过肾排出，亦不易被吞噬细胞吞噬，可在血管壁的基底膜沉积。免疫复合物容易沉积在皮肤、肺、肾等。抗原 – 抗体复合物沉积于血管壁可激活补体，产生过敏毒素、趋化因子引起肥大细胞释放组胺等炎症介质，引起局部炎症。免疫复合物使血小板聚集，局部形成微血栓，造成局部缺血或出血形成紫癜。

上述诸因素共同作用形成血管炎表现。

临床表现皮肤疫苗注射后数小时出现血清病、血管炎、过敏性肺炎、肾小球肾炎等，IgG、IgM 抗体阳性，补体下降。病程 2~3 个月，才可能清除临床症状。

湿毒、热毒之邪侵犯人体，湿邪重浊与热邪相结合可沉积血管壁；湿邪阻滞气机，热毒煎熬阴血，可形成血栓；热邪迫血妄行，可致出血形成紫癜；湿热犯肺，上焦不利，肺气宣降失司；湿热阻滞下焦，气化不利，水液代谢障碍。相机投以清热、化湿、解毒、凉血、活血、散瘀、行气、养阴、宣肺、化气、利水，使不易通过肾排出的邪毒得以从尿排出。

4. Ⅳ型变态反应（迟发型变态反应）

Ⅳ型变态反应是由 T 淋巴细胞介导的变态反应，变应原多为小分子化学物质，如金属镍、染发剂中对苯二胺等。

变应原进入人体，使 T 淋巴细胞活化，产生致敏淋巴细胞，在再次接触该变应原后发生反应。从机体接触变应原到致敏 T 淋巴细胞活化的过程称为Ⅳ型过敏反应的传入期或诱导期，一般至少 3 天以上，有些甚至要几年。从致敏者再次接触变应原到发生炎症反应，这一阶段叫激发期。湿疹样反应通常在 18~48 小时后达到高峰。

本型反应可分为：①变应性接触性皮炎：药疹；②肉芽肿反应：结核菌素试验或念珠菌、毛癣菌素皮试后 48~72 小时后反应；③移植排斥反应。

此类毒多为金石毒、重金属之毒，亦有湿邪之重浊特性，经较长时间化风生热，与气血相搏，外犯肌肤，内伤脏腑。因为其重浊，不易从表解，故拟疏肝通腑、化气利尿，从二便解毒排毒为宜，佐以祛风清热治标。

5.混合型变态反应

很多过敏性疾病多具有多种过敏反应。如速发型Ⅰ型变态反应虽然大多发得快、消得快，但其双相反应者，在过敏原接触后迅速出现反应，消退后 2~4 小时又出现新的皮损，6~12 小时后达高峰，并可持续 24 小时，前者是Ⅰ型变态反应，而后者出现的反应为Ⅰ型变态反应的迟发相反应。又如药物变态反应，可同时出现皮疹及内脏损害，过敏原检查可呈阳性结果，而血清中又可检出药物特异性抗体，则称为"混合变态反应"。

由于体质、邪毒性质二者共同决定变态反应的特殊发病机制，造成混合型变态反应治疗上的复杂性。辨证施治需全面辨邪，结合体质因素，祛邪、抗毒、排毒、扶正等通盘考虑。

四、抗过敏中药方剂合理应用

（1）解表为主　常用方剂有麻黄汤、桂枝汤、小柴胡汤、万灵丹和银翘散等。

（2）解表清里　常用方剂有消风散和麻杏石甘汤。

（3）解表通里　常用方剂有防风通圣散、内疏黄连饮、甘露消毒饮和三仁汤等。

（4）清泄里热　常用方剂有龙胆泻肝汤、黄连解毒汤和承气汤等。

（5）清营凉血　常用方剂有清营汤、化斑汤、清瘟败毒饮等。

（6）凉血护心　常用方剂有犀角地黄汤和安宫牛黄丸。

（7）益气固表　常用方剂有玉屏风散和牡蛎散。

（8）养阴益气固表　常用方剂有参脉饮、玉屏风散合六味地黄汤。

（9）疏肝解毒　常用方剂有逍遥散合茵陈蒿汤。

（10）化气利水解毒　常用方剂有五苓散、导赤散合五味消毒饮。

现代西医治疗过敏性皮肤病，对Ⅰ型变态反应主要应用抗组胺药，Ⅱ型、Ⅲ型、Ⅳ型变态反应则以糖皮质激素为主。而过敏性皮肤病的中医辨证施治，主要应参考过敏疾病四要素：①过敏原（病因），即外感六淫邪毒和虫毒，要把一切可能引起过敏的物理、化学、生物、矿物等因素以六淫为纲进行分析归纳；

②易感者，对患者体质、禀赋，以阴阳气血为纲进行辨别；③变态反应机制，即过敏的病理机制，正邪斗争所致机体损害，可应用伤寒、温病、脏腑辨证为纲领归纳分析，表里寒热虚实条目穿插于其中；④反映结果所出现的症状和体征，分析治标的方法，及其防止疾病传变的基本原则。上述 10 种治则和方药，有时可单独使用，有时需多种法则综合应用，正确把握人、病、药的辨证关系。

灸疗法在中医外科中的应用

灸疗法是治疗中医外科疾病很重要的方法。清·吴谦《医宗金鉴·外科心法要诀》："痈疽发背怎生医，已成未成先灸之。"宋代陈自明《外科精要》、明代陈实功《外科正宗》都重视应用灸疗法。为什么现代中医外科应用灸疗法还不如古代？现中医外科学术研究得到很大的发展，非常重视在整体观指导下的中医辨证论治及外用药的应用，受到现代外科的影响，而疏于灸疗法的研究和应用。

一、灸疗法是古代外科临床路径重要方法

宋·陈自明《外科精要》序言中说："凡痈疽之疾，真如草蔻，不守律法……凡疗斯疾，不可以礼法待之，仍要便服一二紧要经效之药，把定脏腑，外施针灸，以泄毒气。其势稍定，却乃详观方论。"

为什么需要规范治疗？由于外科疾病发生和发展变化较为复杂多变，不必墨守初起、脓成、溃后的三个阶段陈规，而应进行规范化的治疗。

陈自明对痈疽外科疾病首创了规范化的临床路径：服内托解毒之剂加灸疗法，即辨证施治内服药和外用药。临床路径举例如下：

"诸痛痒疮疡，皆属心火……宜先用内托散，次用五香连翘汤，更以骑竹马法或隔蒜灸，并明灸足三里，以发泄其毒。"

"盖邪之所凑，其气必虚；留而不去，其病乃实。故痈疽未溃，藏脏蓄毒，一毫热药断不可用；痈疽已溃，脏腑既亏，一毫冷药亦不可用。"

"犹宜忌用敷贴之药闭其毫孔。"

其中要旨有如下方面：

（1）痈疽由火毒生

火热之毒

六淫、七情、房损等化成的火毒

直接火毒 / 间接火毒

内生火毒／外感火毒

实火／虚火

（2）治疗路径——发泄其毒。口服"内托散"（益气养阴解毒）或护心散（绿豆、乳香）→五香连翘汤（辛香解毒祛邪之剂）＋骑竹马灸或隔蒜灸，明灸足三里。

（3）正确认识病体、病情、病证之虚实及其转化——辨证应用发散和清凉解毒之药。

（4）外用敷药和膏贴剂有"闭其毫孔"之弊端——对局部排泄毒邪不利。

（5）同时应用灸疗法，将灸疗法与内治的内托内消解毒结合起来，共同发泄其毒外出——避免邪毒内蕴。

二、骑竹马灸

骑竹马灸法是精准施灸的外科特色，精准取穴，陈自明非常重视骑竹马灸法的应用。

1.取穴方法

（1）从患者臂腕中曲处横纹起点至中指尖为终点，计算距离长度（男左女右）。

（2）患者骑坐竹杠，让人抬起，腰挺直，将计算长度卷尺从坐处骶尖向上量指背上脊柱，长度卷尺尽头作一记号。

（3）以患者男左女右中指同身寸，于脊柱标记处两侧平行各一中指同身寸做标记。此二个标记便是灸穴。

2.灸法

（1）艾条悬灸。

（2）隔蒜灸。

3.机制

骑竹马灸穴为足太阳膀胱经脏腑腧穴，在所灸范围。

陈自明认为："盖此二穴，心脉所过之处，凡痈疽皆心火留滞之毒，灸此则心火流通，而毒气散矣。"

三、隔蒜灸

1.灸法

"用大颗独蒜切片三分厚，贴疽顶，以艾隔蒜灸之，每三壮易蒜。"

"痛者灸令不痛，不痛者灸之令痛。"

若头项部不用此灸，改灸足三里。

2. 机制

外科先贤曰："疮疡之证，有诸中必形诸外，在外者引而拔之，在内者疏而下之。苟或毒气郁结，瘀血凝滞，轻者药可解散，重者药无全功，是以灼艾之功为大……未溃则拔引郁毒，已溃则补接阳气。"

说明了此灸法具有解散、拔引郁毒、补接阳气等功效。

四、寻头灸法

适应机体丰厚之处或漫肿无头之痈疽，寻找最佳精准灸点（为阿是穴）。

1. 取穴方法

用湿纸贴肿处，如一点先干处，即为疮头，即精准阿是穴。

2. 灸法

大蒜 14 颗、淡豆豉 150g、乳香 3g，共捣烂置疮上，其上铺艾绒对准疮头，进行灸疗。

3. 机制及注意事项

艾灸拔引郁毒、消散瘀毒，佐以蒜、豆豉、乳香等，开结滞而达表透表，排毒解毒，多自内消。

若热毒炽盛应加服清热和营解毒之内服方药。

五、灸疗痛与不痛论

外科灸的基本原则：

（1）凡治痈疽发背疔疮，不痛者，必灸至痛；痛者，必灸至不痛。

（2）痈疽发背疔疮初起，灸即痛者，有毒气轻浅；灸而不痛，乃毒气深重。

毒气在表浅，有疼痛，灸之不痛则火引邪毒外出而已。邪毒在深部，不痛者，灸至痛者，为邪毒移深居浅；下次再灸则不痛而愈。

六、雷火神针灸

1. 制备

艾绒 9g，丁香 1.5g，麝香 0.6g。将后两种药物与艾绒揉和，用纸卷成筒如指粗，塞入药艾备用。

2. 用法

临用前以草纸七层平放患处，点着雷火神针，在纸上靠近灸，待不痛起针。病重者再针熨 1 次。

3. 功用

祛风、散寒、化湿、温通经络。

4. 适应证

此法用于阴证疮疡，最适宜寒性脓肿、骨结核、囊肿等。

七、神灯照法

1. 制备

朱砂、雄黄、血竭、没药各 6g，麝香 1.2g，共为细末。

以铜油或麻油浸湿草纸数张，摄取摊干至不滴油为度。此即油草纸。

2. 用法

每用药末 0.9g，油草纸 1 张搽药搓捻，长约 20cm。用时点燃，其烟火熏患部。

3. 功用

活血消肿，解毒止痛。用于痈疽轻证、重证。7 日前后照之，未成者能自消；已成者，能自溃。不腐者，能化腐排毒；不起发者能即起发，不至内陷。溃疡不能愈者，照之散寒解毒、宣通气血，促进愈合。

八、总结

灸疗法在外科的应用内容丰富，治疗范围很广泛。灸疗法在外科治疗的一般意义是宣通气血、拔引郁毒。灸疗法在外科治疗的特殊意义是精准施灸、及时施灸，治急症、起沉疴、疗顽疾。外科灸疗法的继承、守正、创新具有广阔的前景。

附 录

治疗黄褐斑经验

黄褐斑是一种颜面部出现局限性淡褐色或褐色色素改变的损容性皮肤病。黄褐斑属中医学"鼾黑斑""面尘"范畴。黄褐斑的发病率有逐年增加的趋势，多发于中青年女性，严重影响美容，目前西医学尚缺乏满意疗法。笔者有幸跟随喻文球教授学习，颇有心得，现将其经验介绍如下。

一、病因病机

喻教授认为本病病因病机较复杂，肾水不足、七情内伤、肝郁气滞、饮食劳倦、妇人经血不调等均可致病。或因情志失调如肝气郁结、暴怒伤肝、思虑伤脾、惊恐伤肾等，致气机紊乱、气血悖逆，不能上荣于面，而生褐斑。《医宗金鉴·外科心法要诀》曰："由忧思抑郁，血弱不华，火燥结滞而生于面上。妇女多有之。"或因饮食不节、劳倦过度、偏嗜五味损伤脾胃，复因劳倦郁怒伤肝，致肝疏泄失常，气机不畅，气逆犯脾，脾失健运，中土转输失职，或土虚不能制水，水气痰浊上泛，气血不能濡煦而变生褐斑。《诸病源候论》曰："面黑鼾者，或脏腑有痰饮，或皮肤受风邪，皆令血气不调，致生黑鼾。"或因房劳过度，久伤阴精，水亏不能制火，虚火上炎，颜面不得荣润而酿成褐斑。《外科正宗·女人面生鼾黑斑》曰："鼾黑斑者，水亏不能制火，血弱不能华肉，以致火燥结成斑黑，色枯不泽。"总之，本病与肝、脾、肾三脏相关甚密，气血不能上荣于面为主要病机。如《诸病源候论·面黑鼾候》曰："五脏六腑十二经血，皆上于面，夫血之行俱荣表里，人或痰饮渍脏，或腠理受风，致气血不和，或涩或浊，不能荣于皮肤，故变生黑鼾。"

二、辨证论治

喻教授根据多年的临床经验，对本病制订了辨证论治原则。他认为本病可分为肝郁气滞型、肝脾不和型、劳伤脾土型和肾水不足型4个基本证型。

1. 肝郁气滞型

皮损为浅褐色至深褐色斑片，大小不定，边缘不整，呈地图状或蝴蝶状，对称分布于目周、颜面，可伴胁胀胸痞、烦躁易怒、纳谷不香、女子月事不调、经前斑色加深、两乳作胀，舌苔薄白，脉弦滑。治宜疏肝解郁、养血祛斑，方用柴胡疏肝散加减。常用药物有柴胡、枳壳、白芍、陈皮、赤芍、川芎、香附、甘草。胸闷乳胀者，加郁金、川楝子；口苦心烦者，加栀子、黄芩。

2. 肝脾不和型

皮损多为栗皮色、地图状斑片，边缘不整，对称分布于两颧、目下、鼻周、口周，伴胸脘痞闷、两胁作痛、腹胀便溏、妇人经血不调，舌苔白腻，脉弦滑。治宜疏肝健脾、养血祛斑，方用逍遥散加减。常用药物有柴胡、当归、白芍、白术、茯苓、甘草、陈皮、薄荷。妇女月经不调者，加丹参、益母草；经血夹血块者，加桃仁、红花；两乳胀痛者，加青皮、川楝子；腹胀便溏者，加党参、怀山药。

3. 劳伤脾土型

皮损为灰黑色斑片，状如蝴蝶，对称分布于鼻翼、前额、口周，境界模糊，自边缘向中央逐渐加深，伴短气乏力、腹胀纳差，或宿有痰饮内停，脉弦滑，舌淡苔腻。治宜温阳益气、健脾祛斑，方用四君子汤加减。常用药物有党参、茯苓、白术、甘草、陈皮、桂枝、砂仁等。大便溏薄者，加煨姜、炒山药；腹胀纳差者，加炒山药、焦山楂。

4. 肾水不足型

皮损为黑褐色斑片，大小不一，形状不规则，边缘清楚，多以鼻为中心，对称分布于颜面，伴头眩耳鸣、腰酸腿软、五心烦热、男子遗精、女子不孕，舌红少苔，脉细数。治宜滋阴补肾、养血祛斑，方用六味地黄丸加减。常用药物有熟地黄、怀山药、山茱萸、茯苓、牡丹皮、泽泻、女贞子、墨旱莲、枸杞子。若伴遗精盗汗者，加金樱子、芡实；失眠多梦者，加生龙牡、酸枣仁。

三、联合外治疗法

喻教授认为联合穴位按摩，中药外熏、外洗、外敷、外涂等外治方法，有助于提高临床疗效。《外科证治全书·面部证治》："面尘，面色如尘垢，日久煤黑，形枯不泽。或起大小黑斑与面肤相平。由忧思抑郁、血弱不华，外用玉容散，每日早晚蘸以洗面。内宜疏胆兼清肺，加味归脾汤送六味地黄汤主之。"借鉴前人治疗黄褐斑外治方，在辨证选方的基础上，适当选用白芷、白附子、白僵蚕、白蔹等白色中药与当归、川芎、丹参等养血活血药外用，可使药物走表而达肌肤，改善面部皮肤代谢，促使面部色素逐渐消散。

四、借鉴西医学组方用药

黄褐斑发病机制复杂，真正的发病原因迄今尚不清楚。目前研究认为主要与内分泌失调、妊娠、遗传因素、氧自由基、社会 - 心理因素、紫外线照射等有关。发病机制主要涉及麦拉唐宁与 MSH（促黑素细胞激素）的失衡、内分泌紊乱、生殖系统疾病、自由基清除障碍、局部微生态失调等。现代中药药理研究表明，中药地黄、川芎、荆芥、红花等有抗氧化作用；川芎、丹参、桃仁、红花等能改善血液流变学和微循环，改善面部营养；生地黄、当归、郁金、三七等能抑制黑色素形成、增加血液循环、促进新陈代谢。结合现代医学最新研究成果，将其运用于临床，并根据具体情况灵活应用，尽其所长，治疗黄褐斑。

五、善用祛风引经药，活用虫类化瘀药

喻教授认为在选方用药上，各型均有其主方，但随证处方亦要随机妙用：①手足六阳经皆循于头面，头为诸阳之首，唯风药可到。故常加全蝎、蜈蚣、地龙、乌梢蛇、钩藤、白芷等祛风引经药。②适当选用桔梗、升麻、黄芪、白术等舟车之药，有助气血上至头面。这些药物好比是舟，无舟则气血不能速至颜面，颜面肌肤失其濡养，则难速愈。③恰当选用水蛭、䗪虫、地龙、蝉蜕、僵蚕等具有宣风泄热、搜风通络，凉血解毒、活血祛瘀之虫类药，可引药入经，上达头面，使药物直达病所。

六、重视心理疏导

喻教授十分强调社会–心理因素的致病作用，而且同样强调情志变化对于黄褐斑病情进退的重要作用。对于黄褐斑患者，热情而耐心地做心理疏导很有必要。首先要仔细询问，从患者的一般资料入手，如年龄、性别、文化、程度、职业、家庭及工作环境、治疗经过，以及对黄褐斑的认知程度和对预后的期望；以交谈方式为主，帮助患者认识黄褐斑，使患者学会如何避免相关诱发因素，减轻甚或消除患者的焦虑、抑郁情绪，让患者树立战胜疾病信心；同时不断提醒患者要有平和心境，开阔心胸，遇事不急躁，鼓励患者以积极乐观的态度投入日常生活。

七、加强饮食调护

喻教授认为以下措施有助于本病恢复，提高临床疗效：①避免日光照晒，外出应遮伞或戴遮阳帽；②保持精神愉快，避免忧思、抑郁的精神状态，积极治疗内分泌障碍和体内慢性疾患，如肝脏疾病等；③饮食适宜，勿食油腻辛辣及烟酒，加强营养多食富含维生素 C 的食物，如蔬菜、山楂、桔子、鲜枣，以及富含维生素 E 的食物如卷心菜、花菜和白芝麻等；④忌纵欲无度，保证充足的睡眠。

（沈丹丹）

喻文球教授治疗运动性疲劳症经验介绍

喻教授以治疗中医外科疑难症著称。笔者跟随喻老师临床，受益很多。现将喻老师治疗运动性疲劳症临床经验初步整理如下。

一、病因病机

运动性疲劳按中医基本理论的分类，属中医学"劳倦内伤"范畴，运动性疲劳主要耗伤脾肾元气，初在脾，久则在肾。脾为后天之本、气血生化之源，脾主四肢肌肉。肾藏精，主骨生髓，为先天之本，是体力产生的原动力和源泉。长期大运动量训练可引起机体各系统功能失调、体质下降，中医学理论谓之"劳则气耗""气伤必及于精"。现代研究表明，雄激素水平与运动能力有关，中医学"肾藏精"与雄性激素有密切关系，若肾精不足，则雄性激素分泌减少，故补肾药能促进体内雄性激素的分泌，从而提高机体运动能力。乔玉成等运用补肾温阳的五子壮阳汤，显著提高长期大运动练习导致低血睾酮的水平。张世明等通过对 169 例运动员出现运动性疲劳进行深入调查，总结出五种常见的运动性疲劳症状：筋膜疲劳酸痛症、运动性失眠症、运动性脾胃功能失调症、肾气不足及月经失调症，其本质主要与脾肾根本功能变化或受损密切相关。中医学理论认为精、津、血为体力产生的物质基础，它的化生和运行与中医学脾、肾、肝、心有密切关系，人的耐力亦由此而生。施建蓉在中医药组方抗运动性疲劳的研究与展望中认为运动性疲劳的产生，不仅与脾、肾有关，与其他脏腑也有一定关系，尤其是与肝关系较密切。中医学认为"肝主筋""肝为罢极之本""肝主藏血"，在这些理论指导下，武桂新等运用扶正理气中药共奏暖肝理气、温化寒湿之功，与运动训练相结合方法提高肝的抗氧化能力，通过中药组方，增强肝的疏泄功能，有助于运动时延缓疲劳的发生，调节能量代谢的正常进行，促进运动后的恢复过程，以利于提高机体的运动能力。李伟、马襄成等研究游泳训练的大鼠运用益肝肾、补气血、强筋骨之功效的增力祛疲口服液，通过实验发现增力祛疲口服液可以缓解大鼠运动性疲劳、增强体力，并有利于骨骼肌组织疲劳后的功能恢复。

第六届国际运动生物化学会议上，将运动性疲劳定义为"机体的生理过程不能持续其功能在一特定水平或不能维持预定的运动强度"。文献研究表明体力的产生依靠精、气、血、津液为物质基础，而这些物质化生和运行与脾、肾、肝、心有密切的关系，人的体力和耐力亦由此而化生；过度运动和过强体力劳动大量消耗精、津液和气血，损伤脾肾肝心，发生肢体运动功能障碍和全身疲劳证候。

二、治疗经验

中医药文献对疲劳治疗有"增强""强力""培力""益力气""解劳乏""长肌肉""壮筋骨""舒筋活血"等论述。现今普遍采用补法，多为补脾、补肾或脾肾双补等。口服复方中药主要是以调理和补益为治则立方的。单味中药如党参、红景天有抗缺氧作用，能增加血红蛋白含量、促红细胞生成，达到抗缺氧、抗疲劳作用。人参、黄芪、灵芝、冬虫夏草有抗自由基氧化作用，提高生理功能和抗自由基能力，发挥抗疲劳作用。人参、黄芪、淫羊藿、仙茅、冬虫夏草，具有提高人体免疫调节能力和抗病能力，起到减缓和清除疲劳作用。人参、五味子、冬虫夏草、黄芪，可调节下丘脑－垂体－肾上腺（或性腺）轴能力，提高机体应激能力，发挥抗疲劳作用，对机体疲劳症状进行单项或多项调节。李波、吴美兰等运用人参、陈皮及其配伍对小鼠游泳耐疲劳实验中发现，人参、陈皮及其配伍能显著延长小鼠游泳时间。周志宏、石幼琪等在"补肾益元中药对运动员的抗疲劳作用"实验研究中，运用人参、女贞子、枸杞子、杜仲、黄芪、仙鹤草等组成的补肾益元口服复方中药，对高水平运动员的抗疲劳实验研究，得出补肾益元中药能显著增强运动员的运动能力和抗疲劳能力、提高血清激素水平，对运动性疲劳症状有明显改善作用。运动性疲劳的主要症状：筋肉疲劳酸痛症，表现为肌肉肌腱、关节酸痛、活动不利；肾气不足症，表现为乏力、肢软、精神萎靡不振、怕风怕冷、失眠；脾胃功能失调症，表现为纳差、不欲饮食等。

喻教授认为运动性疲劳主要是耗伤阳气，发生脾肾阳气受损、湿浊内生、气血瘀滞，以致筋脉肌肉不利。内服药治疗的原则为补益脾肾阳气、活血化瘀、理湿化浊、舒筋壮肌。着重在于补阳气以化生精血、化瘀理湿以转化和清除过度运动产生的代谢产物、舒筋壮肌以改善肢体运动功能。"虚则补之"，通过调补，提高机体应激能力。运动性疲劳存在着虚、湿、瘀三个方面的病理机制，通过调补、化湿、祛瘀，使筋络通利、气血畅行，排除和转化代谢产物而恢复体力。

喻教授抗运动性疲劳方由黄芪、党参、灵芝、巴戟天、肉苁蓉、红景天、伸筋草、神曲等组成。本方以黄芪、党参为君药，补中益气、补肺补脾，补脾气则脾胃化生有源、气机升降出入正常，补肺气则畅达卫气、固表抗御外邪，补气则气旺可运行血液，气旺则力气充足。肉苁蓉、巴戟天补肾阳、益精血、强肌肉、益筋骨，为臣药，肾阳充足则化生卫气有源。红景天益气活血为佐药，使气血生理功能和谐而充满活力。神曲消食和胃又化湿浊，伸筋草舒筋活血，共为使药。脾胃同主肌肉，脾胃功能正常则肌力倍增，伸筋草舒筋，保持肌腱、韧带的正常功能。全方将运动所需的物质、功能、动力进行全面协调，提高应激能力，保持运动正常功能。

三、喻文球病案举例

吴某，男，16 岁，某足球学校运动员。2008 年 12 月 5 日来诊。肌肉关节酸痛，腿软，提不起脚，行走不利，全身乏力，精神不振，怕风怕冷，面色不华，纳食不佳，大便稀软，舌苔白，舌质淡，脉细无力。患者因为足球队冬季强化体能训练 8 天，并参加了 2 场教学比赛后，产生上述症状，终止训练，前来治疗。

诊断：运动性疲劳症。

病机：气血耗伤，脾肾受损。

治则：调补脾肾，益气活血，化湿通络。

方药：抗运动性疲劳方。黄芪 30g，党参 15g，灵芝 15g，巴戟天 15g，肉苁蓉 15g，红景天 15g，伸筋草 20g，神曲 30g，陈皮 10g。共 5 剂，日服 1 剂，煎 2 次服。

12 月 10 日复诊：肌肉关节酸痛明显改善，行走自如，能参加一般性运动训练，有力气，不怕风冷，面色红润，饮食增加，尚有小腿轻度酸胀，大便软，舌苔薄白，舌质淡红，脉细。效不更方，原方再进 3 剂。诸症平息，恢复正常运动训练及对抗性比赛。

抗运动性疲劳不仅对于提高竞技体育运动水平有重要意义，而且对于劳力过度引起的急、慢性疲劳治疗有指导意义。喻教授治疗运动性疲劳症在病机上抓住脾肾受损、气血耗伤，并分析其虚、湿、瘀的消除方法，创立抗运动性疲劳方药，创新运动性疲劳中医学理论，故能获得抗运动性疲劳的良好临床效果。

（喻治达　沈丹丹）

喻文球教授经验方治疗湿热下注型老年嵌顿痔 30 例

嵌顿痔作为肛肠科的急症之一，是由于痔核脱出肛外不能还纳且合并括约肌持续痉挛，导致剧烈疼痛、水肿、血栓形成甚至缺血坏死等症状。若痔核嵌顿时间过长，易致痔核坏死甚至发生菌血症或脓毒血症等，给患者带来极大的痛苦。目前手术是治疗本病的主要方法，本研究认为虽然手术具有及时解决病灶、快速康复的优势，但与保守治疗相比，其存在手术创伤、术后并发症、治疗费用高等问题。特别是对于老年患者来说，很多患者因存在基础疾病不能耐受手术或暂时不宜接受手术。喻文球教授是江西省国医名师，全国第三、五、六批全国老中医药专家学术经验继承工作指导老师，国家临床重点专科学术带头人，国家中医药管理局重点学科学术带头人，中华中医药学会外科分会顾问，世界中医药联合会外科专业委员会副理事长。从事中医外科临床、教学、科研工作50余载，其发挥中医药特色在治疗老年嵌顿痔方面有着丰富的临床经验。笔者有幸跟师临证，现将其临床研究报告如下：

一、资料与方法

1. 研究对象及来源

选择符合诊断标准及纳入标准的老年嵌顿痔患者，共60例，采用随机数字表法将患者随机分为观察组（经验方组）30例、对照组（地奥司明片组）30例。

2. 诊断标准

西医诊断：参考《痔临床诊治指南（2006年版）》中嵌顿痔的相关诊断标准。

中医诊断：参照《中医病证诊断疗效标准》。

症状：①间歇性便血：便时为手纸带血、滴血或射血，色鲜红、量多，血不与粪便相混淆。②脱垂：便后颗粒状肿物脱出肛外，初期可自行还纳，后期需用手托回或卧床休息才可复位，严重者下蹲、步行、咳嗽或喷嚏时都可能脱出。③肛门不适感：包括肛门坠胀、异物感、瘙痒或疼痛，可伴有黏液溢出。

体征：肛门部检查时发现，齿状线上下在同一方位的黏膜皮肤隆起并连成一体，质柔软，多位于截石位3、7、11点母痔好发区。

具备以上体征且症状中的①或②项，诊断即可成立。

中医辨证诊断标准：参考全国中医药行业高等教育"十三五"规划教材《中医外科学》中痔的中医辨证。湿热下注证：便后肛门肿物脱出，便纸染血、便后滴血或射血，色鲜红，肛门肿胀、疼痛，舌质红，苔薄黄或黄腻，脉弦滑或滑数。

3. 纳入标准

符合湿热下注型老年嵌顿痔诊断标准者；年龄在60岁以上；愿意配合课题组治疗且签署知情同意书者。

4. 排除标准

肛门有其他疾病者；合并有内科基础疾病者；妊娠或哺乳期妇女；恶性肿瘤者；精神病者；过敏体质者。

5. 剔除标准

发生严重不良反应事件、依从性差或自动退出者。

二、治疗方法

1. 经验方组

根据喻文球教授提供的经验方：厚朴 10g，枳实 15g，虎杖 15g，苍术 10g，陈皮 10g，甘草 6g，赤芍 10g，生槐花 30g，地榆 15g，杏仁 10g，黄芩 10g，制乳香 6g，制没药 10g，蒲公英 20g，白花蛇舌草 20g，柴胡 10g。此方每天 1 剂，水煎早、晚餐后 1 小时分 2 次温服，7 天为 1 个疗程，治疗 2 个疗程。

2. 地奥司明片组

口服地奥司明片（产品规格：0.45g×12s×2 板），每次 1 片，每天 2 次，于午餐和晚餐时服用，7 天为 1 个疗程，治疗 2 个疗程。

三、观察指标

1. 观察指标

两组患者治疗前、治疗第 1、3、7、14 天后肛门疼痛、肛缘水肿及便血情况。

2. 疗效标准

（1）疗效指数 =（治疗前总积分 – 治疗后总积分）/ 治疗前总积分 ×100%。①痊愈：症状消失，无疼痛、便血，无水肿，脱出痔核能自行回纳肛门内，疗效指数 ≥ 95%。②显效：疼痛明显减轻，无明显出血，水肿明显改善，痔核大部分萎缩，脱出痔核大部分能回纳入肛门内，70% ≤ 疗效指数 < 95%。③有效：疼痛减轻，少许出血，水肿改善，痔核萎缩不明显，脱出痔核部分能回纳入肛门内，30% ≤ 疗效指数 < 70%。④无效：体征、症状无明显变化，或进一步加重，疗效指数 < 30%。

（2）症状评分

水肿：0 分，无明显痔核脱出；1 分，局部轻度痔核脱出，脱出范围长径 ≤ 0.5cm，皮纹明显；2 分，局部有明显痔核脱出，0.5cm < 脱出范围长径 ≤ 1cm，皮纹不明显；3 分，局部痔核脱出严重，脱出范围长径 > 1cm，皮肤发亮。

疼痛［应用视觉疼痛模拟评分法（VAS）］：0 分为无痛；1~3 分为轻度疼痛；4~6 分为中度疼痛；7~10 分为重度疼痛；10 分为剧痛。

便血：无（0 分）：无明显出血或少量出血，主要表现为便后纸巾带血；轻度（2 分）：轻度出血，主要表现为便时滴鲜红色血液，少于 10 滴；中度（4 分）：中度出血，主要表现为点滴出血，滴血速度快，出血量为 10 滴以上；重度（6 分）：重度出血，主要表现为出血呈喷射状，出血量大，严重者伴头晕、心慌等不适。

四、统计方法

所得数据采用 SPSS19.0 进行统计分析。计数资料用均数 ± 标准差（$\bar{x} \pm s$）表示；采用两独立样本 t 检验对计量资料两样本间进行比较；以 $P < 0.05$ 提示差异存在统计学意义。

五、结果

1. 基线资料比较

观察组中女性 17 例，男性 13 例，平均年龄（60.27 ± 8.81）岁，平均病程（15.87 ± 4.23）年。对照组中女性 15 例，男性 15 例，平均年龄（60.39 ± 9.72）岁，平均病程（16.24 ± 3.08）年。两组患者的性别、年龄、病程等方面资料比较，均无统计学差异（$P > 0.05$），有可比性。

2. 两组临床疗效比较

观察组总有效率为 96.6%，明显高于对照组的 83.3%，$P < 0.05$，提示观察组总体有效率明显优于对照组。

表1　治疗后两组患者临床疗效比较（例，%）

组　别	例数	痊　愈	显　效	有　效	无　效	总有效率
观察组	30	2	22	5	1	96.6[*]
对照组	30	0	5	20	5	83.3

注：与对照组比较，[*]$P < 0.05$。

3. 两组患者治疗后临床症状改善情况比较

两组患者肛门疼痛、水肿、便血程度积分在治疗前、用药后第 1 天比较疗效相当，无统计学意义（$P > 0.05$）；但是与治疗前比较，对照组只在治疗后第 7、14 天降低，而经验方组则在用药后第 3、7、14 天各症状积分均逐渐显著降低（$P < 0.05$）；与对照组比较，治疗第 3、7、14 天后两组各症状程度积分比较无显著性差异（$P < 0.05$），说明观察组在改善湿热下注型老年嵌顿痔肛门疼痛、水肿及便血效果明显优于对照组。

表2　用药后两组肛门疼痛、水肿及便血程度积分比较（例，$\bar{x} \pm s$，分）

组别	例数	时间	肛门疼痛	肛缘水肿	便血
观察组	30	治疗前	7.8 ± 0.9	2.8 ± 0.9	2.7 ± 0.3
		用药后第 1 天	7.2 ± 0.8	2.7 ± 0.2	2.7 ± 0.1

组别	例数	时间	肛门疼痛	肛缘水肿	便血
		用药后第 3 天	$4.4 \pm 0.2^{**}$	$1.6 \pm 0.5^{**}$	$1.8 \pm 0.3^{**}$
		用药后第 7 天	$1.3 \pm 0.5^{**}$	$0.5 \pm 0.4^{**}$	$0.3 \pm 0.2^{**}$
		用药后第 14 天	$0.5 \pm 0.1^{**}$	$0.2 \pm 0.1^{**}$	$0.1 \pm 0.3^{**}$
对照组	30	治疗前	8.1 ± 0.2	2.9 ± 0.3	2.6 ± 0.7
		用药后第 1 天	7.9 ± 0.7	2.9 ± 0.1	2.6 ± 0.5
		用药后第 3 天	7.1 ± 0.8	2.2 ± 0.3	2.5 ± 0.1
		用药后第 7 天	$5.9 \pm 0.9^{*}$	$1.5 \pm 0.1^{*}$	$1.4 \pm 0.5^{*}$
		用药后第 14 天	$3.2 \pm 0.1^{*}$	$0.9 \pm 0.6^{*}$	$1.1 \pm 0.1^{*}$

注：与治疗前比较，$^{*}P < 0.05$；与对照组比较，$^{**}P < 0.05$。

六、讨论

混合痔是肛肠科的常见疾病之一，湿热下注型老年嵌顿性痔作为其中的一型，临床上多表现为肛门异物脱出，手托不能回纳，肛门疼痛难忍，甚则部分患者由于肛门疼痛而导致二便失调、坐卧不安、纳眠欠佳。查体：肛缘赘皮肿胀明显、光亮，部分患者可见皮下散在血栓，触痛明显，同点位齿线上黏膜隆起、糜烂、突出。其典型特点为"发病急、疼痛剧烈"，其治疗多以外科手术为主要手段。但很多患者由于惧怕手术，特别是对于老年患者来说，很多患者因存在基础疾病不能耐受手术或暂时不宜接受手术，而要求保守治疗。临床上有很多保守治疗混合痔的方法，在内服药物方面，西药及中成药等因其存在不能结合患者具体病情辨证用药的缺陷，其临床疗效也相对局限。因而中药内服在保守治疗混合痔方面有其一定的优势。中医学认为痔的发生与饮食不节、负重远行、情志及房室不节等有着密切联系。《外科正宗》记载："夫痔者，乃素积湿热、过食炙煿，或因久坐而血脉不行，又因七情而过伤生冷，以及担轻负重、竭力远行，气血纵横，经络交错；又或酒色过度、肠胃受伤，以致浊气瘀血流注肛门，俱能发痔。"《东垣十书》云："善为痔病者，皆是湿热风燥四气所伤，而热为最多也。"《外科正宗》中提到："……致气血纵横，经络交错，流注肛门而成痔矣。故此治法上以清热利湿，活血止痛消肿为原则。"

《灵枢·百病始生》："阴络伤则血内溢，血内溢则后血。"意思是指人体下部的脉络损伤，血内溢而引起便血。《素问·气交变大论》："岁火太过，炎暑流行，民病血泄注下""岁金不及，炎火乃行，民病血便注下"，指出火热太盛可导致便血。该型患者一派火热之象，是否可以直接使用大黄、黄连、黄芩等苦寒直折药物清火泻火？见病当应知源，喻文球教授通过四诊合参，认为患者出现火热之象，需进一步思考"火热从何而来"。实火可直接清火泻火，但不可长用，因为苦寒直折的药物可损伤人体阳气。若是郁火、瘀火，倘若直接清火泻火，短期可收效，但苦寒可加重气郁、湿郁、血瘀，反而加重了病情。随着物质水平的提升，人们多食肥甘厚腻，体内容易生湿生痰，加之自身压力，又容易引起气滞血瘀；湿痰阻滞气机，气滞血瘀可郁而化火热，所以临床中很多患者一派火热之象并非为实火，而是郁火、瘀火。所以治疗上，也当见病之源，法以行气活血、清热化湿、凉血解毒止血。方中以厚朴、枳实、柴胡、陈皮、赤芍、槐花为君以行气活血，其中厚朴芳化苦燥，长于宽肠行气，其味苦可泄热、性温可化湿；陈皮理气和胃、燥湿醒脾；枳实、柴胡加强行气之功；槐花善清大肠湿热、凉血止血；赤芍凉血活血。苍术、黄芩、虎杖、蒲公英、白花蛇舌草清热化湿、解毒为臣，苍术辛香苦温，入中焦能燥湿健脾；黄芩清热燥湿；虎杖可清热解毒利湿，还可活血；蒲公英、白花蛇舌草清热解毒、消肿散结。杏仁、黄芩辛开苦降、宣降肺气，柴胡疏肝，平胃散健脾燥湿，调节相关脏腑为佐，乳香、没药活血止痛、消肿生肌，地榆凉血止血、解毒敛疮。肺与大肠相表里，黄芩、杏仁宣肺，提壶揭盖，引邪外出；厚朴、枳实、虎杖，取小承气汤之意，大黄改虎杖，去大黄泻下太过之弊，通利大肠，使肺与大肠疏通，邪有出路。喻文球教授经验方为治疗湿热下注型老年嵌顿痔提供了新的治疗方案，疗效肯定。本研究仅停留在临床研究，后期可进行相关基础研究以探明其具体作用机制。

（张全辉）

喻文球中医特色疗法治疗银屑病经验

　　银屑病是以红斑、鳞屑为主的慢性炎症性皮肤病，慢性病程，反复发作，迁延难愈。喻文球教授是江西省国医名师，全国第三、五、六批老中医药专家学术经验继承工作指导老师。喻老师从医 50 余年，具有丰富的临床经验，尤其是对于慢性顽固性皮肤病、外科疾病具有丰富治疗经验及独到心得，积极探索中医外治疗法运用于临床，疗效显著。喻老师认为，在临床施治过程中不管是内治法还是外治法，均以中医基本理论为基础，进行辨证、立法、遣方用药，辨证论治是中医临证论治的精髓。正如《伤寒论》"观其脉症，知犯何逆，随症治之"，《丹溪心法》"有诸内者，必形诸外"。说明体表病变多数情况下是脏腑病变的反映。临床证治过程中，通过辨证组方制成相应的外用制剂，借助相应的外治法使外治药物通过局部透皮吸收直达病灶而发挥治疗作用，这有点类似于现代医学的靶向治疗原理。喻文球教授运用中医特色疗法药油走罐法治疗斑块状银屑病疗效满意。现将其临床经验总结如下。

一、银屑病的病因病机

本病发病多因素有蕴热，或因七情内伤、阻遏气机，嗜食肥甘厚腻之品、损伤脾胃，郁久化热，复感风、寒、湿、燥等邪，郁阻肌肤，内外两邪相合，热蕴营血；血热互结灼伤血脉致瘀，热瘀互结；血热日久化热生毒，热毒燔灼津液，耗血伤津；津伤血燥、化燥生风、肌肤失养；阴血亏虚、血行不畅、血虚血瘀。同时，血热血燥皆可形成瘀血，可知血瘀贯穿疾病的全过程。

二、外治法的理论依据及现代研究

外治法指运用药物、手术、物理方法或使用一定的器械等，直接作用于病变部位而达到治疗目的的一种方法。喻师认为，外治法与内治法的关系并非是完全对立的，而是相互联系的，就如同外科疾病与内科疾病一样。《丹溪心法》"有诸内者，必形诸外"，表明体表的外科疾病多数情况下是脏腑疾病在体表的反映。外治理论是以内治理论为基础，外治药物通过局部透皮吸收直达病灶而发挥治疗作用。如《理瀹骈文》云："外治之理，即内治之理；外治之药，即内治之药，所异者法耳。"由于外科疾病存在其病位的特色性，因此，外治法在外科疾病中起到不可替代的作用，正如《医统源流》所云"外科之证最重外治"。外用药是如何发挥治疗作用的呢？有现代研究表明，外用药作用途径主要有两方面：①药物通过皮肤、孔窍、腧穴等部位直接吸收，进入经脉血络，输布全身以发挥药理作用；②药物敷于局部，通过刺激经络系统来调节脏腑气血阴阳盛衰而发挥作用。皮肤病属于外科疾病的一部分，故在皮肤病的治法中，外治疗法也占有相当重要的地位。皮肤是人体最大的器官，具有保护、感觉、调节体温、吸收、分泌与排泄、呼吸、新陈代谢七大生理功能，其中吸收功能是皮肤病药物外治的发挥作用的理论基础。外治法，除了外用药物之外，还有涂擦、封包、拔罐、走罐、刺络、放血、耳针、针灸等中医特色疗法。

三、中医特色疗法在银屑病治疗中的应用

银屑病是以红斑、鳞屑为主要临床表现的慢性炎症性皮肤病，可分为寻常型、

脓疱型、关节型和红皮病型四型，其中以寻常型最为常见。目前，临床上常用的中医外治法包括药物涂擦、封包、熏蒸、溻渍、药浴、火针、针刺、刺血拔罐、火罐、走罐、穴位埋线、放血、淀粉浴、自血等特色疗法，在改善皮损、延长皮损缓解、降低 PASI 评分等方面疗效显著。喻师发现药油走罐治疗斑块状银屑病疗效更为突出，因为通过药油走罐能将药物疗法、走罐疗法、涂擦法完美地结合起来，发挥"1+1+1 > 3"的效果。目前也有一些这方面的研究，如：张成会等应用中医走罐疗法治疗斑块状银屑病，发现每处皮损每次走罐频次为 40 次临床疗效为最好。邱桂荣等采用中药药油走罐联合 NB — UVB 照射治疗寻常型斑块状银屑病，将中药、走罐、光疗三者有效结合获得满意的临床疗效。

1. 走罐法的作用原理及运用

罐疗属中医学中的一种特色疗法。拔罐疗法古称"角法"，首见于《肘后备急方》。走罐疗法由拔罐疗法发展而来，将润滑介质涂于施术部位及罐口，用闪火法将火罐吸附于施术部位，并将罐来回推动或旋转运动的一种集拔罐、温灸、推拿、刮痧及药物治疗为一体的治疗方法。临床根据治疗的需要，选择不同的走罐手法、走罐方案、走罐介质进行走罐而发挥不同的功效。有研究发现，通过火罐对皮损区局部刺激，作用于皮部 – 孙络 – 络脉 – 经络系统，达到开泄腠理、扶正祛邪的功效，提高肌表对体内外环境物质、信息交换能力以及增强对药物的吸收能力。同时，余楠楠等发现走罐会使体表皮层出现均匀散在的龟裂样裂隙，这些裂隙能够更好地提高加入介质中的药物的吸收，从而提高临床疗效。张成会等发现，采用走罐法可使斑块状银屑病的皮损变薄，促进药物吸收，加快皮损消退，以提高疗效、缩短疗程。

2. 药油组方分析

紫黄油组方是喻老师经过长期的临床摸索与观察，根据斑块状银屑病的病因病机总结出来的经验方，药物组成有紫草、黄连、当归、赤芍、牡丹皮、生地黄、青黛、黄柏、冰片、芝麻油等。喻师认为，方中黄连、黄柏、青黛清热解毒、凉血消斑；紫草、赤芍、牡丹皮、当归活血化瘀，使血瘀之斑块得以消散；生地黄、当归凉血养血，配合芝麻油润肤生肌、冰片芳香走窜，促进药物吸收，引药直达病所。诸药合用共奏清热解毒、凉血活血、养血润肤之功效，发挥良好的临床疗效。药理研究发现，生地黄清热凉血、养阴生津；生地黄既有皮质激素样免疫抑制，又有免疫调节的作用，还可扩张血管、减低毛细血管的通透性，从而抑制血管内皮炎症。黄柏清热燥湿、泻火除蒸、解毒疗疮；黄柏水煎剂或醇浸剂可抗炎、抗菌、解热，黄柏碱又可抑制细胞免疫反应。徐佳等研究发现，黄柏能抑制成纤维细胞的增殖，具有抑制增殖、抗炎等作用，并能干预银屑病发病。当归润肠通便、活血化瘀、调经止痛；当归多糖能增强 IL-2、IL-4、IL-6 和 INF-γ 的表达，其过程是首先激活涉及非特异性免疫作用的巨噬细胞和 NK 细胞，然后是 T 辅助细胞，增加抗体数量，进而协同增强免疫功能。青黛清热解毒、凉血消斑、泻火定惊；有研究表明青黛外用可显著减轻皮内的点状出血、红斑及炎症反应。紫草凉血、活血、清热、解毒；紫草中萘醌类、单萜苯酚及苯醌类、酚酸及其盐类、生物碱类及酯类化合物等活性成分，有抑菌、抗炎、抗病毒、抗肿瘤、抗氧化和免疫调节作用。冰片开窍醒神、清热散毒，《本草纲目》记载，冰片有"通诸窍、散郁火"功效，具有"芳香走窜，引药上行"特点；冰片外用作为"药引"能促进其他药物透皮吸收，增加药物疗效。牡丹皮活性成分丹皮酚可减轻咪喹莫特诱导的银屑病皮损，其作用机制通过减弱 IL-23 mRNA 表达，抑制了树突细胞的成熟和活化。

四、典型病例

患者蒋某某，男，64 岁，于 2019 年 9 月 1 日初诊。

主诉：全身皮肤起鳞屑性红斑、斑块伴痒 10 余年，加重 2 个月。患者自诉缘于 10 年前无明显诱因头皮出现散在性黄豆大小的红斑、丘疹，上覆银白色鳞屑，感瘙痒不适，逐渐皮损波及全身，形成大小不等的鳞屑性斑块。先后反复在南昌、北京等多家三甲医院就诊，诊断为"斑块状银屑病"，予以卡泊三醇软膏、卤米松软膏外搽，甲氨蝶呤片、阿维 A 及中药汤剂口服、UVB 光疗等治疗，治疗期间皮损可好转，但不能完全消退，停药易复发且病情逐渐加重，遂至我院国医堂就诊。

刻下症见：躯干散在大小不等的暗红色斑块，浸润明显，表面可见厚层银白色鳞屑，尤骶尾部明显，双小腿伸侧均可见一大片暗红色斑块，表面亦可见厚层银白色鳞屑，刮除鳞屑可见薄膜现象及点状出血，轻度瘙痒，精神可，口干口苦，纳可，眠可，大便秘结，尿赤，舌暗红，苔薄黄，脉弦细涩。

辨证：血热血瘀证。

治法：采用紫黄油药油走罐治疗。

紫黄油处方：紫草 150g、黄连 100g、当归 120g、牡丹皮 120g、生地黄 150g、青黛 60g、赤芍 100g、黄柏 100g、冰片 10g、芝麻油 2000ml。紫黄油所用药材由我院药剂科提供，并由制剂室制备。药油走罐均由我院皮肤科治疗室的同一治疗师操作。操作方法：为避免交叉感染，玻璃罐常规消毒，标注好走罐点。患者采取自然体位（以自觉舒适为度），暴露皮损部位，医者在其皮损处、走罐部位及玻璃火罐罐口涂上紫黄油，用闪火法拔上火罐，右手握住火罐，在皮损处远心端上下左右来回推动，保持推力与罐体走向一致，并着重在膀胱经。只要患者能耐受，推动频率可达 40 次，推至皮肤充血或出现略高出皮肤的红紫色瘀血点为度。走罐来回间隔不超过 10 秒，然后将罐取下，每 10 次更换火罐。启罐后用无菌纱布擦净，间歇期间及走罐后皮损处涂紫黄油保湿，禁止使用其他外用药，同时走罐当日不淋浴。视罐印消退情况，隔日操作 1 次，1 周操作 3~4 次。同时配合每天用紫黄油封包治疗。

2019 年 9 月 8 日二诊：躯干、下肢斑块有所消退，鳞屑减少，瘙痒缓解，未诉明显不适。嘱继续维持上法治疗。

2019 年 9 月 22 日三诊：躯干斑块明显变薄消退，鳞屑不明显，躯干较下肢明显，无瘙痒。

2019 年 10 月 22 日四诊：患者躯干部斑块基本变平，可见淡红色斑片，表面光滑，鳞屑不明显，双小腿斑块明显消退，鳞屑不明显，无瘙痒不适。嘱治疗同前。3 个月后电话随访，诉治疗 2 个月后躯干、下肢斑块完全消退，留下淡红色斑片，鳞屑不明显，未见复发，无瘙痒不适。现继续每天在家自行用紫黄油涂擦保湿治疗。

按　斑块状银屑病是寻常型银屑病中比较难治的一型，常因皮损较厚、浸润较深，治疗较困难，病程较长，反复发作。喻师认为，在银屑病的发病过程中，机体素有内热，或因脾胃损伤蕴热，或因感受风热之邪，内外两邪相合，热入营血；血热互结灼伤血脉致瘀，热瘀互结，表现斑块肥厚，色深红、暗红；血热日久化热生毒，热毒燔灼津液，津伤血燥，化燥生风，肌肤失养，表现鳞屑多；阴血亏虚，血行不畅，血虚血瘀，则皮损暗红。同时血热血燥皆可形成瘀血，血瘀贯穿疾病的全过程；本例患者皮损肥厚、颜色暗红、浸润明显、口干口苦、大便秘结、尿赤等表现仍为血热之象；病程长，反复发作，鳞屑厚多，存阴血耗伤。故辨证为血热血瘀证。紫黄油方中黄连、黄柏、青黛清热解毒、凉血消斑；紫草、赤芍、牡丹皮、当归活血化瘀，使血瘀之斑块得以消散；生地黄、当归凉血养血，配合芝麻油润肤生肌、冰片芳香走窜，促进药物吸收，引药直达病所。诸药合用共奏清热解毒、凉血活血、养血润肤之功效。通过走罐法将药物、走罐、涂擦等中医特色疗法完美结合，发挥良好的临床疗效。

（吴允波　邱桂荣）

仙方活命饮临床治验

仙方活命饮出自《校注妇人良方》，是消法的典型名方，其功效为清热解毒、消肿散结、活血止痛，主治阳证痈疡肿毒初起，被誉为"疮疡之圣药，外科之首方"。该方自古以来便被广泛运用于治疗各种外科疮疡类疾病，现代研究亦有报道仙方活命饮加减在口腔科、妇科、男科及周围血管病等均取得满意疗效。喻文球教授为江西省国医名师，是第三、五、六批全国老中医药专家学术经验继承工作指导老师，从医 50 余载，有着丰富的临床经验，其治病用药不拘泥于古方，本着辨证论治、异病同治的原则，继承创新，应用该方化裁加减治疗白血病并肛瘘、乳腺癌术后胸壁感染、肺风粉刺等，均收获了良好成效。现分析如下：

一、病案举隅

1. 仙方活命饮加减治疗白血病合并肛瘘

张某，男，72 岁。因反复肛旁肿痛伴流脓水 2 个月，于 2019 年 1 月 9 日初诊。患者几年前有肛瘘病史，曾住院行手术治疗，后肛门部无不适。近 2 个月患者因白血病在外院住院治疗，其间左侧肛旁红肿疼痛伴流脓血水，此次患者因白血病接受化疗而不敢行肛瘘手术，要求中医药治疗。肛门检查（膝胸位）在肛门 8 点位距肛缘 2cm 处，可见窦状外口，外口处可见少量清稀脓液和血水流出；沿外口可触及一条索状物通向肛内。舌苔微黄腻、质淡红，脉细。

中医诊断：肛漏。

辨证：气血亏虚，湿热下注，毒瘀结滞。

治则：托毒排脓，补益气血，清热利湿。

方药：仙方活命饮加减。具体处方如下：金银花 15g、黄芪 10g、当归 10g、皂角刺 10g、白芷 10g、柴胡 10g、防风 10g、陈皮 10g、甘草 6g、赤芍 10g、厚朴 10g、枳壳 10g、天花粉 10g、制乳香 6g、制没药 6g、生槐花 10g。

服药（颗粒剂）7 天后患者复诊。红肿消减，瘘管分泌物明显减少，症状明显改善，舌苔微黄腻、质淡红，脉细数。在前方的基础上加用黄芩 10g、浙贝母 5g，继续服用半个月。同时加用外洗方药，处方：苦参 20g、地榆 20g、荆芥 20g、艾叶 20g、薄荷 20g、明矾 20g、野菊花 30g、香附 20g、虎杖 20g、生甘草 20g。红肿消减，无分泌物，舌苔微黄腻、质淡红，脉细数，病愈。

按 中医学认为，肛漏多因肛痈久溃不愈，因湿热余毒蕴结下注于大肠肛门，热盛肉腐，脓成破溃而成漏。《河间六书》提到："风热不散，传向机体下部，出现肛周肿满，重者成瘘。"《外证医案汇编》："肛漏者，皆属肺、脾、肾三阴气血不足……始因膏粱厚味、醉饱入房、疾奔久坐……脏腑受伤。"虽然西医学大多认为肛瘘多由肛腺感染所致病，但还需注意排除炎症性肠病、结核、恶性肿瘤、血液病等相关疾病，对于这类患者仅通过单纯的肛瘘手术不能解决其主要问题，甚至有加重病情的可能。

本患者发病原因在于白血病发病时骨髓中异常的原始细胞和幼稚细胞会向各组织和器官浸润增殖，使器官和组织发生炎症反应。住院期间，患者肛门瘘管复发，气血虚弱，体质体力十分虚弱，气血亏虚，肺脾气虚，不能固涩肛门直肠而形成瘘，虽然尚有些许邪毒，但正虚是疾病的关键，为此不宜贸然行手术治疗，唯恐气血虚弱而创面不能愈合。但瘘管形成，漏出脓血十分苦楚，且患者有强烈意愿解决这个问题。故鼓励患者在继续西医抗白血病治疗的同时，发挥中医药的特色优势，予中药内服益气养血、活血、托毒、祛邪、行气、和营、化湿化虚、祛风、解毒，应用方剂仙方活命饮为主方，辅以黄芪益气托毒、柴胡疏肝理气、厚朴燥湿行气、枳壳理气宽中、生槐花凉血止血。服药3周，瘘管闭合，红肿消除。本案对待窦道、瘘管辨清虚实，分别应用"不流不止""不塞不止"的治疗方法，使其瘘管愈合。在治疗肛漏的同时，很好地支持配合了抗白血病的治疗，通过调治，患者体质较前明显好转。

2. 仙方活命饮加减治疗乳腺癌双乳切除术后胸壁感染

陶某，女，60岁，因乳腺癌术后胸壁感染，于2019年3月9日初诊。患者于2000年在外院行左乳腺癌乳房及胸大肌切除术，2011年又行右乳腺癌及胸大肌切除术并淋巴清扫术。3年前患者胸骨上开始出现红肿，渐溃破形成窦道、结痂，后痂脱形成漏，迁延不愈。1年前左胸肋骨皮肤上又发生一大块红肿及数个脓疱，先后在国内多家医院检诊疗，无果而不得愈合，遂于我院门诊诊疗。舌苔薄黄，脉细数。检查示：双侧胸部乳房和肌肉切除，可见萎缩性瘢痕及刀口痕迹，从锁骨下至剑突暗红肿胀，胸骨中央有一窦道渗流脓液，近胸骨左胸肋上大的暗红肿胀突起，旁边有一疱性突起。

中医诊断：乳岩术后溃疡。

治则：益气和营，祛风化痰，理湿解毒，托毒透脓。

方药：仙方活命饮加减。生黄芪30g、金银花20g、当归10g、甘草6g、制乳香6g、制没药6g、防风10g、白芷10g、浙贝母10g、陈皮10g、天花粉15g、赤芍10g、皂角刺10g、瓜蒌皮12g、枳壳12g。

服药7天后上症较前明显改善，红斑肿胀大部分消除，胸骨上窦道瘘管已闭合，无分泌物流出，左胸肋上包块平复、明显消减。舌苔微黄腻，质淡红，脉细。续前方加石上柏15g、石见穿15g、肿节风20g、蒲公英15g。内服1周后，患者肿胀基本消除，未见异常分泌物流出，左胸肋上包块仍有稍许。继续嘱患者服用上方半月后，患者痊愈。

按 中医学认为，乳岩是指发生在乳房部位的恶性肿瘤，西医学称为乳腺癌、乳腺肉瘤等，其在中医文献中又称"石痈"。《外科正宗·乳痈论》记载："忧郁伤肝，思虑伤脾，积想在心，所愿不得志者，致经络痞涩。"本病为本虚标实之证，本病发病的基础为人体先天禀赋不足、正气内虚、阴阳失调，病机本在肝、脾、肾三脏以及冲、任二经失调，标为气郁、瘀血、痰浊、热毒蕴结乳络。

本例双侧乳腺癌切除加清扫术，由于乳房及胸大肌等切除，胸部缺乏缓冲性保护，故易于感染，而发生胸骨感染、胸骨髓炎，以及左肋骨感染和皮下脓肿。因患者气血亏损、精气不足、抗邪无力，致湿热之邪蕴滞于胸骨及肋骨，邪毒深沉附着于骨，发生附骨疽。因正虚气弱，正邪斗争无力，故不发热；病呈慢性迁延性过程，气血亏虚，故脓水稀少；虚热迫血妄行，故脓血不止。治宜益气补血、托毒和营、解毒化湿。选仙方活命饮为主方，加用枳壳、瓜蒌皮行气止痛；考虑患者气血亏损，正气抗邪无力，故重用黄芪益气托毒。服药7剂后，瘘管脓水干润，创周红肿消减。后期治疗上加用石上柏、石见穿、肿节风、蒲公英以增清热解毒、散结消肿之功。

3. 仙方活命饮加减治疗肺风粉刺

文某，男，21岁，因颜面部起丘疹脓疮1年余，于2018年1月15日初诊。患者1年前无明显诱因出现面部满布丘疹、脓疮，曾于当地医院就诊，诊断为"痤疮"，口服和外用西药治疗（具体不详），上述症状未见明显改善。后经多处医治，未能获效，病情渐加重，遂来我院门诊治疗。检查示：两侧面颊及下巴处可见大量红色丘疹并高出皮肤，部分顶端见脓疮，面颊两侧见多个大小不一的结节，色暗红。大便质硬、难排，小便清长而黄，舌红、苔黄，脉数。

中医诊断：肺风粉刺。

治则：清热泻火解毒，化痰消瘀。

方药：仙方活命饮加味。金银花20g，当归10g，甘草6g，防风10g，白芷10g，浙贝母10g，陈皮10g，天花粉15g，赤芍10g，皂角刺10g，黄芪10g，连翘10g，紫花地丁10g，野菊花10g，大黄6g，生石膏30g，夏枯草15g，枇杷叶10g，桑白皮10g。

服药14天后上症较前明显改善，红色丘疹、脓疮明显减少，结节变小且颜色变浅，大小便平，舌红、苔薄黄，脉数。续守前方服用半月后，上述症状明显减轻，未见脓疮再发，但仍有少许结节。服药1个月后，上方去大黄、生石膏，加制乳香和制没药各6g。续服1个月余，患者面部丘疹、脓疮、结节基本消退，稍留有色素沉着，基本痊愈。

按　痤疮是一种发于毛囊皮脂腺的慢性炎症性疾病，属于中医学"肺风粉刺""酒刺"等。明朝陈实功在《外科正宗·肺风粉刺·酒渣鼻第八十一》中指出了痤疮发病与玫瑰痤疮病机相同,皆在于血热郁滞。朱丹溪提出:"痰夹瘀血,遂成窠囊。"《诸病源候论·面皰候》曰:"面皰者,谓面上有风热气生疮,头如米大,亦如谷大,白色者是也。"

本病以本虚标实为基本病机,痤疮的发生与阳热偏盛或肺胃积热、痰湿内盛、气血瘀滞三因素密切相关,因患者发病日久,邪毒入络化热,痰火壅结,气血瘀滞,火热之毒上炎而发于面部,因而出现面部红色丘疹、脓疱、结节及大便质硬难排和小便黄等症状。方中重用金银花清热泻火解毒;连翘、紫花地丁、大黄、野菊花等使上炎之火消散;生石膏助君药清胃热并引热下行;枇杷叶、桑白皮清泄肺热;另加消肿透脓之制乳香、制没药和皂角刺;浙贝母、白芷、防风、天花粉、陈皮清热散结;甘草缓和药性、调和诸药。诸药配伍合用,共奏清热泻火解毒、化痰消瘀之功。

二、讨论

仙方活命饮由金银花、陈皮、防风、赤芍、白芷、当归尾、甘草、贝母、乳香、天花粉、没药、穿山甲、皂角刺组成。其中金银花清热解毒、疗疮;乳香、没药、当归、赤芍活血化瘀、消肿止痛;防风、白芷通滞散结,使热毒外透;陈皮理气健脾清肺、燥湿化痰;贝母、天花粉清热散结;穿山甲、皂角刺通行经络、透脓溃坚;甘草清热解毒并调和诸药。药理学研究表明,仙方活命饮可抑制大肠埃希菌和金黄色葡萄球菌的生长,对提高巨噬细胞吞噬功能及降低肿瘤坏死因子 $-\alpha$、白细胞介素 -6 浓度有显著效果,同时可降低毛细血管通透性,从而起到抑菌、抗感染的功效。喻文球教授妙用该方加减治疗白血病合并肛瘘、乳腺癌术后胸壁感染及痤疮,均取得良好效果。临床上喻文球教授还应用该方加减治疗淋证、消化性溃疡、化脓性扁桃体炎等,其认为仙方活命饮是将消、托、补三大法有机融合一体、灵活应用的有效方剂,其既包括消法的解毒清热法、解毒祛风法、和营消肿法、行气化滞法、化痰理湿法,也包括了托法的益气托毒、透脓托毒以及补法的补气、补血等治疗方法,组方意义极其深远。应用该方治疗疾病应认识全面和透彻,辨证论治,不可拘泥于方药本身。

(张全辉 吴允波)